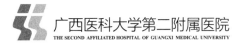
广西医科大学第二附属医院
THE SECOND AFFILIATED HOSPITAL OF GUANGXI MEDICAL UNIVERSITY

临床实用
康复技术操作

广西医科大学第二附属医院　编

U0397053

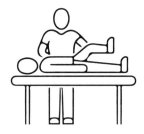

广西科学技术出版社

图书在版编目（CIP）数据

临床实用康复技术操作/广西医科大学第二附属医院编.——
南宁：广西科学技术出版社，2023.1
ISBN 978-7-5551-1857-2

Ⅰ.①临… Ⅱ.①广… Ⅲ.①康复医学—技术操作规
程 Ⅳ.①R49-65

中国版本图书馆CIP数据核字（2022）第225436号

临床实用康复技术操作
LINCHUANG SHIYONG KANGFU JISHU CAOZUO

广西医科大学第二附属医院　编

策　　划：李　姝　袁　虹　　　　　　　责任校对：苏深灿
责任编辑：袁　虹　　　　　　　　　　　责任印制：韦文印
装帧设计：韦娇林

出 版 人：卢培钊　　　　　　　　　　　出版发行：广西科学技术出版社
社　　址：广西南宁市东葛路66号　　　　邮政编码：530023
网　　址：http://www.gxkjs.com

经　　销：全国各地新华书店
印　　刷：广西民族印刷包装集团有限公司
地　　址：南宁市高新区高新三路1号　　　　邮政编码：530007
开　　本：787mm×1092mm　1/16
字　　数：381千字　　　　　　　　　　　印　　张：25.75
版　　次：2023年1月第1版　　　　　　　印　　次：2023年1月第1次印刷
书　　号：ISBN 978-7-5551-1857-2
定　　价：58.00元

版权所有　侵权必究
质量服务承诺：如发现缺页、错页、倒装等印装质量问题，可直接向本社调换。
联系电话：0771-5851474

编委会

主　编：龙耀斌　梁文锐

副主编：周开斌　梁天佳　廖明珍

编　委：陈钊德　张启富　陈耀智　罗水明　邓雅宸

　　　　李　鑫　莫丽华　余礼梅　吕晓欣　梁洁倪

　　　　谭雅妮　谢薇薇　宋美宁　黄　幸　杜灿荣

　　　　韦小翠　陶烈君　柳　忠　黄福才　龙耀翔

　　　　李冠杰　陆丽燕　覃方巍　黄林鹏　邬映超

　　　　黄雅琳　黄　荷　磨艳芳　兰柳华　林青青

　　　　何　涯　陈　锐　黄小桐　梁超卓　杨育港

　　　　朱育辉　周金英　吕海华　杨伟柱　莫明玉

　　　　何明敏　宁育艺　廖建泉　周楳畯　黄勇福

　　　　韦正鹏　刘　滔　蒋荣荣　施冬柳

秘　书：周楳畯

前 言

　　康复医学是一门针对功能障碍的预防、评定和治疗的新兴学科。康复医学研究的目的是使患者在体格、精神、社会、职业方面得到康复，消除或减轻功能障碍，帮助患者发挥残留功能，恢复生活能力、工作能力，重新回归社会。熟练地掌握和运用康复技术操作技能是康复师、治疗师、护士必备的基本素质。因此，在康复医学人才培养中尤其需要重视并规范实践教学。随着康复医学的不断发展，对康复技术操作要求更详细、更广泛，有效提高医护人员的康复技术操作基本技能，使康复师、治疗师、护士在规定时间内熟练掌握各种康复技术操作技能，是临床康复工作的首要任务之一。

　　编写规范、实用的临床技能教材并予以实施是提升临床基本操作技能的关键。本书包括多项康复技术操作技能的适应证、禁忌证、操作说明和操作流程等，条理清晰，简明扼要，实用性强，易于掌握和应用，对提高康复医学专业医务人员的操作水平、保证医疗质量起到积极的促进作用。

　　由于编者水平有限，书中难免有疏漏之处，恳请读者批评指正。

编者

2023 年 1 月

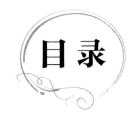

目录

第一章 物理因子治疗

第一节 直流电疗法

一、适应证

直流电疗法的适应证如图 1-1 所示。

适应证
- 神经科疾病，如偏头痛、面神经麻痹、神经衰弱、末梢神经炎等
- 内科疾病，如慢性胃炎、关节炎、关节痛、胃肠痉挛、高血压等
- 外科疾病，如淋巴结炎、淋巴管炎、慢性乳腺炎、术后粘连等
- 妇产科疾病，如闭经、慢性附件炎、功能性子宫出血等
- 儿科疾病，如脊髓灰质炎后遗症、周围神经感染损伤后遗症等
- 五官科疾病，如角膜炎、结膜炎、鼻炎、牙周炎、分泌性中耳炎等

图 1-1　直流电疗法的适应证

二、禁忌证

直流电疗法的禁忌证如图 1-2 所示。

禁忌证
- 恶性血液系统疾病、恶性肿瘤、急性湿疹及对直流电不能耐受者
- 严重心脏病、心力衰竭、传染病、局部或广泛有严重皮损者
- 对皮肤感觉障碍的患者，治疗时须慎重，防止烫伤

图 1-2　直流电疗法的禁忌证

三、仪器设备

直流电疗法的仪器设备主要是直流电治疗仪。

四、操作说明

直流电疗法的操作说明见表 1-1。

表 1-1　直流电疗法的操作说明

序号	操作说明
1	选择治疗所需的电极板和衬垫，确保电极板的各边在衬垫各边之内约 1 cm 处
2	不可在患者感觉迟钝或丧失的部位进行治疗，若治疗部位毛发较多，应剃除毛发或用温水浸湿
3	按顺时针方向缓慢旋转电位器，调节电流，电流强度不应超过患者的耐受度
4	治疗完成后，先将电流调到零位，然后取下电极板和衬垫，再关闭电源，检查治疗部位的皮肤有无异常

五、操作流程

直流电疗法的操作流程如图 1-3 所示。

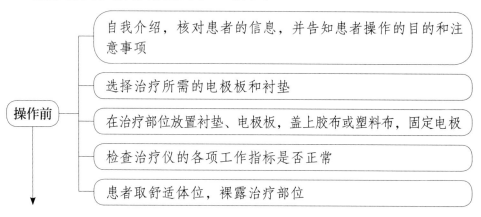

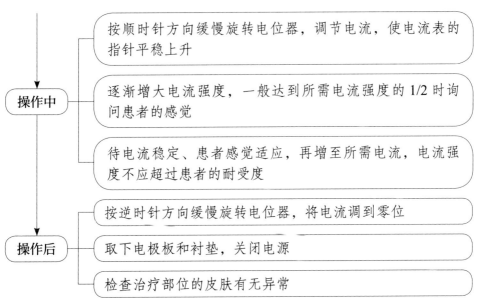

操作中
- 按顺时针方向缓慢旋转电位器，调节电流，使电流表的指针平稳上升
- 逐渐增大电流强度，一般达到所需电流强度的 1/2 时询问患者的感觉
- 待电流稳定、患者感觉适应，再增至所需电流，电流强度不应超过患者的耐受度

操作后
- 按逆时针方向缓慢旋转电位器，将电流调到零位
- 取下电极板和衬垫，关闭电源
- 检查治疗部位的皮肤有无异常

图 1-3　直流电疗法的操作流程

六、注意事项

直流电疗法的注意事项如图 1-4 所示。

注意事项
- 操作前须检查治疗仪各部分的零件是否正常
- 操作前去除治疗部位及其附近的金属物品，若皮肤出现轻微破损，应在破损处贴上胶布或垫上绝缘布，防止烧伤
- 导线夹下必须垫绝缘布，电极插头必须与插入电极的导线插口紧密接触，勿使导线夹和导线的金属裸露部分直接接触皮肤

在治疗过程中，应经常检查直流电的指针是否平稳，并注意观察患者的反应

在治疗过程中，患者不可随意挪动体位，避免电极板和衬垫移动或脱落

治疗结束后应先调节电流至零位，然后从患者身上取下电极板和衬垫，最后关闭电源

告诉患者不可随意搔抓治疗部位的皮肤

图 1-4 直流电疗法的注意事项

（韦小翠 梁文锐）

第二节 直流电药物离子导入疗法

一、适应证

直流电药物离子导入疗法的适应证参照直流电疗法。该疗法常用的导入药物见表 1-2。

表 1-2 直流电药物离子导入疗法常用的导入药物

药物名称	极性	浓度（剂量）
氧化钙	+	5%～10%
硫酸镁	+	3%～5%
硫酸锌	+	0.25%～2.00%
氯化钾	+	3%～5%
碘化钾	-	5%～10%
硝酸银	+	1%～3%

续表

药物名称	极性	浓度（剂量）
阿司匹林	−	2% ～ 10%
氨茶碱	+/−	1% ～ 2%
溴新斯的明	+	0.02% ～ 0.10%
硫酸阿托品	+	0.02% ～ 0.10%
盐酸肾上腺素	+	0.01% ～ 0.02%
硫酸庆大霉素	+	2 000 ～ 4 000 U/mL
维生素 B_1	+	100 mg/mL
抗坏血酸	−	2% ～ 5%
肝素	−	5 000 U/mL
谷氨酸钠	−	3% ～ 5%
胰蛋白酶	−	0.05% ～ 0.10%
透明质酸酶	+	5 ～ 10 U/mL
氢化可的松	+	每次 10 ～ 20 mg
硫酸小檗碱	+	0.5% ～ 1.0%
大蒜原液	+	1% ～ 5%
双钩藤煎剂	+	10% ～ 20%
毛冬青煎剂	−	50% ～ 100%
五味子煎剂	−	50%
杜仲煎剂	+	50%
川芎煎剂	−	30%
洋金花总生物碱	+	0.5%

二、禁忌证

除对拟导入药物过敏者禁用直流电药物离子导入疗法外，其他禁忌证与直流电疗法相同。

三、仪器设备

直流电药物离子导入疗法采用直流电治疗仪，输出电压在 100 V 以下，输出电流为 0 ～ 50 mA，连续可调。电极线插口标明阳极（+）、阴极（–）。

四、操作说明

直流电药物离子导入疗法的操作说明见表 1–3。

表 1–3　直流电药物离子导入疗法的操作说明

序号	操作说明
1	戴口罩、帽子；自我介绍，并核对患者的信息；评估环境，操作环境应安静、舒适
2	告知患者操作的目的和注意事项，取得患者的配合，除去患者身上的金属物品
3	选择治疗所需的电极板和衬垫，确保电极板的各边在衬垫各边之内约 1 cm 处
4	不可在患者感觉迟钝或丧失的部位进行治疗，若治疗部位的毛发过多，应剃除毛发或用温水浸湿
5	检查治疗仪的开关旋钮是否在零位，将电流输出旋转到零位，接通电源，治疗仪预热 1 ～ 3 分钟
6	根据治疗的目的、部位，调制治疗药物的剂量
7	在治疗过程中注意观察患者的情况，询问患者的治疗感受，防止过热及烫伤等
8	治疗时间为每次 20 ～ 25 分钟
9	治疗结束后应将旋钮调回零位，再关闭电源，检查治疗部位的皮肤有无异常
10	每天或隔天治疗 1 次，10 ～ 15 次为 1 个疗程

五、操作流程及分类

直流电药物离子导入疗法的操作流程与直流电疗法相同。直流电药物离子导入疗法的分类如图 1-5 所示。

衬垫法：直流电药物离子导入疗法的衬垫法与直流电疗法基本相同

电水浴法：先将药液倒入水槽内，一般使用碳质电极，然后将治疗部位浸入水槽内，再将非作用电极的衬垫电极置于身体相应部位

体腔法：先将经过药物浸润的棉花塞入耳道、鼻腔等，或将特制的体腔电极插入治疗部位（阴道、直肠等），然后向电极内灌注药液，再将非作用电极放在邻近治疗部位的皮肤上

分类

体内电泳法：先将药物以不同的方式（如口服、注射、灌肠、导尿管导入等）注入体内，然后在体表相应的部位放上电极进行直流电治疗

创面离子导入法：先将创面分泌物除去，然后用抗生素或其他药物浸湿的无菌纱布敷于创面或填入窦道内，再放置电极。非作用电极置于创口对侧。该方法使药物在伤口内的浓度增高，并到达深层组织，具有直流电的协同作用，疗效比其他给药法更好

穴位导入法：先将直径 2～3 cm 的圆形电极放在治疗的穴位上，然后将非作用电极放在颈部或腰部

图 1-5　直流电药物离子导入疗法的分类

六、注意事项

直流电药物离子导入疗法的注意事项如图 1-6 所示。

遵循直流电疗法的注意事项

对导入药物过敏者禁用，可能发生过敏的药物应做过敏试验

注意事项

配置导入药液的溶剂一般多采用蒸馏水、无离子水、乙醇、葡萄糖等

配置导入的药液应放在玻璃瓶内保存，必须避光的药物应放在棕色瓶内，瓶口与瓶盖之间应保持严密；导入药液的保存时间一般不超过 7 天

图 1-6　直流电药物离子导入疗法的注意事项

（韦小翠　梁文锐）

第三节　感应电疗法

一、适应证

感应电疗法的适应证如图 1-7 所示。

由神经失用、术后制动、疼痛引起反射抑制肌肉收缩运动，从而导致的失用性肌萎缩

适应证

肌张力低下，软组织粘连，尿潴留，便秘

四肢血液循环障碍、咽喉肌无力、声嘶、癔症等

图 1-7　感应电疗法的适应证

二、禁忌证

感应电疗法的禁忌证如图 1-8 所示。

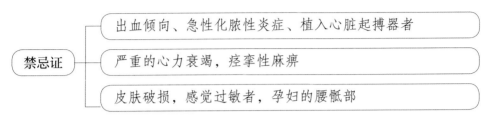

图 1-8 感应电疗法的禁忌证

三、仪器设备

感应电疗法的仪器设备包括感应电疗机、板状电极、手柄电极、滚式电极、金属电极板、衬垫和导线等。

四、操作说明

感应电疗法的操作说明见表 1-4。

表 1-4 感应电疗法的操作说明

序号	操作说明
1	选择治疗所需的电极板和衬垫，确保电极板的各边在衬垫各边之内约 1 cm 处
2	感应电疗法包括固定法、移动法和电兴奋法，根据具体情况选择相应的治疗方法
3	检查治疗仪器的开关旋钮是否在零位，将电流输出旋转到零位，接通电源
4	根据治疗的目的、部位，调制治疗的剂量
5	使用手柄电极时，应将直径 2.0～3.5 cm 的圆盘电极作为主电极，将其浸湿后固定于患处；板状电极为副电极，置于相应部位
6	使用滚式电极时，应将副电极放在肌肉较少的部位，将主电极放置在肌肉表面并来回滚动，刺激肌肉收缩
7	治疗时间为每次 15～20 分钟
8	治疗结束后应先将旋钮调回零位，然后关闭电源，检查治疗部位的皮肤有无异常
9	每天或隔天治疗 1 次，10～15 次为 1 个疗程

五、操作流程及分类

感应电疗法的操作流程如图 1-9 所示。感应电疗法的分类如图 1-10 所示。

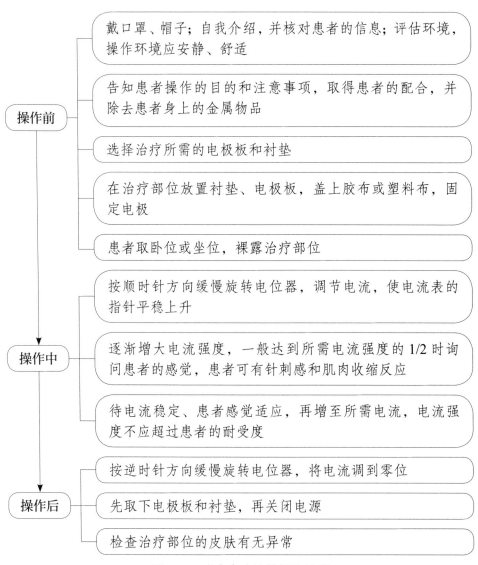

操作前
- 戴口罩、帽子；自我介绍，并核对患者的信息；评估环境，操作环境应安静、舒适
- 告知患者操作的目的和注意事项，取得患者的配合，并除去患者身上的金属物品
- 选择治疗所需的电极板和衬垫
- 在治疗部位放置衬垫、电极板，盖上胶布或塑料布，固定电极
- 患者取卧位或坐位，裸露治疗部位

操作中
- 按顺时针方向缓慢旋转电位器，调节电流，使电流表的指针平稳上升
- 逐渐增大电流强度，一般达到所需电流强度的 1/2 时询问患者的感觉，患者可有针刺感和肌肉收缩反应
- 待电流稳定、患者感觉适应，再增至所需电流，电流强度不应超过患者的耐受度

操作后
- 按逆时针方向缓慢旋转电位器，将电流调到零位
- 先取下电极板和衬垫，再关闭电源
- 检查治疗部位的皮肤有无异常

图 1-9　感应电疗法的操作流程

固定法：将两个等大的电极（点状、小片状或大片状电极）并置于病变区的两侧或两端（并置法），或在治疗部位对置（对置法），或将主电极置于神经肌肉运动点，副电极置于有关肌肉节段区

分类

移动法：将一片手柄电极或滚动电极在运动点、穴位或病变区移动刺激（也可固定，做断续刺激），另一片片状电极（约 100 cm²）固定于相应部位

电兴奋法：将两个圆形电极（直径 3 cm）在运动点、穴位或病变区来回移动，或暂时固定在某点，做断续刺激

图 1-10 感应电疗法的分类

六、注意事项

感应电疗法的注意事项如图 1-11 所示。

治疗前应了解患者的皮肤有无感觉异常，对于感觉迟钝或丧失的患者应避免使用强度过大的电流，防止电灼伤

在治疗过程中应避免将电极放在伤口及瘢痕处，患者不能移动体位和接触金属物品

注意事项

当电极放在颈部时，电刺激可能会引起咽喉肌、膈肌痉挛，使呼吸、血压、心率改变，在治疗时必须特别注意

治疗癔症时需要应用使肌肉明显收缩的电流强度，并积极配合暗示治疗

图 1-11 感应电疗法的注意事项

（陶烈君 梁文锐）

第四节　经皮电刺激神经疗法

一、适应证

经皮电刺激神经疗法的适应证如图 1-12 所示。

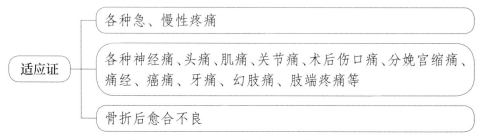

适应证
- 各种急、慢性疼痛
- 各种神经痛、头痛、肌痛、关节痛、术后伤口痛、分娩宫缩痛、痛经、癌痛、牙痛、幻肢痛、肢端疼痛等
- 骨折后愈合不良

图 1-12　经皮电刺激神经疗法的适应证

二、禁忌证

经皮电刺激神经疗法的禁忌证如图 1-13 所示。

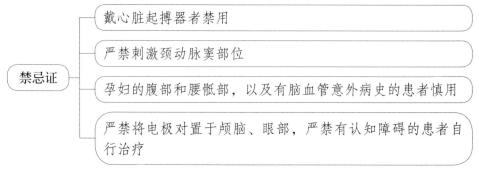

禁忌证
- 戴心脏起搏器者禁用
- 严禁刺激颈动脉窦部位
- 孕妇的腹部和腰骶部，以及有脑血管意外病史的患者慎用
- 严禁将电极对置于颅脑、眼部，严禁有认知障碍的患者自行治疗

图 1-13　经皮电刺激神经疗法的禁忌证

三、仪器设备

经皮电刺激神经疗法（transcutaneous electric nerve stimulation，TENS）使用的仪器设备主要是 TENS 仪。TENS 仪分为大型电池和袖珍型电池供电两种，大型电池有 4～8 个通道输出电极，大多数为碳–硅材料电极。不同方式 TENS 仪的强度、参数及适应证见表 1-5。

表 1-5 不同方式 TENS 仪的强度、参数及适应证

方式	强度	脉冲频率 /Hz	脉冲宽度 /ms	适应证
常规 TENS 仪	具有舒适的麻颤感	75 ～ 100	< 0.2	用于急、慢性疼痛，可短期止痛
针刺样 TENS 仪	运动阈上，一般为感觉阈的 2 ～ 4 倍	1 ～ 4	0.2 ～ 0.3	用于急、慢性疼痛，周围循环障碍，可长期止痛
短暂强刺激 TENS 仪	肌肉强直或痉挛样收缩	150	> 0.3	用于小手术、致痛性操作过程中加强镇痛效果

注：常规 TENS 仪的治疗时间为每天 30 ～ 60 分钟。

四、操作说明

经皮电刺激神经疗法的操作说明见表 1-6。

表 1-6 经皮电刺激神经疗法的操作说明

序号	操作说明
1	选择治疗所需的电极板和衬垫，确保电极板的各边在衬垫各边之内约 1 cm 处
2	电极可并置、对置、交叉置于痛点、神经走向、穴位
3	检查仪器的开关旋钮是否在零位，将电流输出旋转到零位，并接通电源
4	根据治疗的目的、部位，调制治疗的剂量
5	常规 TENS 仪的脉冲频率高、强度低，电量通常以产生舒适的麻颤感为宜
6	针刺样 TENS 仪的脉冲频率低、强度高，电量通常以患者耐受为宜
7	治疗时间为每次 15 ～ 30 分钟

续表

序号	操作说明
8	治疗结束后应将旋钮调回零位，再关闭电源，检查治疗部位的皮肤有无异常
9	每天或隔天治疗 1 次，10～15 次为 1 个疗程

五、操作流程

经皮电刺激神经疗法的操作流程如图 1-14 所示。

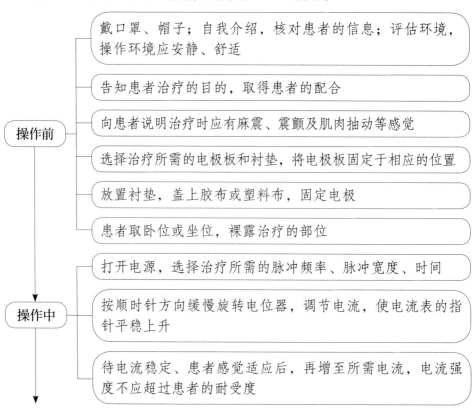

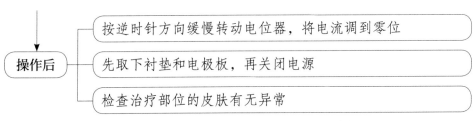

操作后	按逆时针方向缓慢转动电位器，将电流调到零位
	先取下衬垫和电极板，再关闭电源
	检查治疗部位的皮肤有无异常

图1-14 经皮电刺激神经疗法的操作流程

六、注意事项

经皮电刺激神经疗法的注意事项如图1-15所示。

注意事项	电极应避开皮肤瘢痕、溃疡或皮疹等治疗部位；电极应与皮肤充分接触，以保证电流均匀作用于皮肤，避免电流密度集中而引起灼伤；电极部位应保持清洁，便于通电
	对儿童进行治疗时，应缓慢开机后先以弱电流消除恐惧，再将电流逐步调至治疗量
	综合治疗时，应先行温热治疗法，然后用TENS仪进行镇痛，这样可以增加局部血流量，降低皮肤电阻，从而增强治疗的作用

图1-15 经皮电刺激神经疗法的注意事项

（陶烈君 梁文锐）

第五节 干扰电疗法

一、适应证

干扰电疗法的适应证如图1-16所示。

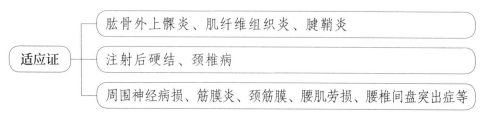

图 1-16　干扰电疗法的适应证

二、禁忌证

干扰电疗法的禁忌证如图 1-17 所示。

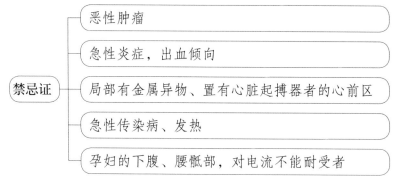

图 1-17　干扰电疗法的禁忌证

三、仪器设备

干扰电疗法使用的仪器设备是可输出两种差频为 0 ～ 100 Hz 等幅中频正弦交流电的干扰电疗仪。

四、操作说明

干扰电疗法的操作说明见表 1-7。

表 1-7　干扰电疗法的操作说明

序号	操作说明
1	先用水沾湿杯状电极的海绵，然后将海绵放入电极，再将电极置于治疗部位，用负压固定电极

续表

序号	操作说明
2	检查电疗仪的开关旋钮是否在零位，导线是否有破损，确认无误后再接通电源
3	缓慢旋转输出调节旋钮，逐渐增大输出电流至患者耐受度，患者应有轻刺麻颤感或蚁走感
4	根据治疗的目的、部位，调制治疗的剂量
5	在治疗过程中，应时刻关注患者的反应，随时与患者沟通，详细告知患者的注意事项，并适当宣传预防与康复的知识
6	治疗时间为每次 20～30 分钟
7	治疗结束后应将电疗仪的开关旋钮调回零位，再关闭电源，检查治疗部位的皮肤有无异常
8	每天或隔天治疗 1 次，10～15 次为 1 个疗程

五、操作流程

干扰电疗法的操作流程如图 1-18 所示。

操作前

- 戴口罩、帽子；自我介绍，并核对患者的信息；评估环境，操作环境应安静、舒适
- 告知患者治疗的目的和注意事项，取得患者的配合，并除去患者身上的金属物品
- 选择治疗所需的电极板和衬垫，将电极板固定于相应的位置
- 放置衬垫，盖上胶布或塑料布，固定电极
- 患者取卧位或坐位，裸露治疗部位

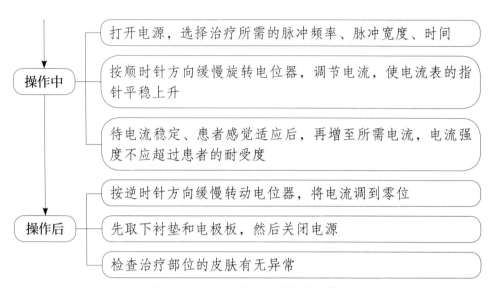

图 1-18　干扰电疗法的操作流程

六、注意事项

干扰电疗法的注意事项如图 1-19 所示。

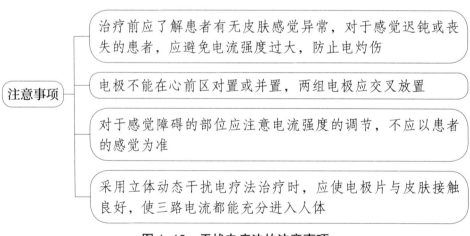

图 1-19　干扰电疗法的注意事项

（陈钊德　陈锐）

第六节 冷热疗法

一、冷疗法

（一）适应证

冷疗法的适应证如图 1-20 所示。

疼痛或痉挛性疾病，如落枕、急性扭伤、肩痛、颈椎病、残肢痛、瘢痕性疼痛、偏头痛等，偏瘫或截瘫后肌肉痉挛

软组织损伤，如韧带、肌肉、关节的扭挫伤、撕裂伤、纤维织炎、肌腱炎、滑囊炎等

早期蛇咬伤的辅助治疗

适应证

烧伤、烫伤的急救治疗，适用于面积在 20% 以下、Ⅰ～Ⅱ度热烧伤，四肢部位的烧伤、烫伤

内脏出血，如肺出血、食道出血、胃十二指肠出血等

其他症状，如高热和中暑的物理降温、扁桃体术后喉部出血水肿、类风湿关节炎、重型颅脑损伤的亚低温治疗；由冷刺激引起的支气管哮喘及寒冷性荨麻疹等可用冷疗法进行脱敏治疗

图 1-20　冷疗法的适应证

（二）禁忌证

冷疗法的禁忌证如图 1-21 所示。

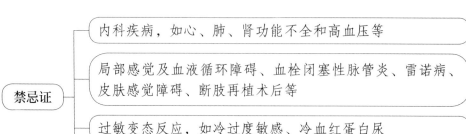

内科疾病，如心、肺、肾功能不全和高血压等

局部感觉及血液循环障碍、血栓闭塞性脉管炎、雷诺病、皮肤感觉障碍、断肢再植术后等

禁忌证

过敏变态反应，如冷过度敏感、冷血红蛋白尿

其他，如言语、认知功能障碍者慎用

图 1-21　冷疗法的禁忌证

（三）仪器设备

冷疗法所需的设备较简单，如常用的浴桶、浴盆、毛巾、水袋、冰块、冰敷袋，以及利用冷喷雾（氯乙烷）、冷空气吹风等进行治疗所需要的冷疗仪器和制剂等。

（四）操作说明

冷疗法的操作说明见表 1-8。

表 1-8　冷疗法的操作说明

分类	操作说明
冷敷法	（1）冰敷袋法。①普通冰袋法是指在水袋中灌入冰水混合液体，再将水袋置于患部。持续高热可用普通冰袋法进行降温处理。治疗时间根据病情而定，一般同一部位治疗 15 ～ 20 分钟。②化学冰袋法。化学冰袋，又称保健冰袋，采用高分子材料研制而成，具有高效蓄冷的作用，在 -3 ℃低温下仍保持良好的弹性。将化学冰袋放于冰箱冷冻室，冷冻数小时后便可使用或备用。将冷冻后的化学冰袋放置在需要治疗的部位，如果患者感觉化学冰袋的温度太低，可用绒布套将其包裹
	（2）冷湿巾敷法。将毛巾完全浸透在混有冰块的冷水中，取出毛巾后拧去多余的水分，再将毛巾敷于患处，每 2 ～ 3 分钟更换一次毛巾，全程治疗时间为 20 ～ 30 分钟

续表

分类	操作说明
冷敷法	（3）冰贴法。冰贴法分为间接冰贴法、直接冰贴法、冰块按摩法3种方法。①间接冰贴法是将冰块隔着衬垫（如毛巾）放在治疗部位。该方法可避免冰冻的骤然刺激，使皮肤温度缓慢降低，治疗时间一般为20～30分钟。②直接冰贴法是把冰块直接放在治疗部位。该方法刺激性较强，每次治疗的时间较短，一般为5～10分钟。③冰块按摩法是用冰块在患部反复摩擦和移动。该方法治疗时间一般为5～15分钟。以上方法在治疗时须注意观察患者的皮肤，避免引起皮肤的凝冻 （4）循环冷敷法。循环冷敷法是用循环冷却装置进行治疗，可分为体外法和体腔法两种。①体外法是将小管盘成鼓状放在体表，冷水或冷却剂在管内循环而达到制冷的目的。②体腔法是用大小合适的管连接一个球囊放于体腔内，再从管中通入冷水达到冷却的目的，如胃肠道的局部冷疗
浸泡法	（1）局部冷水浴。局部冷水浴是将患肢直接浸泡在冰水（0～5℃）中，治疗时患者可有痛感，首次浸入时间为2～3秒，然后将患肢从水中提出并擦干，再进行主动或被动运动，待体温恢复后再浸入冰水中，浸入时间逐渐增加至20～30秒，反复进行以上操作，治疗总时间一般为4～5分钟。局部冷水浴可减轻疼痛，缓解痉挛，恢复肢体的运动能力，主要适用于手指、肘、足等关节病变和偏瘫患者上下肢肌肉痉挛等的治疗。若蛇咬伤、虫咬伤，治疗时间需延长至12～36小时，治疗热烧伤需1～5小时 （2）全身冷水浴。全身冷水浴是患者在冷水中短暂浸泡，水的温度视病情而定，浸泡时间以患者出现冷反应（如寒战等）为度。浸泡时间应逐渐增加，首次浸泡在1分钟左右，之后逐渐增加至3～10分钟。全身冷水浴适用于全身性肌痉挛的患者，浴后可以缓解痉挛，有利于进行主动和被动活动，还能用于无力性便秘、肥胖症的治疗，具有强身健体的作用

续表

分类	操作说明
喷射法	喷射法是利用喷射装置将冷冻剂或冷空气直接喷射于病变部位，使局部组织温度降低的治疗手段，常用于四肢关节、烧伤创面等表面凹凸不平和范围较大的病变部位。喷射时间视病情不同而异，最短的治疗时间为 20～30 秒，最长可持续 15 分钟左右。目前较常用的是间隔喷射法，如使用氯乙烷进行喷射治疗，喷头与病变部位的间距为 20～30 cm，每次喷射 3～5 秒，间隔 30～60 秒，一般一次治疗反复喷射 3～10 次，治疗时应注意患者的皮肤反应
灌注法	灌注法是将冷水灌入体腔内，如冰水灌肠、冰水冲洗阴道
饮服法	饮服法是直接饮用冰水的方法

（五）注意事项

冷疗法的注意事项如图 1-22 所示。

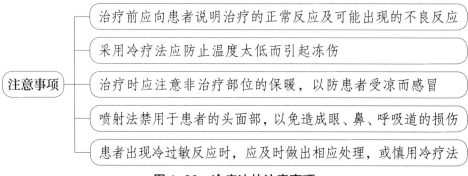

注意事项
- 治疗前应向患者说明治疗的正常反应及可能出现的不良反应
- 采用冷疗法应防止温度太低而引起冻伤
- 治疗时应注意非治疗部位的保暖，以防患者受凉而感冒
- 喷射法禁用于患者的头面部，以免造成眼、鼻、呼吸道的损伤
- 患者出现冷过敏反应时，应及时做出相应处理，或慎用冷疗法

图 1-22　冷疗法的注意事项

二、冷冻疗法

（一）适应证

冷冻疗法的适应证如图 1-23 所示。

皮肤疾病、恶性肿瘤，如鳞状上皮癌、基底细胞癌、皮肤附件癌、恶性黑色素瘤等皮肤癌；良性皮肤疾病，如色素痣、雀斑、寻常疣、扁平疣、胼胝、单纯性血管瘤、良性表浅肿瘤、鸡眼、银屑病等

妇科疾病，如子宫原位癌、宫颈癌、慢性宫颈炎、宫颈柱状上皮异位、宫颈息肉、宫颈间 1～2 级尖锐湿疣、宫颈黏膜白斑、纳氏囊肿、棘皮症、外阴白斑、外阴血管瘤、外阴神经性皮炎等

五官疾病，如睑板腺癌、白内障、视网膜脱离、青光眼、睑缘疣、耳廓软骨膜炎、过敏性鼻炎、鼻出血、鼻咽癌、鼻前庭和咽部乳头状瘤、慢性咽炎、喉部血管瘤、牙龈癌、舌癌、口腔白斑、口腔黏膜囊肿、舌下囊肿、舌血管瘤等

外科疾病，如颅脑肿瘤、肺癌、肝癌、直肠癌、软骨肉瘤、巨细胞瘤、阴茎癌、前列腺增生、内外痔、肛门湿疹、肛门溃疡、肛门脓肿、直肠息肉、肛裂、腋臭、尿道肉阜、尿道口囊肿等

适应证

图 1-23　冷冻疗法的适应证

（二）禁忌证

冷冻疗法的禁忌证如图 1-24 所示。

禁忌证

内科疾病，如高血压，心、肺、肾功能不全等

过敏、冷变态反应、对冷过度敏感、冷血红蛋白尿患者

局部感觉及血液循环障碍、血栓闭塞性脉管炎、雷诺病、皮肤感觉障碍、断肢再植术后等

其他，如言语、认知功能障碍者慎用

图 1-24　冷冻疗法的禁忌证

（三）仪器设备

冷冻疗法在临床上常用的设备有冷疗机、冷气雾喷射器、液态氮装置等。

（四）操作说明

冷冻疗法的操作说明见表1-9。

表1-9　冷冻疗法的操作说明

分类	操作说明
点冻法	点冻法是用棉签或棉球蘸取少许液氮直接点在病变部位上进行冷冻，持续一定时间（数秒至数分钟），然后将棉签或棉球从病变部位移开，待皮肤自然恢复后，再反复进行上述操作，直到病变部位发白、变硬。该方法对深部组织破坏力较差，适用于面部雀斑、疣、痣等表浅而局限的病变治疗
接触冷冻法	接触冷冻法是将冷冻头直接接触病变部位进行冷冻的一种治疗方法，在外科最常用，适用于范围较小的病变。该方法可分为冷头接触法、热头接触法两种。冷头接触法是先降温，然后接触病变部位；热头接触法是先接触病变部位，然后启动机器，对冷冻病变部位进行降温
喷射冷冻法	喷射冷冻法是将制冷物质经过特制的喷雾头直接喷射到病变部位进行冷冻的治疗方式，适用于高低不平和范围较大的病变部位。例如，氯乙烷喷射法多采用间歇喷射，一次喷射3～5秒后停止30秒，可反复进行喷射。喷射时应注意保护病变周围的正常组织，以免造成损伤，一般使用多层凡士林纱布覆盖周围的正常组织
倾注冷冻法	倾注冷冻法是将液态制冷剂直接倾注于病变部位进行冷冻的治疗方法，适用于范围大、局部不规则、侵入程度深的恶性病变。治疗时，先用凡士林纱布或泡沫塑料保护病变周围的正常组织，然后在病变处覆盖消毒棉球，再将液态制冷剂注入棉球，持续2～3分钟
刺入冷冻法	刺入冷冻法是将针状或棒状的冷冻头插入深部病变组织或瘘管内进行冷冻的治疗方法。该方法适用于破坏深部组织病变，可配合麻醉进行治疗；对于较大病灶，可少量、多次进行治疗

续表

分类	操作说明
冻－切－冻	冻－切－冻是冷冻与手术切除并用的治疗方法。先采用冷冻方法使病变部位冻结，然后用手术刀或电刀或激光等切除病变部位，或边切除边冷冻，最后在病变的基底部再次冷冻，以减少出血，防止癌细胞扩散。该方法适用于凸起或较厚的病变部位的治疗
浸入法	浸入法是将病变部位直接浸入液氮中，2～3分钟后取出。该方法仅限于指端或足跟等处的治疗，特别是对表面凹凸不平或菜花样巨大恶性肿瘤的治疗

注：以上冷冻疗法的冷冻时间视病变情况而定，以病变部位完全冻结，形成冰球，而不损伤正常组织为宜。对于表浅的病变（厚度＜1 mm），冷冻时间一般在1分钟左右；对于较深的病变（厚度＞3 mm），冷冻时间在3分钟左右；对于表浅肿瘤，冷冻时间为3～5分钟。一次治疗常应用2～3个冻融周期，较轻的病变经一次冷冻治疗便可痊愈，范围较大或较深的病变部位需治疗2次以上，必须在上次冷冻治疗的局部完全脱痂后再进行下次治疗。

（五）注意事项

冷冻疗法的注意事项如图1-25所示。

注意事项

- 治疗前向患者说明治疗的正常反应及可能出现的不良反应。患者在治疗中不能随意变换体位和触摸冷冻机器
- 治疗时应注意保护非治疗部位，避免制冷剂外漏，溅洒在正常组织和衣物上
- 喷射冷冻法禁用于头面部，以免造成眼、鼻、呼吸道的损伤；治疗眼部时，注意防止制冷剂损伤角膜
- 加压冷冻治疗时，皮下脂肪较少的部位不宜加压过重，注意避开主要神经分布区，以免损伤神经
- 冷冻治疗后3～5天保持创面清洁、干燥，结痂后禁用手揭，应使其自然脱落

图1-25　冷冻疗法的注意事项

三、蜡疗法

（一）适应证

蜡疗法的适应证如图 1-26 所示。

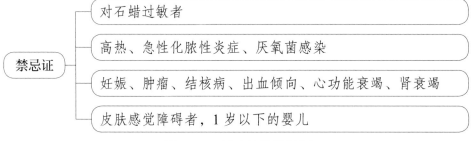

适应证
- 软组织扭挫伤、腱鞘炎、滑囊炎、腰背肌筋膜炎、肩周炎
- 术后、烧伤、冻伤后软组织粘连、瘢痕及关节挛缩、关节纤维性强直
- 颈椎病、腰椎间盘突出症、慢性关节炎、外伤性关节疾病
- 周围神经损伤、神经炎、神经痛、神经性皮炎
- 慢性肝炎、慢性胆囊炎、慢性胃肠炎、胃或十二指肠溃疡、慢性盆腔炎

图 1-26　蜡疗法的适应证

（二）禁忌证

蜡疗法的禁忌证如图 1-27 所示。

禁忌证
- 对石蜡过敏者
- 高热、急性化脓性炎症、厌氧菌感染
- 妊娠、肿瘤、结核病、出血倾向、心功能衰竭、肾衰竭
- 皮肤感觉障碍者，1 岁以下的婴儿

图 1-27　蜡疗法的禁忌证

（三）仪器设备

蜡疗法治疗前应准备熔点为 50～56 ℃的医用石蜡，以及电热熔蜡槽[上层为蜡液，下层为水，在槽底以电热法加热熔蜡，也可以采用双层套锅（槽）隔水加热熔蜡]，还需要准备其他辅助用品，如耐高温塑料布、木

盘或搪瓷盘、铝盘、搪瓷筒、搪瓷盆、铝勺、排笔、保温棉垫、0～100 ℃ 温度计、刮蜡小铲刀、毛巾等。

（四）操作说明

蜡疗法的操作说明见表 1-10。

表 1-10　蜡疗法的操作说明

分类	操作说明
蜡饼法	蜡饼法是将加热后完全熔化的蜡液倒入铺有塑料布或橡胶布的搪瓷盘或铝盘中，使蜡液厚 2～3 cm，蜡液自然冷却且初步凝结成块（表面 45～50 ℃）。患者取舒适体位，裸露治疗部位，将棉垫与塑料布垫在治疗部位上。然后将蜡块取出，利用塑料布与棉垫包裹保温并敷于治疗部位上。每次治疗 20～30 分钟。治疗完成后，取下蜡块，用急流水冲洗蜡块，然后将蜡块放回蜡槽内。每天或隔天治疗 1 次，15～20 次为 1 个疗程。蜡饼法适用于躯干或肢体较平整部位的治疗。蜡饼的面积应根据治疗部位而定，一般用于治疗大腿和脊柱部的蜡饼尺寸为 50 cm×30 cm，腰、腹部为 40 cm×20 cm，治疗关节部位时可适当缩小蜡饼面积
刷蜡法	刷蜡法是将熔蜡槽内的石蜡熔化并保持 55～60 ℃ 恒温，患者取舒适体位，裸露治疗部位，用排笔浸蘸蜡液后在治疗部位迅速、均匀地涂抹，使蜡液在皮肤表面冷却，形成一层导热性低的蜡膜保护层，在保护层外反复涂刷，直至保护层厚 0.5 cm，外面再包一块热蜡饼，使用塑料布、棉垫包裹保温。再次刷蜡时刷蜡层的边缘不超过第一层，以免烫伤。每次治疗 20～30 分钟。治疗完成后，取下热蜡饼，剥出蜡膜保护层，用急流水将热蜡饼和蜡膜保护层冲洗后再放回蜡槽内。每天或隔天治疗 1 次，10～20 次为 1 个疗程。刷蜡法适用于躯干凹凸不平的部位或面部的治疗，应用刷蜡法多为加强石蜡的机械压迫作用，如治疗亚急性挫伤、扭伤等

续表

分类	操作说明
浸蜡法	浸蜡法是将熔蜡槽内的石蜡熔化并保持 55～60 ℃ 恒温，患者取舒适体位，先将需要治疗的手或足按刷蜡法涂抹，形成蜡膜保护层，然后浸入蜡液并立即提出，反复浸入、提出多次，直到体表的蜡膜保护层厚 0.5～1.0 cm，成手套或袜套样，再持续浸入蜡液中。注意再次浸蜡时蜡的边缘不可超过第一层的蜡膜边缘，以免烫伤。治疗完成后，患者将手或足从蜡液中提出，待蜡膜保持层凝固后将其剥出，将热蜡饼及蜡膜保护层冲洗后放回蜡槽内。每次治疗的时间、疗程与蜡饼法相同。浸蜡法主要适用于手部或足部的治疗，具有保温时间长的特点

（五）注意事项

蜡疗法的注意事项如图 1-28 所示。

注意事项

- 不可直接加热熔解石蜡，以免石蜡烧焦、变质；石蜡易燃，保存及加热时应注意防火；定期检查加热仪器和电线，恒温器失灵或电线老化时应及时更换，以免过热引起燃烧

- 根据治疗的需要，让患者取卧位或坐位；治疗前应检查治疗部位的皮肤，摘下患者身上的装饰品；治疗部位应清理干净，如有长毛发，可涂抹凡士林，必要时剃去毛发

- 治疗前应告知患者不得随意活动治疗部位，防止蜡块或蜡膜保护层破裂后蜡液流出，导致烫伤

- 治疗中应注意观察患者的反应，患者如有不适，应查找原因并及时处理。少数患者进行蜡疗后，治疗部位可能出现皮疹、瘙痒等过敏反应，应立即停止蜡疗，观察 15 分钟，并对症处理

图 1-28　蜡疗法的注意事项

四、湿热袋敷疗法

（一）适应证

湿热袋敷疗法的适应证如图 1-29 所示。

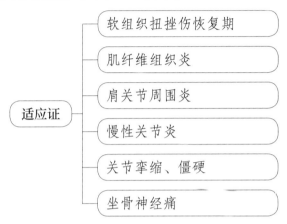

适应证
- 软组织扭挫伤恢复期
- 肌纤维组织炎
- 肩关节周围炎
- 慢性关节炎
- 关节挛缩、僵硬
- 坐骨神经痛

图 1-29　湿热袋敷疗法的适应证

（二）禁忌证

湿热袋敷疗法的禁忌证如图 1-30 所示。

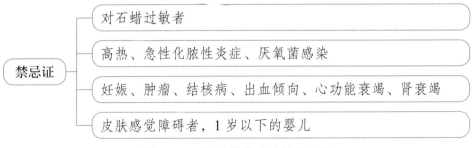

禁忌证
- 对石蜡过敏者
- 高热、急性化脓性炎症、厌氧菌感染
- 妊娠、肿瘤、结核病、出血倾向、心功能衰竭、肾衰竭
- 皮肤感觉障碍者，1 岁以下的婴儿

图 1-30　湿热袋敷疗法的禁忌证

（三）仪器设备

湿热袋敷疗法需要使用粗帆布或亚麻布制成不同大小的方形、矩形、长条形的布袋，准备含有丰富微孔的二氧化硅凝胶颗粒，以及专用恒温水箱。

（四）操作说明

湿热袋敷疗法的操作说明见表 1-11。

表 1-11　湿热袋敷疗法的操作说明

序号	操作说明
1	治疗前先向恒温水箱内放水，直至达到水箱 3/4 的容量，然后将水加热至 80 ℃ 恒温，再将湿热袋浸入水中加热 20～30 分钟
2	协助患者裸露治疗的部位，并覆盖数层清洁毛巾
3	取出湿热袋，拧去多余水分（以湿热袋不滴水为度），将湿热袋置于治疗部位，使其覆盖在毛巾上，再盖上毛毯保温
4	随着湿热袋温度的下降，逐渐抽出毛毯、毛巾，直至治疗完成
5	每次治疗 20～30 分钟，每天或隔天治疗 1 次，或每天治疗 2 次，15～20 次为 1 个疗程

（五）注意事项

湿热袋敷疗法的注意事项如图 1-31 所示。

检查恒温水箱内的水量，避免水烧干；检查恒温器是否正常工作，以保证准确的治疗温度；检查湿热袋有无裂口，避免加热后二氧化硅凝胶颗粒漏出，引起烫伤

注意事项

注意观察、询问患者的反应，温度过高时应在湿热袋与患者体表间加垫毛巾，勿将湿热袋置于患者身体的下方进行治疗，以免挤压袋内的水分而引起烫伤

图 1-31　湿热袋敷疗法的注意事项

五、蒸汽熏蒸疗法

（一）适应证

蒸汽熏蒸疗法的适应证如图 1-32 所示。

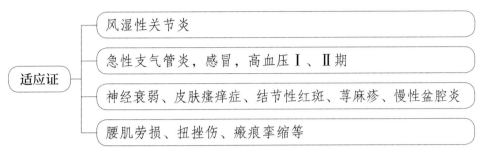

图 1-32 蒸汽熏蒸疗法的适应证

（二）禁忌证

蒸汽熏蒸疗法的禁忌证如图 1-33 所示。

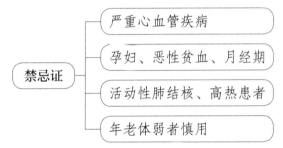

图 1-33 蒸汽熏蒸疗法的禁忌证

（三）仪器设备

蒸汽熏蒸疗法需要使用熏蒸桶，使用前应检查熏蒸桶是否漏水，连接的管子是否连通电源，有无漏电的情况发生。

（四）操作说明

蒸汽熏蒸疗法的操作说明见表 1-12。

表 1-12 蒸汽熏蒸疗法的操作说明

分类	操作说明
局部熏疗法	局部熏疗法是利用蒸汽进行局部熏蒸，以治疗局部病变。药物蒸汽兼有温热和药物两种作用，药物通过温热作用渗入局部，有利于药物的吸收

续表

分类	操作说明
局部熏疗法	（1）蒸熏法。将配制好的药物放入熏蒸仪的药槽中，加水煮沸30分钟后，将治疗部位放在蒸汽上熏蒸。腰腿痛或肢体活动不便的患者可采取卧位治疗，每次治疗时间为20～40分钟，每天治疗1次。急性炎症及扭挫伤等患者治疗3～7次为1个疗程，慢性炎症、腰腿痛等患者治疗15～20次为1个疗程 （2）喷熏法。先将药物煎取滤液，倒入蒸汽发生器内，然后加热蒸汽发生器，将喷出的药物蒸汽直接对准患部体表喷熏20分钟。疗程同蒸熏法 （3）药物配方与适应证。川芎10g，川木瓜10g，牛膝10g，乌药15g，五加皮10g，三桠苦30g，豹皮樟30g，鸡血藤20g，过江龙30g，半枫荷30g，山大颜30g，络石藤30g。以上药方用于治疗急性风湿性关节炎、急性扭伤或挫伤等新伤，一般可用20次，可根据药源酌情增减。艾叶15g，川柳15g，细辛15g，炙川草乌15g，桂枝30g，仲翁草15g，透骨草15g，威灵仙15g，茜草15g。此方称八仙逍遥散，用于治疗慢性肌肉劳损、慢性关节炎、关节功能障碍等陈伤，一般可用两周左右
全身药蒸汽浴疗法	全身药蒸汽浴疗法是将配制好的药物放入熏蒸仪的药槽中，加水煮沸30分钟后，告知患者仅穿内衣躺入熏蒸仪内，头部须裸露。蒸汽温度在40℃左右，每次治疗时间为20～40分钟，治疗后用温水淋浴，然后休息10～20分钟。每天或隔天治疗1次，10～15次为第一个疗程，休息2周后可进行第二个疗程。药物配方有鸡血藤210g，防风120g，桑寄生120g，射干120g，石菖蒲120g，青木香230g，荆芥120g，桂枝120g，淫羊藿120g，艾叶12g，香樟12g。上述药方一般可用两周，可酌情增减

（五）注意事项

蒸汽熏蒸疗法的注意事项如图 1-34 所示。

注意事项

- 治疗前应仔细阅读熏蒸仪使用说明书，严格按照操作规程进行操作，调节适宜的蒸汽温度，以免过热引起烫伤
- 治疗中应随时观察患者的反应，如有心慌、头晕、恶心等不适，应立即停止蒸疗，给予静卧等对症处理
- 洗浴室和休息室的温度必须适宜，治疗后应告知患者注意保暖，以防感冒
- 急性扭伤宜在伤后 24 小时再做治疗，急性炎症已化脓者不宜进行治疗，以免炎症扩散

图 1-34 蒸汽熏蒸疗法的注意事项

六、其他传导热疗法

（一）地蜡疗法

1. 适应证

地蜡疗法的适应证同蜡疗法。

2. 禁忌证

地蜡疗法的禁忌证同蜡疗法。

3. 材料

地蜡的熔点为 52 ～ 55 ℃，其性质和作用与石蜡相似，使用方法与石蜡大致相同。

4. 操作说明

地蜡疗法的操作说明见表 1-13。

表 1-13　地蜡疗法的操作说明

序号	操作说明
1	接通电源，启动蜡疗机后应等待地蜡熔化
2	将地蜡舀入治疗盘，等待地蜡冷却后再使用
3	使用薄膜包裹地蜡，将其放在治疗部位上，再用棉包裹保温
4	15～20 分钟后取出地蜡

5. 注意事项

地蜡疗法的注意事项如图 1-35 所示。

注意事项

根据治疗需要，让患者取卧位或坐位。治疗前应告知患者取下身上的装饰品。检查治疗部位的皮肤，治疗部位应清理干净，如有长毛发可涂抹凡士林，必要时可剃除长毛发。同时，告知患者不得随意活动治疗部位，防止蜡块或蜡膜保护层破裂后蜡液流出，导致烫伤

治疗时应注意观察患者的反应，患者如有不适，应查找原因并及时处理。少数患者的治疗部位可能出现皮疹、瘙痒等过敏反应，应立即停止治疗，观察 15 分钟，并对症处理

不得直接加热熔解地蜡，以免地蜡烧焦、变质；地蜡易燃，保存及加热时应注意防火；定期检查加热仪器、恒温器及电线，若加热仪器和恒温器失灵或电线老化应及时更换，以免温度升高而引起燃烧

图 1-35　地蜡疗法的注意事项

（二）泥疗法

1. 适应证

泥疗法的适应证如图 1-36 所示。

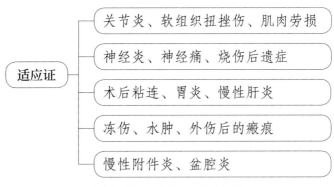

图 1-36 泥疗法的适应证

2. 禁忌证

泥疗法的禁忌证如图 1-37 所示。

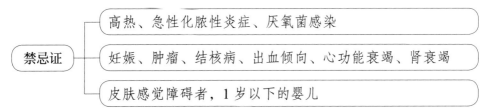

图 1-37 泥疗法的禁忌证

3. 仪器和材料

泥疗法治疗时使用恒温箱和泥。

4. 操作说明

泥疗法的操作说明见表 1-14。

表 1-14 泥疗法的操作说明

序号	操作说明
1	治疗时使用的泥应不含致病菌及无感染性，并具有良好的可塑性、黏稠性，腐败分解度为 50% ~ 60%
2	加热方法：①天然加热法。利用日光将泥加热至 38 ~ 45 ℃。②人工加热法。利用特殊的方式，如水浴、蒸汽、电热将泥加热至 40 ~ 55 ℃

续表

序号	操作说明
3	治疗方法：①全身泥疗法。全身泥疗法分为泥浴与泥敷两种，泥浴的温度为 34 ~ 43 ℃，泥敷的温度为 37 ~ 42 ℃。治疗时，患者须暴露胸部和头部，治疗时间为 15 ~ 20 分钟。治疗结束后用温水洗净全身，卧床休息 30 ~ 60 分钟。每天或隔天治疗 1 次，10 ~ 15 次为 1 个疗程。②局部泥疗法。治疗时间为 20 ~ 30 分钟，治疗结束后用 35 ~ 37 ℃ 温水冲洗治疗部位，冲洗后卧床休息 30 ~ 40 分钟。每天或隔天治疗 1 次，15 ~ 20 次为 1 个疗程。③电泥疗法。在应用泥疗时配合使用电疗（直流电或中频电），使泥中的钙、镁、铁、氨、碘等离子在直流电的作用下导入人体。电泥疗法具有泥疗和电疗的双重作用

5. 注意事项

泥疗法的注意事项如图 1-38 所示。

注意事项

- 对治疗时使用的泥的质量进行鉴别，泥的各项指标应符合相关要求
- 准确测量泥的温度，泥的温度应保持均匀性。严格掌握泥疗法的温度和时间
- 治疗时应随时观察患者的反应，如发现大量出汗、头晕、心悸等不良反应时，应立即停止治疗，并对症处理
- 泥疗后患者应注意休息，不应进行日光浴、游泳及长时间散步

图 1-38　泥疗法的注意事项

（三）沙浴疗法

1. 适应证

沙浴疗法的适应证如图 1–39 所示。

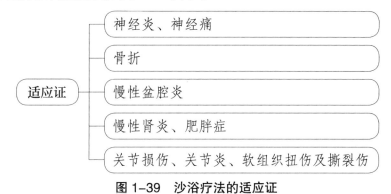

图 1–39 沙浴疗法的适应证

2. 禁忌证

沙浴疗法的禁忌证如图 1–40 所示。

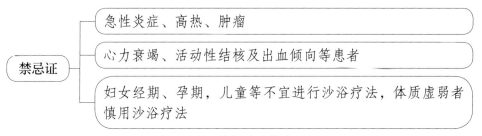

图 1–40 沙浴疗法的禁忌证

3. 操作前的准备

患者在沙浴前应卸妆、沐浴，摘除身上的首饰，换上沙浴专用服，测量沙子的温度和纯净度。挖造一个与人体大小相同的沙坑，选择局部或全身沙浴。

4. 操作说明

沙浴疗法的操作说明见表 1–15。

表 1-15 沙浴疗法的操作说明

分类	操作说明
全身沙浴法	在沙槽里挖造一个与患者身体长、宽相等，深度约 30 cm 的长形沙坑，然后让患者卧在沙坑中，将热沙覆盖患者的身体，仅露出头颈部。沙的覆盖厚度，四肢为 15～20 cm，胸部为 6～8 cm。第一次治疗时间为 10 分钟，以后每次增加 5 分钟，逐步达到 60 分钟左右，每天治疗 1 次，20 次为 1 个疗程。沙的温度应保持在 45～50℃
局部沙浴法	①坐位沙浴法。患者坐在温热沙上，将温热沙覆盖在患者腰部以下的部位，覆盖厚度为 20 cm 左右。第一次治疗时间为 30 分钟，以后每次增加 5 分钟，直至 60 分钟为止，每天治疗 1 次，20～30 次为 1 个疗程。②腰部沙浴法。在患者的腰部放置厚 10 cm、约 55℃ 的热沙。患者可以仰卧在热沙上，也可以俯卧在热沙上。每次治疗约 30 分钟，每天治疗 1 次，15～20 次为 1 个疗程。③四肢沙浴法。先取适量的热沙，然后将需要治疗的手或足埋在热沙中，手掌或足底应置于 5 cm 厚的热沙上，热沙的厚度以能覆盖至患者的手腕或足踝部为宜。每次治疗时间为 60 分钟，每天治疗 1 次，30 次为 1 个疗程

5. 注意事项

沙浴疗法的注意事项如图 1-41 所示。

注意事项

- 沙浴疗法的理想季节为每年 6～8 月，治疗初期应调整适合的沙子温度，治疗时间不宜过长，待身体适应高温沙后可逐渐延长治疗时间，一般每天治疗 1～3 小时

- 沙浴治疗时身体外露部分应遮挡防晒，用湿毛巾盖在患者的脸上可以防止面部和头部被烈日晒伤

- 沙浴治疗时沙面宜厚薄适中，沙面太厚会产生压迫感，沙面太薄会灼伤皮肤，且因热量不能透入体内而达不到治疗效果

沙浴治疗时宜适当饮用少量加盐的温水，以补充体液。如出现头晕、眼花、心慌、恶心、呕吐等症状，应暂时停止沙浴，并适当休息

沙浴治疗结束后，应用干毛巾擦干身上的汗，穿好外套之后才能离开。沙浴治疗后不得洗凉水澡

图 1-41 沙浴疗法的注意事项

（陈钊德　黄小桐）

第七节　超短波疗法

一、适应证

超短波疗法的适应证如图 1-42 所示。

急性和慢性支气管炎、肺炎、支气管哮喘、胸膜炎、胃肠炎、结肠炎、胰腺炎、消化性溃疡

前列腺炎、肛周炎、肛瘘、痔疮、术后切口感染、脉管炎

颈椎病、肩周炎、腰椎间盘突出症、软组织扭挫伤、肌肉劳损、骨性关节炎、周围神经损伤、幻肢痛、骨折愈合迟缓、关节积血和关节积液

适应证

盆腔炎、附件炎、卵巢囊肿、子宫发育不良、不孕症、月经不调、痛经

肺炎、急性淋巴炎、百日咳、腮腺炎、免疫功能低下

末梢神经炎、周围神经炎、面神经炎、三叉神经痛、肋间神经痛、坐骨神经痛、神经麻痹

皮肤溃疡、过敏性皮炎、褥疮、带状疱疹

图 1–42　超短波疗法的适应证

二、禁忌证

超短波疗法的禁忌证如图 1–43 所示。

禁忌证

恶性肿瘤（使用常规剂量治疗）、结核病、传染病

妊娠，青少年骨骺部、睾丸部位等含水量高的部位和器官，缺血部位，急性创伤性肌肉骨骼损伤、关节液渗出部位，局部伤口感染部位，局部有湿润的敷料部位及滑膜炎

严重心肺功能不全、植入心脏起搏器、心血管功能代偿不全、颅内压增高、严重心力衰竭、器质性心脏病术后等患者

出血性疾病、高热、眼部

图 1–43　超短波疗法的禁忌证

三、仪器设备

超短波治疗常用的仪器设备为超短波治疗仪，波长为 7.37 m 或 6 m，频率为 40.68 MHz 或 50 MHz。超短波治疗仪有 50 W、200 ～ 300 W、1 000 ～ 2 000 W 三类。

四、操作说明

超短波疗法的操作说明见表 1–16。

表 1-16 超短波疗法的操作说明

序号	操作说明
1	患者取卧位或坐位，使用常规剂量治疗时无须裸露治疗部位，高热治疗时才须裸露治疗部位
2	采用电容电极对置法时应将两个电极相对放置，电场线集中在两个电极之间，横贯治疗部位
3	采用电容电极并置法时应将两个电极并列放置，电场线较分散，作用较浅
4	采用交叉法时应将两对电极分别置于相互垂直的位置上，先后给予输出，使病变部位先后接受不同方向的两次治疗，以加大对深层部位的作用强度，保持均匀度和增加治疗时间
5	采用电缆电极操作法时应按治疗需要，将电缆电极按同一方向盘绕，以免磁场对消
6	操作前检查治疗仪的各开关旋钮是否在零位，将电流输出旋转到零位再接通电源，治疗仪应预热 1～3 分钟（新款超短波治疗仪无须预热，可在接通电源后开机，各开关旋钮在零位后开始治疗）
7	将治疗仪的输出旋钮调节至治疗挡位，再调节谐振旋钮，使治疗仪达到谐振状态，氖光灯测试亮度达到最大
8	根据治疗的目的、部位，调节治疗的剂量
9	在治疗的过程中，注意观察患者的情况，询问患者的治疗感受，防止温度太高导致烫伤等
10	治疗时间为每次 10～15 分钟，每天或隔天治疗一次，治疗结束后应将旋钮调回零位，再关闭电源

五、操作流程

超短波疗法的操作流程如图 1-44 所示。

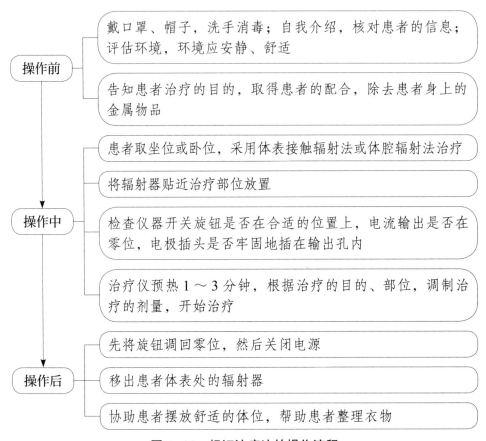

图 1-44　超短波疗法的操作流程

六、注意事项

超短波疗法的注意事项如图 1-45 所示。

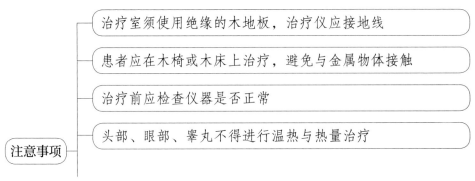

治疗有感觉障碍的患者时不应按照患者的感觉来调节剂量，以免烧伤

慢性炎症、慢性伤口及粘连的患者不宜进行疗程太长的超短波治疗

图 1-45　超短波疗法的注意事项

（周开斌　陈耀智）

第八节　短波疗法

一、适应证

短波疗法的适应证如图 1-46 所示。

呼吸系统和消化系统急性、慢性疾病炎症反应期

前列腺炎、肛肠系统疾病、感染创面

适应证

颈肩腰腿痛，骨折延迟愈合，韧带扭伤、挫伤、拉伤，类风湿性关节炎，骨性关节炎，强直性脊柱炎，关节挛缩，肌肉痉挛及由肌肉、韧带等软组织损伤造成的疼痛等亚急性期或慢性期炎症

皮肤溃疡、过敏性皮炎、压疮、带状疱疹

盆腔炎、附件炎、卵巢囊肿等

周围神经炎、面神经炎、三叉神经痛、肋间神经痛、坐骨神经痛

图 1-46　短波疗法的适应证

二、禁忌证

短波疗法的禁忌证如图 1–47 所示。

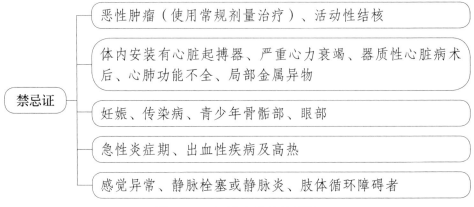

恶性肿瘤（使用常规剂量治疗）、活动性结核

体内安装有心脏起搏器、严重心力衰竭、器质性心脏病术后、心肺功能不全、局部金属异物

禁忌证

妊娠、传染病、青少年骨骺部、眼部

急性炎症期、出血性疾病及高热

感觉异常、静脉栓塞或静脉炎、肢体循环障碍者

图 1–47   短波疗法的禁忌证

三、仪器设备

短波疗法使用的仪器为短波治疗仪。短波治疗仪分为台式和落地式两种。治疗仪的相关参数为波长 22.12 m、频率 13.56 MHz，或波长 11.06 m、频率 27.12 MHz。

四、操作说明

短波疗法的操作说明见表 1–17。

表 1–17   短波疗法的操作说明

序号	操作说明
1	电缆与皮肤之间应保持 1 ～ 2 cm 的距离，中间使用毡垫、棉垫等衬垫物，电缆不得直接贴近皮肤，以免浅层组织过热，影响作用深度和均匀度
2	电极与皮肤间隙的大小视治疗仪的输出功率和病灶部位的深浅而定
3	两侧肢体同时治疗时，应于两侧肢体骨突接触处垫衬垫物，以免电场线集中于骨突接触处，造成烫伤或影响作用的均匀度
4	治疗时应将不用于治疗的另一个电极远离治疗部位，并且使两极相背

续表

序号	操作说明
5	治疗时将电缆或电极的插头插入治疗仪的输出插孔内,再接通电源
6	治疗仪先预热 1～3 分钟(新款短波治疗仪无须预热,可在接通电源后开机,各开关旋钮在零位后开始治疗),再接通高压;调节调谐按钮,电流表的指针上升,使之达到最高,氖光管在电缆或电极旁测试时最亮,此时治疗仪的输出达到谐振状态;询问患者的治疗感受,防止温度太高导致烫伤等
7	治疗时间为 5～10 分钟,每天治疗 1～2 次,5～10 次为 1 个疗程
8	治疗结束后,依次关闭仪器输出、高压及电源等设备。取下患者身上的电缆、电极和衬垫物

五、操作流程

短波疗法的操作流程如图 1-48 所示。

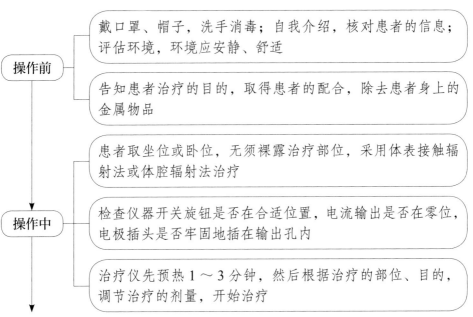

操作前
- 戴口罩、帽子,洗手消毒;自我介绍,核对患者的信息;评估环境,环境应安静、舒适
- 告知患者治疗的目的,取得患者的配合,除去患者身上的金属物品

操作中
- 患者取坐位或卧位,无须裸露治疗部位,采用体表接触辐射法或体腔辐射法治疗
- 检查仪器开关旋钮是否在合适位置,电流输出是否在零位,电极插头是否牢固地插在输出孔内
- 治疗仪先预热 1～3 分钟,然后根据治疗的部位、目的,调节治疗的剂量,开始治疗

操作后
- 关闭仪器输出、高压及电源等
- 取下患者身上的电缆、电极和衬垫物
- 协助患者摆放舒适的体位，帮助患者整理衣物

图 1-48　短波疗法的操作流程

六、注意事项

短波疗法的注意事项如图 1-49 所示。

注意事项
- 治疗前告知患者除去身上所有的金属物品，禁止在身体有金属物品的情况下进行局部治疗
- 严格按照高频电磁场的治疗要求，规范治疗室的工作环境。使用木地板、木制床椅，如使用金属制品应加隔离罩，治疗仪必须接地线等
- 患者治疗的体位应舒适，注意询问患者的感受，以免烫伤。对治疗不平整的局部应适当加大治疗间隙
- 治疗部位应干燥，潮湿衣服、伤口的湿敷料应除去，汗液和伤口分泌物应擦干净
- 电极、电缆不能缠绕，以防短路
- 对膝、踝对置治疗时宜在膝、踝间分别置衬垫，以免电场线集中于突起处，造成烫伤或影响作用的均匀度
- 短波疗法不能用于急性感染性炎症

图 1-49　短波疗法的注意事项

（周开斌　陈耀智）

第九节 微波疗法

一、适应证

微波疗法的适应证如图 1-50 所示。

肌肉、关节和关节周围软组织炎症及损伤，如肌炎、腱鞘炎、肌腱炎、肌腱周围炎、滑囊炎、肩关节周围炎以及关节和肌肉损伤、脊柱关节炎、网球肘、肩周炎、颈椎病、腰椎间盘突出症、腰肌劳损、坐骨神经痛、骨折、软组织损伤

尖锐湿疣、腋臭、血管瘤、带状疱疹、湿疹、皮肤溃疡、皮下感染、脓疱疮、脚气感染、伤口感染

唇炎、舌炎、息肉、牙周病、溃疡、根尖周炎、肿瘤（大剂量的微波治疗）

宫颈柱状上皮异位、子宫息肉、子宫肌瘤、乳腺炎、乳腺小叶增生、阴道炎、盆腔炎、巴氏腺囊肿、月经不调

适应证

胸膜炎、肺炎、哮喘性支气管炎、支气管肺炎、心绞痛

消化道出血、息肉灼除、溃疡凝固、食道狭窄扩张、胃癌（大剂量的微波治疗）、食道癌（大剂量的微波治疗）、胆囊炎、肝炎、十二指肠溃疡

内痔、外痔、混合痔、直肠息肉、肛门湿疹

膀胱肿瘤（大剂量的微波治疗）、前列腺肥大、前列腺炎、肾炎、肾盂炎

鼻衄、慢性鼻炎、下鼻甲肥大、鼻喉息肉、咽后壁淋巴滤泡、鼻咽炎、扁桃体炎、声带小结、咽喉炎、化脓性中耳炎、三叉神经痛等

图 1-50 微波疗法的适应证

二、禁忌证

微波疗法的禁忌证如图 1–51 所示。

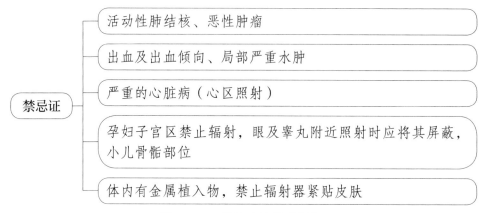

禁忌证
- 活动性肺结核、恶性肿瘤
- 出血及出血倾向、局部严重水肿
- 严重的心脏病（心区照射）
- 孕妇子宫区禁止辐射，眼及睾丸附近照射时应将其屏蔽，小儿骨骺部位
- 体内有金属植入物，禁止辐射器紧贴皮肤

图 1–51　微波疗法的禁忌证

三、仪器设备

微波疗法使用的仪器设备是波长为 10 ～ 30 cm 的电磁波治疗仪。最常用的电磁波治疗仪，其波长为 12.5 cm，频率为 2 450 MHz（微波包含分米波、厘米波和毫米波，临床常使用分米波的治疗仪，厘米波和毫米波的治疗仪使用较少）。

四、操作说明

微波疗法的操作说明见表 1–18。

表 1–18　微波疗法的操作说明

序号	操作说明
1	将辐射器贴近治疗局部，可保留 0.5 ～ 1.0 cm 的间隙
2	接通电源后，先选择治疗用处方号，然后调节输出
3	根据治疗的目的、部位，调节治疗的剂量
4	在治疗过程中，应注意观察患者的情况，询问患者的治疗感受，防止温度太高导致烫伤等

续表

序号	操作说明
5	治疗时间为每次 10～15 分钟，每天或隔天治疗 1 次，10～15 次为 1 个疗程
6	治疗结束后，应先将治疗旋钮调回零位，再关闭电源

五、操作流程

微波疗法的操作流程如图 1-52 所示。

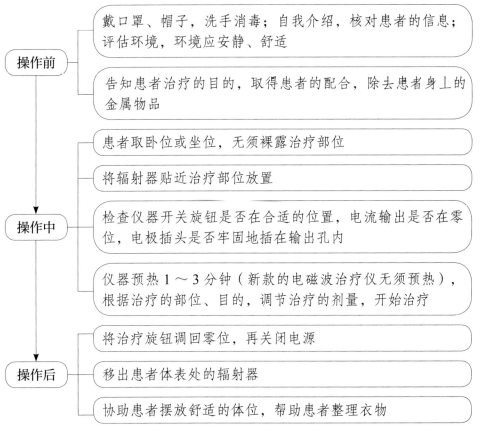

图 1-52 微波疗法的操作流程

六、注意事项

微波疗法的注意事项如图 1-53 所示。

治疗前应检查治疗仪各部件能否正常工作，支臂是否松动

辐射器的电缆线是否完好无损，辐射器必须与电缆紧密连接，电缆未连接辐射器时或辐射器未调至治疗位置前不能调整输出，勿空载辐射或将辐射器对准治疗人员、金属物及周围空间，有输出的辐射器只能朝向患者的治疗部位或盛有水的塑料盆

眼部、睾丸区禁止微波辐射；头面部治疗时，患者须佩戴专用的微波防护眼镜或 40 目铜网，以保护眼睛

下腹、腹股沟、大腿上部治疗时，应用防护罩或 40 目铜网保护阴囊、睾丸

注意事项

对感觉迟钝或丧失者及严重血液循环障碍者应慎用，必要时宜小剂量使用。小儿慎用微波疗法，避免在骨骺部位使用微波疗法

严格遵照各辐射器的距离、剂量要求来操作

治疗部位的体表应保持干燥，伤口的湿敷料及油膏应予去除

腹部治疗前，患者必须先排空大小便，且不能在饱餐后治疗

手表、手机、收录机、电视机、精密电子仪器等金属物品必须远离治疗仪，以免发生干扰

图 1-53 微波疗法的注意事项

（周开斌　陈耀智）

第十节　磁疗法

一、适应证

磁疗法的适应证如图 1-54 所示。

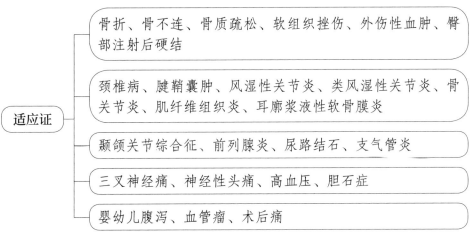

骨折、骨不连、骨质疏松、软组织挫伤、外伤性血肿、臀部注射后硬结

颈椎病、腱鞘囊肿、风湿性关节炎、类风湿性关节炎、骨关节炎、肌纤维组织炎、耳廓浆液性软骨膜炎

颞颌关节综合征、前列腺炎、尿路结石、支气管炎

三叉神经痛、神经性头痛、高血压、胆石症

婴幼儿腹泻、血管瘤、术后痛

图 1-54　磁疗法的适应证

二、禁忌证

磁疗法的禁忌证如图 1-55 所示。

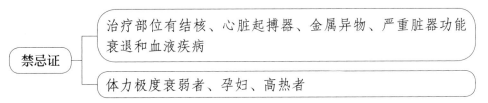

治疗部位有结核、心脏起搏器、金属异物、严重脏器功能衰退和血液疾病

体力极度衰弱者、孕妇、高热者

图 1-55　磁疗法的禁忌证

三、仪器设备

磁疗法使用的仪器设备为温热磁场振荡治疗仪。该治疗仪的强度分为以下 3 种：①弱磁场或小磁场为 0.02 ～ 0.10 T（其中低频脉冲电磁场小于 0.02 T）；②中剂量或中磁场为 0.1 ～ 0.2 T；③大剂量或强磁场为 0.2 T 以上。该治疗仪急性期的治疗频率应小于 10 Hz，慢性期的治疗频率

应大于或等于 10 Hz。

四、分类及操作说明

磁疗法的分类及操作说明见表 1-19。

表 1-19　磁疗法的分类及操作说明

分类		操作说明
静磁法	直接贴敷法	用 75% 乙醇清洁、消毒所选部位，待所选部位干燥后将磁片或磁珠放置在所选部位，并盖上一张稍大面积的胶布予以固定。贴敷较大型号的磁片时，为了避免压伤或擦破表皮，可在磁片与皮肤之间夹一层纱布或薄纸。直接贴敷法可分为并置贴敷、对置贴敷等，可每周换 2 次磁片或磁珠
	间接贴敷法	常用的间接贴敷磁为磁腰带和磁护膝。磁腰带上并排 5 个小布袋，根据病情需要安装 2～5 枚磁片。磁腰带适用于腰椎退行性病变、风湿病、脊柱病等的辅助治疗。磁护膝适用于风湿性关节炎、膝关节退行性病变等的辅助治疗。磁腰带和磁护膝可长期佩戴
	耳穴贴磁法	耳穴贴磁法是在耳廓穴位上贴敷磁珠的磁疗法。磁场强度一般为 0.02～0.05 T 或在 0.10 T 以上。磁珠的直径一般为 3～8 mm。每次贴敷的穴位为 2～4 个，不宜过多，以免磁场互相干扰。耳穴贴磁法可治疗神经衰弱、高血压、荨麻疹和神经性皮炎。耳穴贴磁法一般 3～4 天换 1 次磁珠
	磁电法	先将两片磁片固定于所选穴位，然后将电针仪的输出导线与磁片相连，再接通脉冲电流。电流强度由小逐渐增大，患者逐渐产生轻度刺痛感，电流强度以患者可耐受为度。波形可用连续波或疏密波。磁电法每次治疗 20～30 分钟，每天或隔天治疗 1 次

续表

分类		操作说明
动磁法	旋转法	根据病情需要，患者取坐位或卧位，裸露治疗部位。先将机头置于治疗部位，并固定支臂架。然后打开电源开关，当电源指示灯亮后，再打开电机开关。缓慢转动电位器的旋钮，将电压调至所需强度。在治疗过程中应观察患者的情况，并注意机器响声是否正常，如机器响声异常，应及时处理。一般每个部位或穴位的治疗时间为 5～15 分钟，每次治疗时间不超过 30 分钟，少数穴位如百会穴每次治疗时间不超过 10 分钟。治疗结束后按逆时针方向缓慢转动电位器，将电压降到零位。最后关闭电机开关和电源开关，移动机头
	电磁法 低频交变磁疗法	患者取舒适体位，裸露治疗部位。根据患部大小选用相应的磁头。检查机器面板开关旋钮是否处于关闭的状态，然后将磁头输出导线插入治疗机的插口。根据治疗需要，将开关旋钮指向"弱""中"或"强"，电源接通，电流通过输出导线进入磁头线圈产生磁场。在治疗过程中，患者可能会产生震动感和温热感。每次治疗时间为 20～30 分钟，每天治疗 1 次。治疗结束后将开关旋钮旋至关闭的位置，并取下磁头
	脉动磁疗法	患者躺或卧在床上，将治疗部位置于两个磁头之间，使磁力线垂直通过治疗部位。然后调节上磁头的高度，使上磁头降到距离皮肤最近的位置或接触皮肤（另一类型机器的磁头铁芯延长，其铁芯端已无温热感，故可接触皮肤）。检查机器面板开关是否处于关闭的状态，电流表指针应在零位。打开电源开关，接通电流。根据病情需要，转动电流调节钮，增大电流强度，使患者受到一定强度的磁场作用。治疗结束后，将电流强度调到零位，然后把开关旋钮调到关闭的位置，升高上磁头，并移开磁头。每次治疗时间为 20～30 分钟或 1 小时，每天治疗 1 次

续表

分类			操作说明
动磁法	电磁法	脉冲磁疗法	先把机壳后面的地线接在焊片上，然后将两个磁头上的4根导线分别连接在4个接线柱上，红色接线钩应接在红色接线柱上，黑色接线钩应接在黑色接线柱上。遵照医嘱，将磁头放在治疗部位。检查治疗仪面板各旋钮是否都在规定位置上。旋动波段开关，指示灯亮，经过1分钟后，显示管灯亮，然后调到治疗所需的波段。将磁场强度旋钮调到所需的强度，将波动脉冲频率调到治疗所需的频率，将时间控制旋钮调到所需治疗时间的位置。按下定时按钮，经数秒后放开，磁头便可产生所需的磁场。每次治疗时间为20～30分钟，每天治疗1次。治疗结束后，按治疗的相反顺序关闭机器，旋回各个旋钮，取下磁头
		磁振热疗法	遵照医嘱，将两片磁电极并置或对置于治疗部位。检查治疗仪面板各个旋钮是否都在规定位置上。打开电源开关，指示灯亮，将磁场强度旋钮调节到所需的强度，将频率调到治疗所需的频率，将时间控制旋钮调到所需治疗时间的位置。按下定时按钮便可开始治疗。每次治疗时间为20～30分钟，每天治疗1次。治疗结束后，按治疗的相反顺序关闭机器，旋回各个旋钮，取下磁电极
		脉冲电磁场疗法	检查治疗仪面板开关是否都在规定位置上，打开电源，检查仪器，查看显示预设值。嘱患者去除手表、手机等金属、磁卡物品后取仰卧位。告知患者治疗中有震动感。点击"开始"键，开始治疗。按下"启动"键开机，根据病情需要设置参数。使用"模式"键设定治疗模式，磁场强度为0.6～20.0 mT，频率为8～35 Hz，脉宽为5～10毫秒。治疗时间为40分钟，每天治疗1～2次，15～30天为1个疗程
磁处理水疗法	静态法		将适量的水置于磁水器中，经过一定时间后制成磁化水，使用磁化水进行治疗

续表

分类		操作说明
磁处理水疗法	动态法	普通水通过细乳胶管再流经磁场后制成磁化水。磁化水主要治疗尿路结石、涎腺结石、胆结石、萎缩性胃炎等。当天制作的磁化水应当天服用，每天服 2 000 ～ 3 000 mL，儿童酌减，可分多次饮服，早晨空腹服 1 000 mL，末次在晚上 8 时前服用。加热磁化水时应以初沸为度，不宜久煮，一般 2 ～ 3 个月为 1 个疗程

五、注意事项

磁疗法的注意事项如图 1-56 所示。

采用直接贴敷法时应注意检查患者的皮肤，避免压伤或擦破表皮

正确使用磁片，使用磁片前后应用 75% 乙醇消毒。分类保管不同的磁片。皮肤溃破、出血的局部应用纱布隔开再贴敷

注意事项

注意观察患者的情况，如患者出现血压波动、头晕、恶心、嗜睡或严重失眠等不良反应，应停止治疗

白细胞较低的患者应定期检查白细胞

磁疗时患者身上不应携带金属物品

图 1-56 磁疗法的注意事项

（陈钊德 何涯）

第十一节 红外线疗法

一、适应证

红外线疗法的适应证如图 1-57 所示。

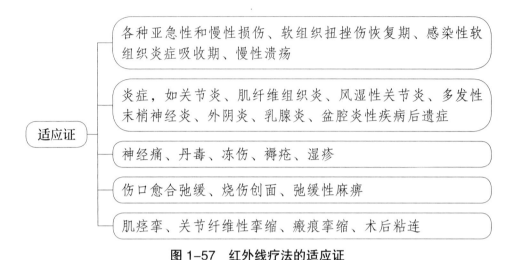

图 1-57　红外线疗法的适应证

二、禁忌证

红外线疗法的禁忌证如图 1-58 所示。

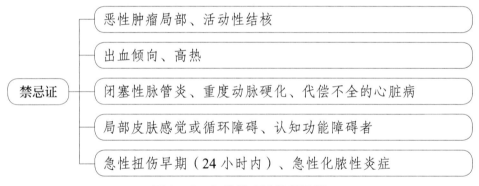

图 1-58　红外线疗法的禁忌证

三、仪器设备

红外线疗法的仪器设备包括红外线灯、石英红外线灯（白炽灯）、光浴箱。以上仪器的医用波长为 760 ～ 15 000 nm。

四、操作说明

红外线疗法的操作说明见表 1-20。

表 1-20 红外线疗法的操作说明

序号	操作说明
1	操作前应先检查灯泡、灯头及支架安装是否牢固，辐射板有无破损
2	接通电源，开机后灯泡预热 5 分钟
3	应用光浴箱照射时，需将光浴箱的两端开口用布遮盖。通电后 3～5 分钟，应询问患者温度是否适宜。光浴箱内的温度应保持 40～50 ℃
4	红外线疗法可与局部外用药相结合，也可与针刺同时进行，以提高疗效
5	每次治疗 20～30 分钟，每天 1～2 次，一般亚急性疾病 7～10 次为 1 个疗程，慢性疾病 15～20 次为 1 个疗程

五、操作流程

红外线疗法的操作流程如图 1-59 所示。

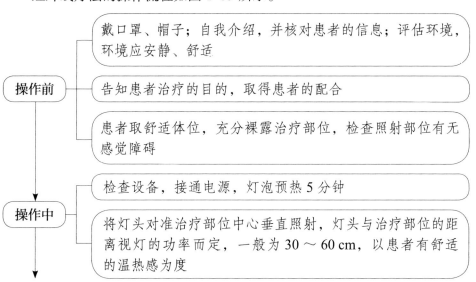

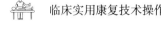

关闭输出，拔掉电源，移出灯头

操作后 —— 检查患者的皮肤，为患者擦去照射部位的汗水

患者在室内休息 10～15 分钟后方能离开

图 1-59 红外线疗法的操作流程

六、注意事项

红外线疗法的注意事项如图 1-60 所示。

首次治疗前必须询问和检查患者局部知觉有无异常，如果有感觉障碍，一般不予治疗。治疗时须严密观察，以免烫伤患者

新鲜的植皮、瘢痕区，其血液循环、散热功能不佳，红外线照射时宜拉开距离，以免烫伤

急性外伤后一般不使用红外线疗法，24～48 小时后局部出血、渗出停止后可用小剂量照射，以免肿痛、渗出加剧

注意事项 —— 红外线治疗时红外线照射眼睛易引起白内障及视网膜灼伤，须注意保护眼睛。红外线照射头部时，应戴绿色防护镜或用浸水棉花敷在眼睛上

动脉阻塞性病变不宜使用红外线疗法

皮炎时忌用红外线疗法，以免加重病情

在治疗过程中，患者不得随意移动体位或拉动灯头，以防身体触及灯具引起烫伤

使用光浴箱治疗时，身体不应接触箱内任何部位。夏季炎热，患者出汗多，头部应冷敷，治疗后须饮水，预防中暑和脱水

图 1-60 红外线疗法的注意事项

（周金英　吕海华）

第十二节 红光疗法

一、适应证

红光疗法的适应证如图 1-61 所示。

适应证

- 软组织损伤、烧伤后创面、术后组织粘连、皮肤溃疡、褥疮、周围神经损伤
- 关节炎、慢性胃炎、慢性肠炎、气管炎、肺炎、浅静脉炎、神经炎、神经痛、神经性皮炎
- 斑秃、湿疹、盆腔炎性疾病后遗症

图 1-61 红光疗法的适应证

二、禁忌证

红光疗法的禁忌证如图 1-62 所示。

禁忌证

- 局部恶性肿瘤、出血倾向
- 高热、活动性结核、急性扭伤早期（24 小时内）、急性化脓性炎症、闭塞性脉管炎
- 重度动脉硬化、代偿不全的心脏病
- 局部皮肤感觉或循环障碍
- 急性感染性炎症早期
- 认知功能障碍者

图 1-62 红光疗法的禁忌证

三、仪器设备

红光疗法的仪器设备为红光治疗仪。红光治疗仪的应用波长为 640～760 nm。

四、操作说明

红光疗法的操作说明见表 1-21。

表 1-21　红光疗法的操作说明

序号	操作说明
1	治疗前检查灯泡、辐射板安装是否牢固，支架是否稳定
2	红光照射距离视灯的功率大小而定，若功率在 200 W 以下，照射距离应小于 20 cm
3	每天治疗 1 次，每次治疗 15～30 分钟，15～20 次为 1 个疗程
4	治疗结束后，应先关闭电源，然后移开灯头

五、操作流程

红光疗法的操作流程如图 1-63 所示。

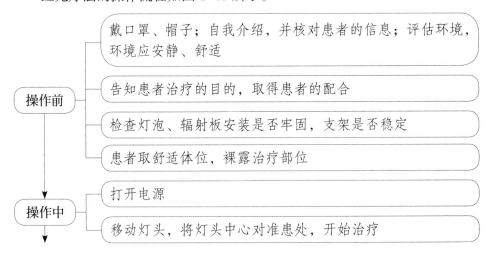

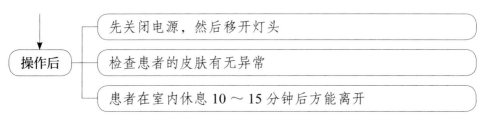

操作后
- 先关闭电源，然后移开灯头
- 检查患者的皮肤有无异常
- 患者在室内休息 10 ～ 15 分钟后方能离开

图 1-63 红光疗法的操作流程

六、注意事项

红光疗法的注意事项如图 1-64 所示。

注意事项
- 由于眼球含有较多的液体，对可见光吸收较强，当照射部位接近眼部或光线射及眼部时，应用盐水纱布遮盖双眼，以防引起白内障
- 在治疗过程中患者不能随意变换体位，防止身体触及灯泡而引起烫伤
- 灯管长时间照射后会老化及光线减弱，应定期进行更换

图 1-64 红光疗法的注意事项

（周金英 吕海华）

第十三节 紫外线疗法

一、适应证

紫外线疗法的适应证如图 1-65 所示。

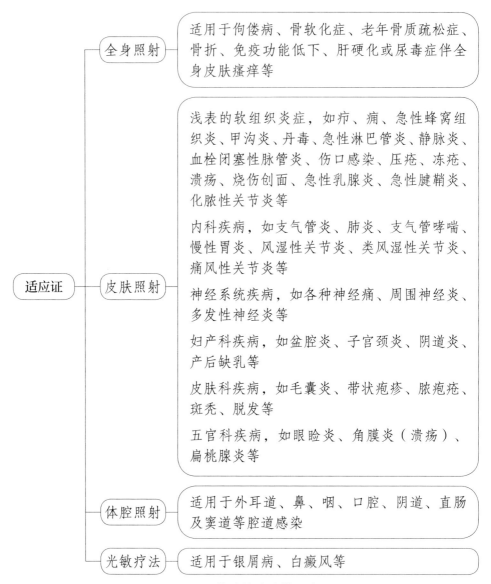

图 1-65　紫外线疗法的适应证

二、禁忌证

紫外线疗法的禁忌证如图 1-66 所示。

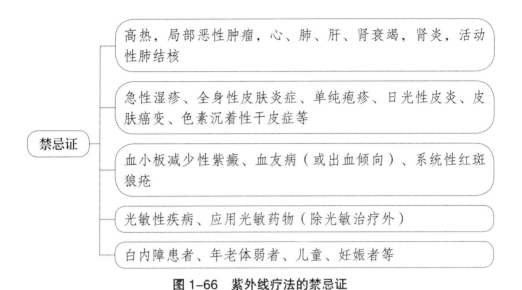

图 1-66 紫外线疗法的禁忌证

三、仪器设备

紫外线疗法使用的仪器设备主要包括高压汞灯和低压汞灯。

1. 高压汞灯

高压汞灯，又称"热石英灯"，是常用的人工紫外线光源，主要产生绿色可见光及中、长波紫外线。灯管内汞蒸汽的压强为 30.4 ～ 304.0 kPa。高压汞灯按功率可分为落地式高压汞灯、台式高压汞灯和水冷式高压汞灯。落地式高压汞灯的功率为 300 ～ 500 W，灯管为直形或"U"形，安装于由铝合金制成的半球形反射罩内。落地式高压汞灯适用于全身照射和局部照射。台式高压汞灯的功率为 200 ～ 300 W。台式高压汞灯移动比较方便，适用于局部照射。水冷式高压汞灯的灯管外罩内有冷水流动冷却，适用于贴在皮肤上照射或石英导子体腔照射。

2. 低压汞灯

低压汞灯，又称"冷光紫外线灯"，主要产生短波紫外线，最强辐射光谱为 254 nm，具有明显的杀菌作用。管内水银蒸气压为 0.51 ～ 1.01 kPa。低压汞灯按功率可分为落地式低压汞灯、手提式低压汞灯、体腔式低压汞灯和荧光灯式低压汞灯。落地式低压汞灯的功率为 30 W，灯管为盘形，适用于大面积照射。手提式低压汞灯的功率为 10 ～ 15 W，灯管为盘形，适用于小面积照射。体腔式低压汞灯的功率为 5 ～ 10 W，灯管为盘形，通过石英导子照射体腔。荧光灯式低压汞灯在灯管内壁涂有荧光物质，当灯管发出 253.7 nm 的紫外线时，荧光物质钙、磷生成，其中最大吸收光谱分别为 283 nm 和 295 nm。

四、操作说明

紫外线疗法的操作说明见表 1-22。

表 1-22　紫外线疗法的操作说明

分类	操作说明
全身照射法	（1）采用大功率落地式高压汞灯 （2）开启电源开关，高压水银石英灯须预热 10 ～ 15 分钟，低压水银石英灯须预热 5 ～ 10 分钟 （3）指导患者全身裸露（女性患者须用棉花遮盖乳头），取平卧位，佩戴防护眼镜 （4）成人分 4 个区照射，紫外线灯管中心依次对准双乳头之间、膝前部、背部中央、膝后上部等 4 个部位，灯距为 100 cm，首次照射剂量为 0 级红斑量（亚红斑量） （5）每天或隔天治疗 1 次，多采用基本进度，逐渐增加剂量至 5 ～ 6 MED（出现最弱红斑反应所需的时间），10 ～ 20 次为 1 个疗程
局部照射法	（1）采用手提式低压汞灯 （2）照射前开启电源开关进行预热 （3）指导患者取合适体位，裸露照射部位 （4）用治疗巾或洞巾固定照射范围，非照射部位用治疗巾遮盖 （5）预设治疗时间，按动手柄开关。治疗师手持盘形灯手柄，灯管距皮肤 1 ～ 2 cm，灯管中心对准病灶中心照射 （6）照射剂量为该灯所测生物剂量或平均生物剂量，并逐渐增加剂量 （7）治疗结束后应迅速移开手提式低压汞灯，治疗 6 ～ 12 次为 1 个疗程

续表

分类	操作说明
体腔照射法	（1）将水冷式高压汞灯或冷光低压汞石英灯的石英导子从75%乙醇中取出 （2）用生理盐水将石英导子上的消毒液及体腔或伤口窦道内的分泌物清除干净 （3）用纱布擦干石英导子上的清洁液，然后将其缓慢插入体腔或伤口窦道内 （4）选择紫外线照射剂量及时间。紫外线通过石英导子后强度减弱，照射剂量应增加。照射剂量的掌握原则与体表照射相同，黏膜对紫外线的敏感性较皮肤低，照射剂量应加大，其生物剂量是皮肤的1.5倍。一般以30秒开始，每次递增10～20秒 （5）按启动键，紫外线开始照射 （6）治疗完毕后将石英导子从体腔或伤口窦道内取出。将石英导子冲洗干净后浸泡在75%乙醇中消毒 （7）每天或隔2～3天照射1次，5～10次为1个疗程
光敏疗法	（1）患者口服8-甲氧基补骨脂素（8-MOP），2～3小时后按测定生物剂量的方法测定最小光毒量（MPD）。24～48小时后观察测定结果，以出现最弱红斑反应的时间为1 MPD （2）开始光敏治疗。治疗全身性银屑病，患者应口服8-甲氧基补骨脂素20～30 mg，2小时后用长波紫外线全身照射。治疗局限性银屑病、白癜风，应将0.15%～0.50%的8-甲氧基补骨脂素涂于患处，40分钟后用长波紫外线照射 （3）照射剂量应从3/4 MPD开始，每次增加1/4～1/2 MPD （4）每次治疗结束后应避光4小时 （5）每周治疗2次，20～30次为1个疗程

五、操作流程

紫外线疗法的操作流程如图 1-67 所示。

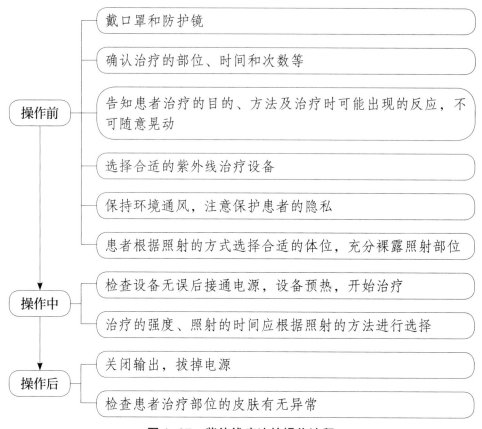

操作前
- 戴口罩和防护镜
- 确认治疗的部位、时间和次数等
- 告知患者治疗的目的、方法及治疗时可能出现的反应，不可随意晃动
- 选择合适的紫外线治疗设备
- 保持环境通风，注意保护患者的隐私
- 患者根据照射的方式选择合适的体位，充分裸露照射部位

操作中
- 检查设备无误后接通电源，设备预热，开始治疗
- 治疗的强度、照射的时间应根据照射的方法进行选择

操作后
- 关闭输出，拔掉电源
- 检查患者治疗部位的皮肤有无异常

图 1-67　紫外线疗法的操作流程

六、注意事项

紫外线疗法的注意事项如图 1-68 所示。

首次照射前应先测定患者的生物剂量

尽可能预约患者集中时间治疗，以减少开灯次数

照射创面、溃疡或有脓液痂皮的部位时，应先将坏死组织和分泌物清理干净，照射范围包括距离伤口周围 1～2 cm 的正常区域

每次红斑量照射的总面积，成人一般不超过 800 cm²，小儿视情况而定。如照射部位超过 800 cm²，可将治疗部位分成若干区。采用红斑量照射时可在 2～3 天内依次照射各区，每次照射 1～2 个区；采用亚红斑量照射时可在 1 天内对各区依次照射

加强防护，非照射区皮肤应用治疗巾遮盖；照射距离以最高部位为准且垂直照射；局部照射时应严格掌握照射面积和照射剂量；治疗师应穿长袖工作服，戴手套和防护眼镜；患者须戴防护眼镜或用布巾遮盖双眼

如将紫外线与产生温热效应的物理因子配合治疗时，应先做温热治疗，然后使用紫外线照射治疗

紫外线照射期间及口服 8-甲氧基补骨脂素后 1 周内应避光，不进行其他光疗，不使用其他光敏剂，不能晒日光，须戴防护眼镜

注意事项

注意保护患者的眼睛，告诉患者眼睛应保持清洁，防止感染。灯罩不能离皮肤太近，以免烫伤

在照射过程中注意观察患者的情况，如呼吸、体温、眼睛、皮肤等

注意骶尾部及臀部皮肤的护理，避免擦伤破损

灯管长时间照射后会使光线减弱，应定期进行更换

利用紫外线疗法治疗患儿时，应经常给患儿翻身。照射箱的温度保持在 30 ℃ 左右，每 4 小时测量 1 次体温，体温应维持在 37.7 ℃ 以下

病变部位照射法是最常用的方法，其照射野较固定。在病变部位照射法的基础上，病灶中心部位用强红量超红斑量照射，病灶周围 5 cm 范围内用弱红斑量或红斑量照射，该方法称为中心加量照射法。此方法多用于皮肤急性化脓性和顽固性感染性炎症

由某种原因致使病灶局部不宜直接照射时，可照射附近或对侧健康皮肤

用紫外线照射躯体和相应节段，可反射性治疗该节段支配的某些内脏器官的疾病，如脊柱照射、乳腺区照射、胸廓照射、上臂内侧区照射等

停止照射后应及时用反光灯罩遮盖光源，工作完毕后再关闭电源

图 1-68　紫外线疗法的注意事项

（周全英　杨伟柱）

第十四节 蓝紫光疗法

一、适应证

蓝紫光疗法的适应证如图 1-69 所示。

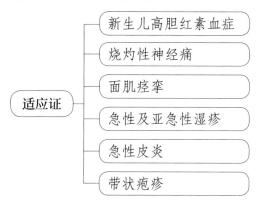

适应证
- 新生儿高胆红素血症
- 烧灼性神经痛
- 面肌痉挛
- 急性及亚急性湿疹
- 急性皮炎
- 带状疱疹

图 1-69 蓝紫光疗法的适应证

二、禁忌证

蓝紫光疗法的禁忌证如图 1-70 所示。

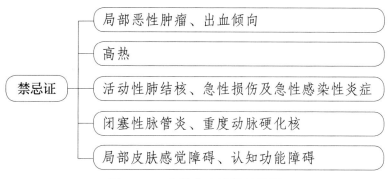

禁忌证
- 局部恶性肿瘤、出血倾向
- 高热
- 活动性肺结核、急性损伤及急性感染性炎症
- 闭塞性脉管炎、重度动脉硬化核
- 局部皮肤感觉障碍、认知功能障碍

图 1-70 蓝紫光疗法的禁忌证

三、仪器设备

蓝紫光疗法使用的仪器设备是蓝紫光荧光灯。蓝紫光荧光灯采用 6 ～ 10

个功率为 20 W 的蓝光荧光灯或白光荧光灯。光浴器功率为 200 W 左右，功率密度为 0.25 ～ 0.40 mW/cm²。

四、操作说明

蓝紫光疗法治疗新生儿高胆红素血症的操作说明见表 1-23。

表 1-23　蓝紫光疗法治疗新生儿高胆红素血症的操作说明

序号	操作说明
1	新生儿全身裸露，仰卧或俯卧于照射箱内
2	给新生儿戴防护眼镜或用黑色硬纸遮盖眼睛
3	打开电源，用蓝紫光荧光灯以新生儿胸骨柄为中心进行照射，灯距为 70 cm
4	每照射 6 ～ 12 小时，可停止照射 2 ～ 4 小时，也可连续照射，总照射时间为 24 ～ 48 小时

五、操作流程

蓝紫光疗法的操作流程如图 1-71 所示。

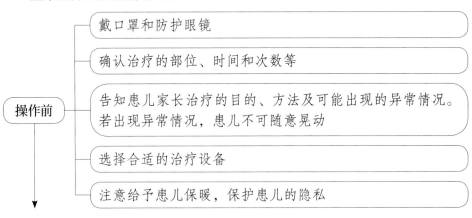

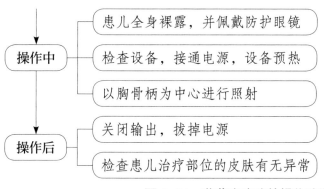

操作中
- 患儿全身裸露，并佩戴防护眼镜
- 检查设备，接通电源，设备预热
- 以胸骨柄为中心进行照射

操作后
- 关闭输出，拔掉电源
- 检查患儿治疗部位的皮肤有无异常

图 1-71 蓝紫光疗法的操作流程

（周金英 杨伟柱）

第十五节 超声波疗法

一、适应证

超声波疗法的适应证如图 1-72 所示。

适应证
- 软组织损伤，如肱骨外上髁炎（网球肘）、肩撞击综合征、肌肉劳损、软组织扭挫伤、血肿机化、腱鞘炎、瘢痕组织、注射后硬结、冻伤、冻疮
- 骨关节病，如颈椎病、肩周炎、强直性脊柱炎、四肢慢性关节炎、腰椎间盘突出症、半月板损伤、髌骨软化症、骨折、颞颌关节功能紊乱
- 神经系统疾病，如三叉神经痛、肋间神经痛、坐骨神经痛、幻肢痛、带状疱疹后遗神经痛

眼科疾病,如睑板腺囊肿、外伤性白内障、中心性视网膜炎、玻璃体混浊等

内科疾病,如冠心病、慢性支气管炎、慢性胃炎、胆囊炎、胃十二指肠溃疡、功能性便秘等

泌尿生殖系统疾病,如尿路结石、前列腺炎、附睾淤积症、阴茎硬结、慢性盆腔炎、附件炎、输卵管闭塞、痛经等

其他,如早期乳腺炎、肢体溃疡、带状疱疹、雷诺病、乳突炎、耳鸣、耳聋等

图 1-72　超声波疗法的适应证

二、禁忌证

超声波疗法的禁忌证如图 1-73 所示。

禁忌证

活动性肺结核、严重支气管扩张、出血倾向、消化道大面积溃疡

心绞痛、心力衰竭、植入心脏支架者,严重心脏病患者的心区和交感神经节及迷走神经部位

多发性血管硬化、血栓性静脉炎

急性化脓性炎症、急性败血症、持续性高热

恶性肿瘤（超声治癌技术除外）

孕妇腰腹部、小儿骨骺部、头部、眼部、生殖器等

高度近视患者的眼部及邻近部位

图 1-73　超声波疗法的禁忌证

三、慎用范围

超声波疗法的慎用范围如图 1-74 所示。

慎用范围

- 心、脑、眼、生殖器官对超声波较敏感，禁用大剂量治疗，以免造成组织损伤

- 血栓性静脉炎以往禁用。目前，有相关报道称超声波疗法对该病治疗效果好，但治疗时应注意剂量，避免血栓脱落，造成重要器官的栓塞

- 心功能不全的患者应使用小剂量治疗，在治疗过程中注意观察患者的反应

- 植入心脏起搏器的患者治疗时应注意观察患者的反应，防止超声波造成不良影响

- 相关报道称超声波治疗期间糖尿病患者的血糖可能会下降，不应在餐前进行超声波治疗，应采用低强度、短时间治疗

- 皮肤感觉迟钝的区域应慎用

图 1-74　超声波疗法的慎用范围

四、仪器及材料

超声波疗法使用的仪器及材料为超声波治疗机、耦合剂及辅助设备，如水槽、水枕、水袋等。超声波治疗机由高频振荡发生器和输出声头两个部分组成，输出形式分为连续超声波、脉冲超声波。

五、操作说明

超声波疗法的操作说明见表 1-24。

表 1-24　超声波疗法的操作说明

分类	操作说明
直接治疗法	直接治疗法指将声头直接置于治疗部位进行治疗，分为移动法和固定法两种 （1）移动法。此法临床最常用。治疗方法：①在治疗部位涂上耦合剂，将声头轻轻接触身体。②接通电源，调节治疗时间及输出剂量，在治疗部位缓慢往返或来回移动，移动速度应根据声头的面积和治疗的面积进行调整，一般为 2～3 cm/s。③常用超声强度为 0.5～2.5 W/cm^2，头部治疗可选用脉冲超声，输出强度由 0.75～1.00 W/cm^{2}逐渐增至 1.5 W/cm^2；眼部治疗用脉冲超声，输出强度为 0.50～0.75 W/cm^2。④治疗时间每次 5～10 分钟，大面积移动时可适当延长至 10～20 分钟。⑤治疗结束后应将超声输出调回零位，关闭电源，再取出声头。一般治疗 6～10 次为 1 个疗程，慢性病治疗 10～15 次为 1 个疗程，每天或隔天治疗 1 次，疗程间隔 1～2 周。如需治疗 3～4 个疗程者，则在第二个疗程以后再间隔时间 （2）固定法。此法用于痛点、穴位、神经根和病变部位较小的超声治疗。治疗方法：①在治疗部位涂上耦合剂，以适当压力将声头固定于治疗部位。②治疗剂量宜小，常用超声强度为 0.1～0.5 W/cm^2，最大剂量约为移动法的 1/3。③每次治疗时间为 3～5 分钟。④接通、关闭电源的顺序及治疗疗程与移动法相同。⑤固定法易在不同组织的分界面上产生强烈的温热作用及骨膜疼痛反应，治疗时如果出现治疗部位过热或疼痛，应移动声头或降低超声强度，避免发生灼伤
间接治疗法	间接治疗法指声头通过水、水袋等介质或辅助器，间接作用于治疗部位的一种治疗方法。间接治疗法分为水下治疗法和辅助器治疗法两种

续表

分类	操作说明
间接治疗法	（1）水下治疗法。治疗方法：①将声头与患者的手、足等治疗部位浸入 36～38 ℃ 温水中，声头距治疗部位 1～5 cm。②接通电源，调节治疗时间及输出剂量，将声头缓慢往返移动。③治疗剂量、时间、疗程及关闭电源的顺序与直接治疗法的移动法相同。此法的优点是声波不仅能垂直且倾斜成束状辐射到治疗部位，还可通过水使超声波完全传导，常用于治疗表面形状不规则、有局部剧痛、不能直接接触治疗的部位，如肘、腕、手指、踝、趾关节、开放性创伤、溃疡等
	（2）辅助器治疗法。对于某些部位如眼部、面部、颈部、脊柱、关节、阴道、前列腺、牙齿等，必须借用水枕、水袋等辅助器与治疗部位紧密接触，使治疗部位均得到超声治疗。治疗方法：①在水枕或水袋与皮肤及声头之间均匀涂上耦合剂。②以适当压力将声头置于水枕或水袋上，接通电源，调节治疗时间及输出剂量。③治疗剂量、时间、疗程及关闭电源的顺序与直接治疗法的固定法相同

六、注意事项

超声波疗法的注意事项如图 1-75 所示。

注意事项
- 熟知仪器性能，定期测定输出强度，确保超声治疗的剂量准确
- 治疗时先将声头接触治疗部位并浸入水中，然后调节输出，切忌空载和碰撞声头
- 治疗时声头应紧贴皮肤，移动法治疗时勿停止不动，以免引起疼痛反应
- 胃肠病患者治疗前应饮 300 mL 左右的温水，取坐位进行治疗

治疗过程中应密切观察患者的反应及仪器的工作状态，如治疗部位过热或疼痛，应暂停治疗，并找出原因，予以处理，避免发生灼伤

采用水下治疗法或利用水袋作为辅助器治疗时，应将温水缓慢灌入，水中及皮肤上不得有气泡产生

治疗过程中不得卷曲或扭转仪器导线；注意给仪器和声头散热，如仪器和声头过热应暂时停机一段时间，再继续使用

治疗结束后应将超声输出调回零位，关闭电源后方可将声头移开

注意不能用增大强度来缩短治疗时间，也不能用延长时间来降低治疗强度

图 1-75　超声波疗法的注意事项

（张启富　黄小桐）

第十六节　肌电生物反馈疗法

一、适应证

肌电生物反馈疗法的适应证如图 1-76 所示。

适应证

神经系统疾病，如脑血管意外、脊髓不全性损伤、脑性瘫痪、周围神经损伤、面神经炎等

骨肌筋膜疾病，如肩周炎、急性腰背痛、痉挛性斜颈等

其他内科疾病，如紧张性头痛、哮喘、焦虑、糖尿病、注意缺陷多动障碍（又称儿童多动症）等

图 1-76　肌电生物反馈疗法的适应证

二、禁忌证

肌电生物反馈疗法的禁忌证如图 1-77 所示。

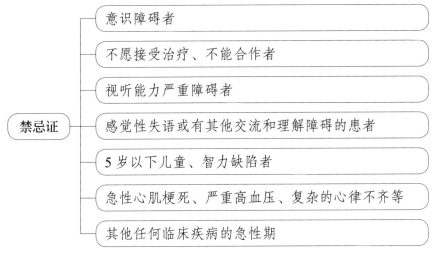

禁忌证

- 意识障碍者
- 不愿接受治疗、不能合作者
- 视听能力严重障碍者
- 感觉性失语或有其他交流和理解障碍的患者
- 5 岁以下儿童、智力缺陷者
- 急性心肌梗死、严重高血压、复杂的心律不齐等
- 其他任何临床疾病的急性期

图 1-77　肌电生物反馈疗法的禁忌证

三、治疗模式

肌电生物反馈疗法可分为 PBF 模式（正反馈模式）、NBF 模式（负反馈模式）、TENS（经皮电刺激）模式、ESFN（电刺激小脑顶核）模式、FNS（功能反馈神经刺激）模式等多种治疗模式。

四、操作说明

肌电生物反馈疗法的操作说明见表 1-25。

表 1-25　肌电生物反馈疗法的操作说明

序号	操作说明
1	根据患者的病情和治疗部位合理摆放患者的体位，一般选择坐位或卧位
2	根据治疗内容在体表上找到相应的关键肌，选准电极位置，用笔做好标记

续表

序号	操作说明
3	使用 75% 乙醇清洁皮肤
4	在标记处放置一次性干胶粘片电极，必要时用防过敏胶带固定
5	区分导联线的颜色，将导联线正确连接到已经固定的电极上
6	戴上耳机，或外放提示音
7	选择治疗模式，选择预置的刺激强度、频率、时间、间歇、波形、脉宽等参数进行治疗
8	指导患者进行肌电生物反馈治疗，仔细体会肌感，掌握训练要领，学会观察并理解图像信号变化的正确含义，按照指导进行训练
9	治疗结束后，先拆除导联线和电极，然后整理机器
10	教会患者自我训练的方法，让患者回家仔细体会肌感，并进行家庭治疗
11	对患者再次评估，做好记录，布置训练任务

五、治疗部位

（1）治疗面部，包括额肌、颞肌、咬肌。

（2）治疗颈及躯干，包括胸锁乳突肌、胸大肌、背阔肌、斜方肌、菱形肌。

（3）治疗上肢，包括肱三头肌、肱二头肌，桡、尺侧腕屈肌，桡侧腕长、短伸肌，肱桡肌，旋前圆肌，指屈肌、指总伸肌。

（4）治疗下肢，包括臀大肌、腘绳肌、股四头肌、胫骨前肌、腓肠肌、比目鱼肌。

六、操作流程

肌电生物反馈疗法的操作流程如图 1-78 所示。

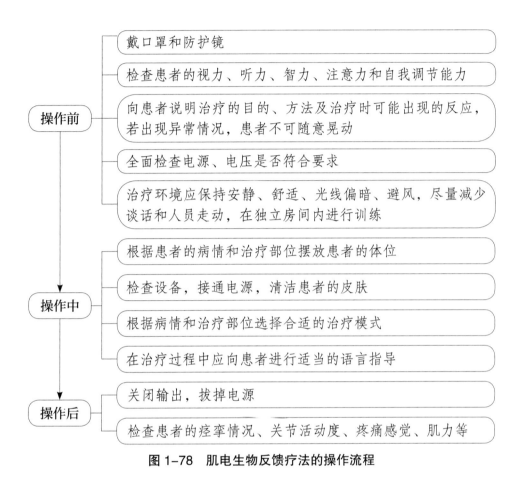

操作前
- 戴口罩和防护镜
- 检查患者的视力、听力、智力、注意力和自我调节能力
- 向患者说明治疗的目的、方法及治疗时可能出现的反应，若出现异常情况，患者不可随意晃动
- 全面检查电源、电压是否符合要求
- 治疗环境应保持安静、舒适、光线偏暗、避风，尽量减少谈话和人员走动，在独立房间内进行训练

操作中
- 根据患者的病情和治疗部位摆放患者的体位
- 检查设备，接通电源，清洁患者的皮肤
- 根据病情和治疗部位选择合适的治疗模式
- 在治疗过程中应向患者进行适当的语言指导

操作后
- 关闭输出，拔掉电源
- 检查患者的痉挛情况、关节活动度、疼痛感觉、肌力等

图 1-78 肌电生物反馈疗法的操作流程

（杨伟柱 周金英）

第十七节 脑电生物反馈疗法

一、适应证

脑电生物反馈疗法的适应证如图 1-79 所示。

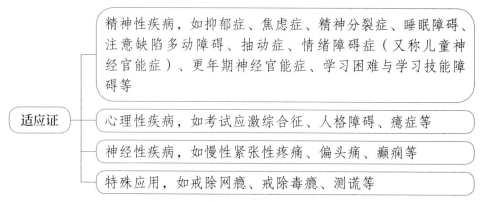

图 1-79　脑电生物反馈疗法的适应证

二、禁忌证

脑电生物反馈疗法的禁忌证如图 1-80 所示。

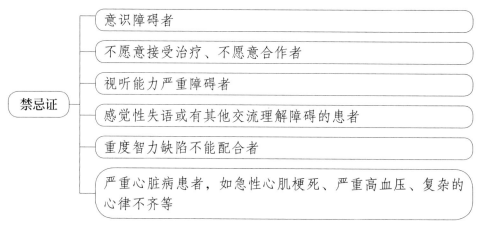

图 1-80　脑电生物反馈疗法的禁忌证

三、参数选择

α 波主要用于焦虑症、抑郁症、癫痫发作及运动员放松和注意力障碍训练等；β 波主要用于注意力缺陷的训练；θ 波主要用于神经衰弱和失眠的训练；SMR（感觉运动节律）波主要用于注意缺陷多动障碍、抽动症、情绪障碍症、学习困难和学习技能障碍等训练。

四、操作说明

脑电生物反馈疗法的操作说明见表1-26。

表1-26 脑电生物反馈疗法的操作说明

序号	操作说明
1	操作前应先全面检查电源、电压是否符合要求，然后打开电源，观察各操作部分的指示灯是否正常；准备导联线、电极、75%酒精、脱脂棉和导电膏等
2	操作前完成各项临床检查，老年患者尤其需要测量血压、心电图，了解脑电生物反馈疗法的相关知识
3	操作环境应安静、舒适、光线偏暗、避风，室内温度为18～25℃，尽量减少谈话和人员走动；有条件时，应在独立的房间中进行治疗；无条件时，治疗床旁边应有屏风遮挡，以减少干扰，提高疗效

五、操作流程

脑电生物反馈疗法的操作流程如图1-81所示。

操作前

根据患者的病情和治疗部位合理摆放患者的体位，一般选择坐位或卧位

按照国际标准10～20系统将头皮电极套在头上，绑紧固定带。拨开电极处的头发，用75%酒精和脱脂棉将电极下所对应的头皮进行脱脂，然后再将导电膏涂抹在电极上，保持电极与脱脂区的头皮紧密接触。所有电极都按照以上方法进行处理

区分导联线的颜色，正确连接头皮电极与脑电生物反馈仪

戴上耳机，或外放提示音

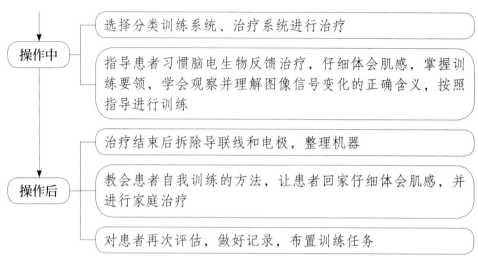

图 1-81　脑电生物反馈疗法的操作流程

六、注意事项

脑电生物反馈疗法的注意事项如图 1-82 所示。

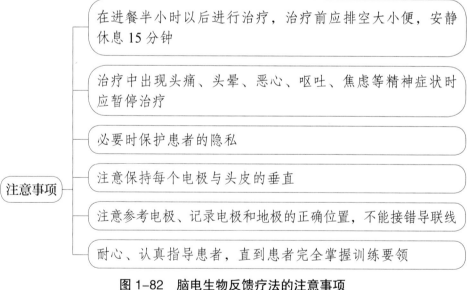

图 1-82　脑电生物反馈疗法的注意事项

（罗水明　邓雅宸）

第十八节 经颅磁刺激仪疗法

一、定义

经颅磁刺激仪疗法是一种利用脉冲磁场作用于中枢神经系统（主要是大脑），改变皮层神经细胞的膜电位，使之产生感应电流，影响脑内代谢和神经电活动，从而引起一系列生理生化反应的磁场刺激技术。高频率、高强度重复经颅磁刺激（rTMS）可产生兴奋性突触后电位总和，导致刺激部位神经异常兴奋；低频率刺激的作用则相反，通过双向调节大脑兴奋与抑制功能之间的平衡来治疗疾病。

二、适应证

经颅磁刺激仪疗法的适应证如图 1–83 所示。

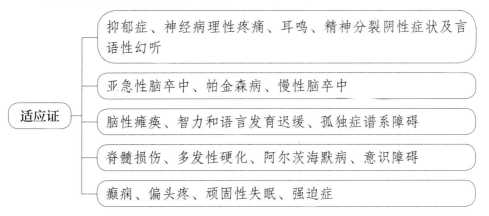

图 1-83 经颅磁刺激仪疗法的适应证

三、禁忌证

经颅磁刺激仪疗法的禁忌证如图 1–84 所示。

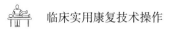

禁忌证

靠近线圈刺激部位有金属或电子仪器，如电子耳蜗、脉冲发生器、医疗泵等体内植入者、头颅内置有金属异物者禁用

癫痫病史及癫痫病家族史的患者谨慎使用高频率、高强度刺激

脑炎，脑代谢性疾病，脑肿瘤，严重心、肺、肾衰竭者慎用

特殊人群慎用，如孕妇和婴幼儿

恶性肿瘤患者慎用

图 1-84　经颅磁刺激仪疗法的禁忌证

四、操作说明

经颅磁刺激仪疗法的操作说明见表 1-27。

表 1-27　经颅磁刺激仪疗法的操作说明

序号	操作说明
1	将经颅磁刺激仪放置在一个平整的位置，然后连接电源线
2	连接治疗帽，将突出的部分对准仪器凹槽，并插入凹槽
3	启动仪器后进入设置页面，点击设置神经系统相关疾病，将时间调至 10～20 分钟
4	启动仪器后可调整磁疗强度、磁疗频率
5	磁疗强度、磁疗频率的选项为 01、00、01，治疗时间为 10～20 分钟。1 个月之后再重新调整磁疗强度的设置

五、操作流程

经颅磁刺激仪疗法的操作流程如图 1-85 所示。

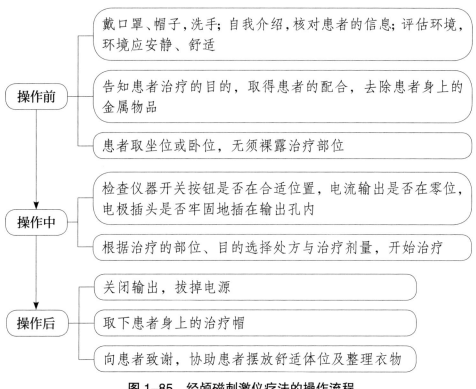

图 1-85 经颅磁刺激仪疗法的操作流程

六、注意事项

经颅磁刺激仪疗法的注意事项如图 1-86 所示。

操作前
- 戴口罩、帽子,洗手;自我介绍,核对患者的信息;评估环境,环境应安静、舒适
- 告知患者治疗的目的,取得患者的配合,去除患者身上的金属物品
- 患者取坐位或卧位,无须裸露治疗部位

操作中
- 检查仪器开关按钮是否在合适位置,电流输出是否在零位,电极插头是否牢固地插在输出孔内
- 根据治疗的部位、目的选择处方与治疗剂量,开始治疗

操作后
- 关闭输出,拔掉电源
- 取下患者身上的治疗帽
- 向患者致谢,协助患者摆放舒适体位及整理衣物

注意事项
- 由于经颅磁刺激仪属于精密仪器,禁止接触任何液体、化学用品,不能摔落、磨损、破坏、拉拽仪器的任何位置及配件
- 在接入电源时,请务必确认是否为国内正常电压(我国普通居民标准电压是 220 V、50 Hz),如在国外则须配合变压器使用,以确保仪器的正常使用

将电源插入主机时，请轻轻按压电源线与电源插头，确保插头完全插入底端，以免影响仪器的正常使用

参照仪器说明书正确佩戴治疗帽，仪器须通过电磁场进行治疗

充电插孔和治疗帽的插孔不可以通用，请勿混淆

电机停用时，应切断电源，罩好罩子，注意防尘、防潮、防震

图 1-86 经颅磁刺激仪疗法的注意事项

（罗水明 邓雅宸）

第十九节 体外膈肌起搏器疗法

一、适应证

体外膈肌起搏器疗法的适应证如图 1-87 所示。

适应证
- 慢性阻塞性肺疾病、哮喘、间质性肺疾病、慢性呼吸衰竭
- 肺动脉高压、肺心病
- 脑血管意外
- 神经肌肉疾病
- 颈髓损伤
- 预防 / 治疗撤机困难
- 顽固性呃逆

图 1-87 体外膈肌起搏器疗法的适应证

二、禁忌证

体外膈肌起搏器疗法的禁忌证如图 1-88 所示。

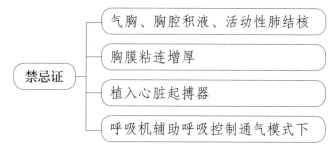

禁忌证
- 气胸、胸腔积液、活动性肺结核
- 胸膜粘连增厚
- 植入心脏起搏器
- 呼吸机辅助呼吸控制通气模式下

图 1-88　体外膈肌起搏器疗法的禁忌证

三、仪器设备

体外膈肌起搏器疗法使用的仪器设备为体外膈肌起搏器，其脉冲频率可调单频 30 Hz、35 Hz、40 Hz、45 Hz、50 Hz（可选择默认 40 Hz），脉冲宽度为 200 μs；起搏次数为每分钟 5 ～ 15 次（可选择默认每分钟 9 次）。

四、操作说明

体外膈肌起搏器疗法的操作说明见表 1-28。

表 1-28　体外膈肌起搏器疗法的操作说明

序号	操作说明
1	患者取坐位或卧位（斜躺 60°，膝盖下放枕头，或坐位，身体前倾，将手放在桌上）
2	连接导线和电极片，开机，将强度归零。旋转拨轮至"刺激强度"，按"－"至 0；将一条导线连接同侧的小电极片和大电极片，不得交叉连接
3	一般情况下仅需从低至高调节刺激强度，在患者能耐受的情况下尽可能增大治疗强度，以实现最佳的治疗效果

续表

序号	操作说明
4	建议应用默认值设置参数，治疗时间为 30 分钟，起搏次数为每分钟 9 次，刺激频率为 40 Hz。当患者为儿童时，起搏次数可调整为每分钟 10 ～ 12 次，刺激频率为 30 Hz；对于慢性阻塞性肺疾病急性加重期患者、上呼吸机时间大于 1 个月及极度消瘦患者，建议前几次的治疗时间为 15 分钟，之后逐渐延长治疗时间。首次治疗时，应直接进入默认参数，此后开机时将进入上次的治疗参数。可按需调整，或按"默认"键进入默认参数后再调整，按"确认"键后进入倒计时。治疗过程中如需调整参数，可按"重设"键调整参数
5	开始使用时，每天剂量疗程为 1 ～ 3 次，每次 30 分钟，16 周后可减至每周 2 ～ 3 次，必要时可长期使用

五、操作流程

体外膈肌起搏器疗法的操作流程如图 1-89 所示。

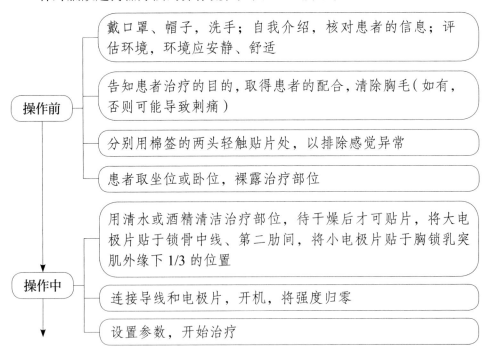

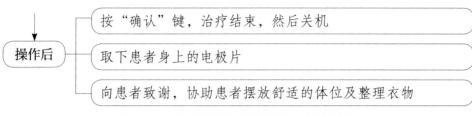

操作后

按"确认"键，治疗结束，然后关机

取下患者身上的电极片

向患者致谢，协助患者摆放舒适的体位及整理衣物

图 1-89　体外膈肌起搏器疗法的操作流程

六、注意事项

体外膈肌起搏器疗法的注意事项如图 1-90 所示。

注意事项

选择正确的放置部位，治疗时应循序渐进

经常检查线路和接头，防止发生漏电

电极板用宽胶布固定，防止发生烧伤、烫伤

对心功能 Ⅳ 级及严重肾功能不全者慎用

对于肺及呼吸道感染者，应控制感染后再进行治疗

对于营养情况较差者，应改善营养状况后再进行治疗

对于高血压患者，应控制血压后再进行治疗

图 1-90　体外膈肌起搏器疗法的注意事项

（周金英　周楳晙）

第二章　作业疗法

第一节　日常生活能力训练

一、定义

日常生活能力训练（ADL 训练指导）是先将每一项日常生活能力（ADL）活动分解成若干个动作，然后进行针对性的指导，再组合成一个完整的动作，并运用在日常生活实践中，以提高患者的自理能力和生活质量，使患者早日回归家庭和社会。

二、适应证

日常生活能力训练适用于发育障碍、疾病或创伤导致的躯体功能障碍者。

三、禁忌证

日常生活能力训练的禁忌证如图 2-1 所示。

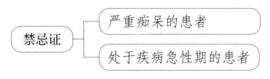

图 2-1　日常生活能力训练的禁忌证

四、操作前的准备

日常生活能力训练前应准备吸盆碗、柄长边缘钝厚匙、衣服、裤子、袜子、鞋子、防滑垫、毛巾（大小各 1 条）、牙膏、轮椅等日常生活中需要的训练设备。

五、日常生活能力训练

（一）进食训练

1. 操作说明

进食训练的操作说明见表 2-1。

表 2-1 进食训练的操作说明

序号	操作说明
1	患者的病情须稳定，意识清楚，进食的体位能够保持稳定性
2	根据患者的口腔、呼吸控制、吸力、上肢功能等情况选择适当的匙、碗等餐具
3	患者进食时应将双上肢放在餐板上
4	偏盲患者进食时应将食物放在健侧
5	有吞咽障碍的患者必须先做吞咽动作训练再进行进食训练。使用浓汤类或半固体类的食物，每次食量不宜过多，尽量将食物放在健侧舌后部或健侧颊部，这样有利于食物的吞咽，动作须稳、慢，两口之间避免重复，正常一口量为 20 mL
6	训练结束后应评估效果

2. 操作流程

进食训练的操作流程如图 2-2 所示。

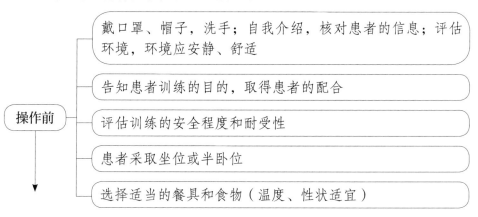

操作前
- 戴口罩、帽子，洗手；自我介绍，核对患者的信息；评估环境，环境应安静、舒适
- 告知患者训练的目的，取得患者的配合
- 评估训练的安全程度和耐受性
- 患者采取坐位或半卧位
- 选择适当的餐具和食物（温度、性状适宜）

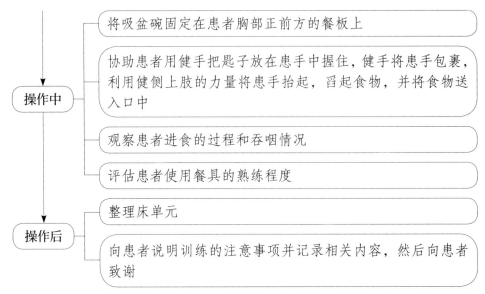

图 2-2　进食训练的操作流程

3. 注意事项

进食训练的注意事项如图 2-3 所示。

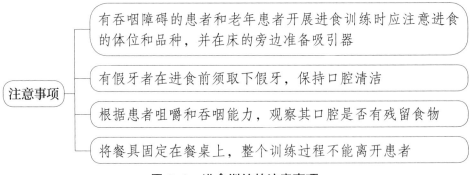

图 2-3　进食训练的注意事项

（二）个人卫生及入浴训练

1. 操作说明

个人卫生及入浴训练的操作说明见表 2-2。

表 2-2 个人卫生及入浴训练的操作说明

序号	操作说明
1	患者的生命体征须平稳，病情须稳定
2	患者具有坐位平衡和转移的能力（在轮椅上坐位能坚持 30 分钟以上），健侧肢体应具有独自洗澡的能力
3	浴室的环境（温度、设施等）适用于患者，并有安全措施
4	指导结束后应评估效果

2. 操作流程

个人卫生及入浴训练的操作流程如图 2-4 所示。

操作前

- 戴口罩、帽子，洗手；自我介绍，核对患者的信息；评估环境，环境应安静、舒适
- 向患者说明训练的目的，取得患者的配合
- 评估训练的安全程度和耐受性
- 患者采取正确的体位

操作中

- 洗脸训练：将脸盆放在患者正前方，可将毛巾挂在水龙头上或患侧前臂上，患者可用健手将毛巾拧干，再将毛巾置于健手上进行擦脸动作
- 洗手训练：将脸盆固定，患手贴在脸盆边放置（或将毛巾固定在水池边缘），在涂抹香皂后健手及前臂可在患手（或毛巾）上搓洗
- 刷牙训练：旋转牙膏盖时，应借助身体将牙膏固定（如用两膝夹住），用健手旋开盖，拿起牙刷，将牙膏涂在牙刷上进行刷牙动作

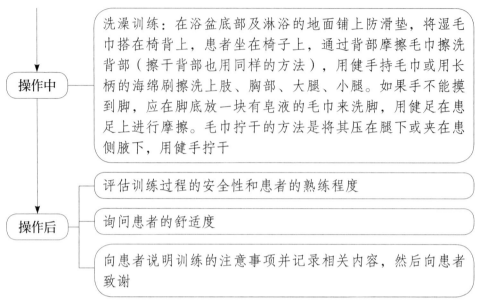

操作中 洗澡训练：在浴盆底部及淋浴的地面铺上防滑垫，将湿毛巾搭在椅背上，患者坐在椅子上，通过背部摩擦毛巾擦洗背部（擦干背部也用同样的方法），用健手持毛巾或用长柄的海绵刷擦洗上肢、胸部、大腿、小腿。如果手不能摸到脚，应在脚底放一块有皂液的毛巾来洗脚，用健足在患足上进行摩擦。毛巾拧干的方法是将其压在腿下或夹在患侧腋下，用健手拧干

操作后
评估训练过程的安全性和患者的熟练程度

询问患者的舒适度

向患者说明训练的注意事项并记录相关内容，然后向患者致谢

图 2-4　个人卫生及入浴训练的操作流程

3. 注意事项

个人卫生及入浴训练的注意事项如图 2-5 所示。

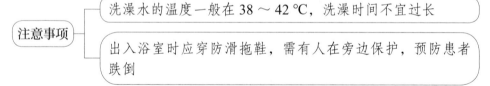

注意事项
洗澡水的温度一般在 38～42℃，洗澡时间不宜过长

出入浴室时应穿防滑拖鞋，需有人在旁边保护，预防患者跌倒

图 2-5　个人卫生及入浴训练的注意事项

（三）穿脱衣裤、袜子和鞋训练

1. 操作说明

穿脱衣裤、袜子和鞋训练的操作说明见表 2-3。

表2-3 穿脱衣裤、袜子和鞋训练的操作说明

序号	操作说明
1	评估患者的病情及意识状态
2	患者须具备坐位和控制平衡的能力，健侧具备基本的活动能力，且有一定的协调性和准确性
3	穿衣裤的原则为先穿患侧，再穿健侧；脱衣裤的原则为先脱健侧，再脱患侧；脱袜子和脱鞋的顺序均与穿袜子及穿鞋相反
4	训练结束后评估效果

2. 操作流程

穿脱衣裤、袜子和鞋训练的操作流程如图2-6所示。

操作前

- 戴口罩、帽子，洗手；自我介绍，核对患者的信息；评估环境，环境应安静、舒适
- 向患者说明操作的目的，取得患者的配合
- 评估训练的安全程度和患者的耐受性
- 患者采取正确的体位

操作中

- 穿衣训练：健手找到衣领，先将衣领朝前并平铺在双膝上，然后将患侧袖子垂直于双腿之间，十指交叉（Bobath）握手，将患手送入袖内，健手将衣领拉到肩上，转到身后将另一侧衣袖拉到健侧斜上方，穿入健侧上肢，并系好扣子
- 脱衣训练：将患侧衣领脱至肩以下，拉健侧衣领到肩上，两侧自然下滑，甩出健手，再脱患手的衣服
- 穿裤训练：将患腿屈膝、屈髋放在健腿上，套上裤腿，再将裤拉至膝以上，放下患腿，然后用健腿穿裤腿，再将裤子拉到膝以上，站起来将裤子向上拉至腰部，坐下系好腰带，整理好裤子

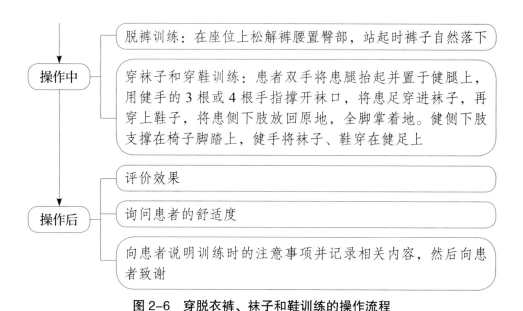

图 2-6　穿脱衣裤、袜子和鞋训练的操作流程

3.注意事项

穿脱衣裤、袜子和鞋训练的注意事项如图 2-7 所示。

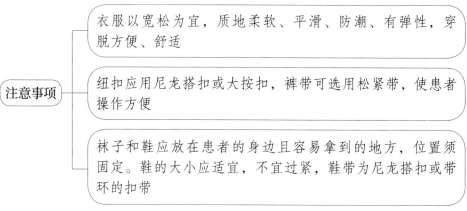

图 2-7　穿脱衣裤、袜子和鞋训练的注意事项

（四）床上转移训练

1. 操作说明

床上转移训练的操作说明见表 2-4。

表 2-4　床上转移训练的操作说明

序号	操作说明
1	评估患者的病情和意识状态
2	评估患者健侧的肌力及躯干、腰的活动度
3	训练结束后应评估效果

2. 操作流程

床上转移训练的操作流程如图 2-8 所示。

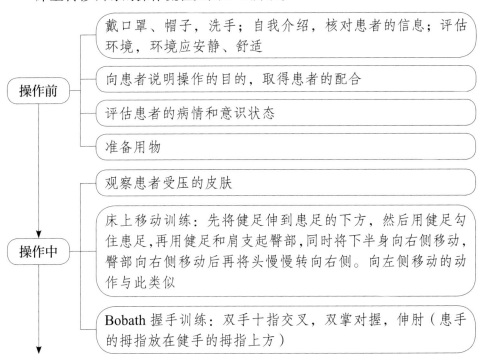

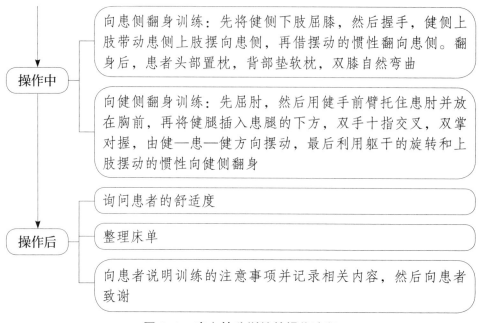

操作中

向患侧翻身训练：先将健侧下肢屈膝，然后握手，健侧上肢带动患侧上肢摆向患侧，再借摆动的惯性翻向患侧。翻身后，患者头部置枕，背部垫软枕，双膝自然弯曲

向健侧翻身训练：先屈肘，然后用健手前臂托住患肘并放在胸前，再将健腿插入患腿的下方，双手十指交叉，双掌对握，由健—患—健方向摆动，最后利用躯干的旋转和上肢摆动的惯性向健侧翻身

操作后

询问患者的舒适度

整理床单

向患者说明训练的注意事项并记录相关内容，然后向患者致谢

图 2-8 床上转移训练的操作流程

3. 注意事项

床上转移训练的注意事项如图 2-9 所示。

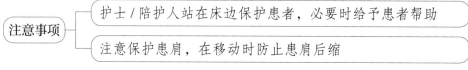

注意事项

护士/陪护人站在床边保护患者，必要时给予患者帮助

注意保护患肩，在移动时防止患肩后缩

图 2-9 床上转移训练的注意事项

（五）乘轮椅入厕训练

1. 操作说明

乘轮椅入厕训练的操作说明见表 2-5。

表 2-5　乘轮椅入厕训练的操作说明

序号	操作说明
1	评估患者是否能保持身体平衡
2	评估环境，厕所的构造应无障碍，地面防滑，宽度能进出轮椅
3	训练结束后评估效果

2. 操作流程

乘轮椅入厕训练的操作流程如图 2-10 所示。

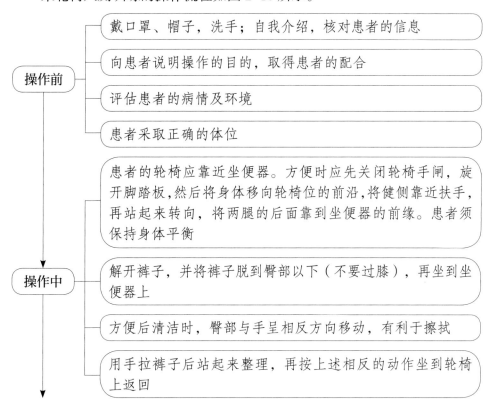

操作前
- 戴口罩、帽子，洗手；自我介绍，核对患者的信息
- 向患者说明操作的目的，取得患者的配合
- 评估患者的病情及环境
- 患者采取正确的体位

操作中
- 患者的轮椅应靠近坐便器。方便时应先关闭轮椅手闸，旋开脚踏板，然后将身体移向轮椅位的前沿，将健侧靠近扶手，再站起来转向，将两腿的后面靠到坐便器的前缘。患者须保持身体平衡
- 解开裤子，并将裤子脱到臀部以下（不要过膝），再坐到坐便器上
- 方便后清洁时，臀部与手呈相反方向移动，有利于擦拭
- 用手拉裤子后站起来整理，再按上述相反的动作坐到轮椅上返回

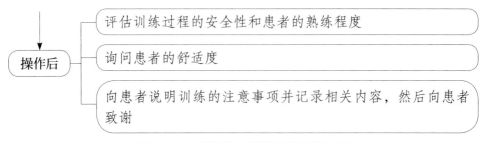

图 2-10　乘轮椅入厕训练的操作流程

3.注意事项

乘轮椅入厕训练的注意事项如图 2-11 所示。

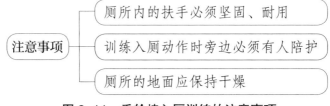

图 2-11　乘轮椅入厕训练的注意事项

（廖明珍　磨艳芳）

第二节　沙盘游戏治疗

一、概述

沙盘游戏治疗是以荣格心理学原理为基础，由多拉·卡尔夫创立的一种心理治疗方法。沙盘游戏治疗是运用意象（积极想象）进行治疗的创造形式，是"一种对身心生命能量的集中提炼"。沙盘游戏治疗在医患关系和沙盘的自由与保护的空间中，将沙子、水和沙具运用于意象的创建。沙盘所表现的系列沙盘意象，可以营造出沙盘游戏者心灵深处有意识和无意识之间的持续性对话的氛围，以及由此而激发的治愈过程和人格（灵性与自性化）发展。

二、适应证

沙盘游戏治疗的适应证如图 2-12 所示。

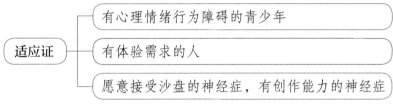

图 2-12 沙盘游戏治疗的适应证

三、禁忌证

沙盘游戏治疗的禁忌证如图 2-13 所示。

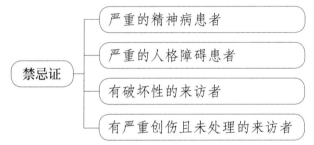

图 2-13 沙盘游戏治疗的禁忌证

四、操作过程

沙盘游戏治疗的操作过程如图 2-14 所示。

操作前

沙盘的选择：常用的沙盘大小为长 7 m、宽 5.5 m、高 1.1 m，内侧涂蓝色。沙盘里的沙子大约是沙盘高度的一半，沙子分为干沙和湿沙

场景的布置：将已分类的玩具摆放在一个开放式的架子上，架子距离沙盘越近越好，以便患者看到和拿取

玩具的搭配：玩具的搭配须合理

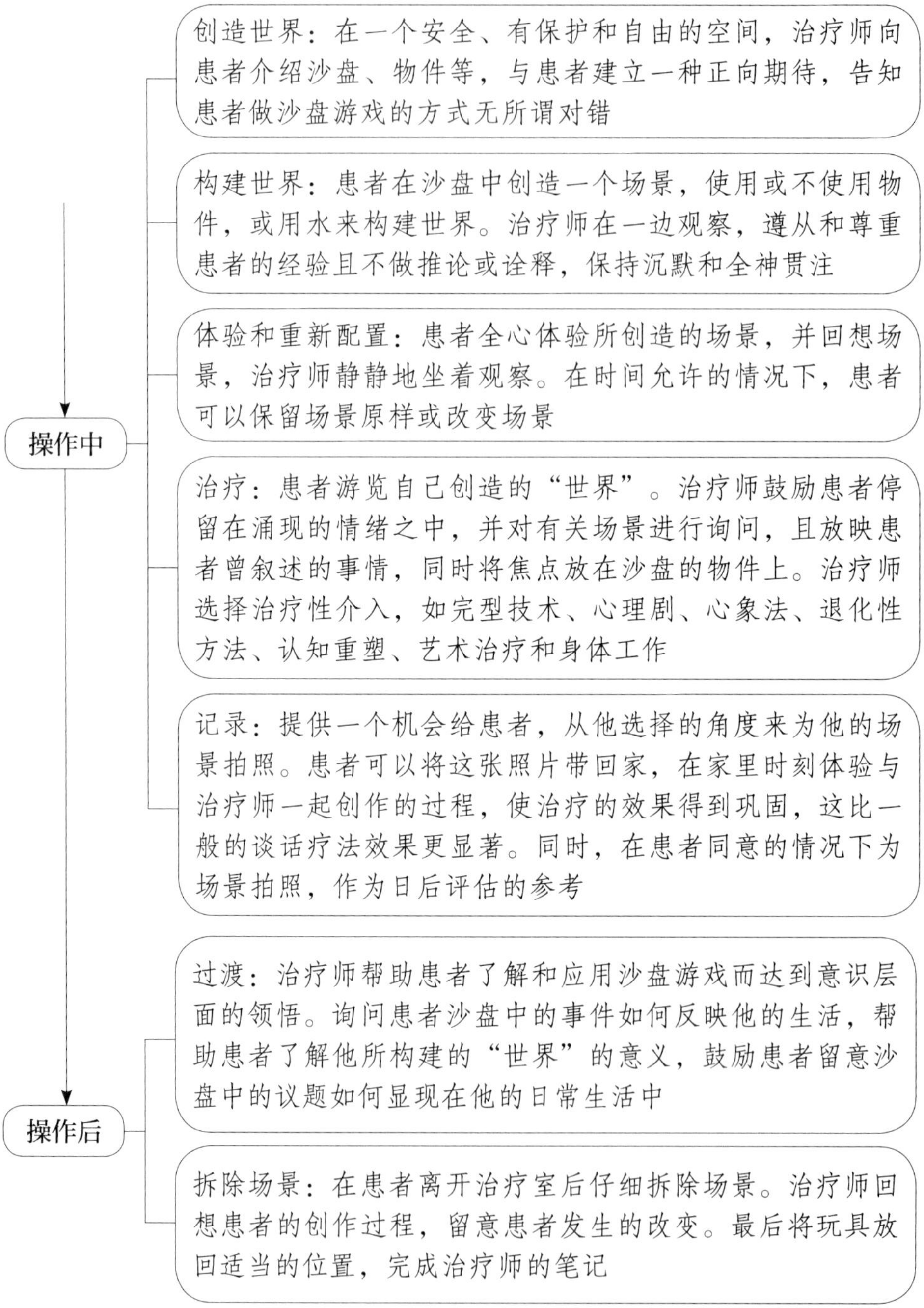

操作中

创造世界：在一个安全、有保护和自由的空间，治疗师向患者介绍沙盘、物件等，与患者建立一种正向期待，告知患者做沙盘游戏的方式无所谓对错

构建世界：患者在沙盘中创造一个场景，使用或不使用物件，或用水来构建世界。治疗师在一边观察，遵从和尊重患者的经验且不做推论或诠释，保持沉默和全神贯注

体验和重新配置：患者全心体验所创造的场景，并回想场景，治疗师静静地坐着观察。在时间允许的情况下，患者可以保留场景原样或改变场景

治疗：患者游览自己创造的"世界"。治疗师鼓励患者停留在涌现的情绪之中，并对有关场景进行询问，且放映患者曾叙述的事情，同时将焦点放在沙盘的物件上。治疗师选择治疗性介入，如完型技术、心理剧、心象法、退化性方法、认知重塑、艺术治疗和身体工作

记录：提供一个机会给患者，从他选择的角度来为他的场景拍照。患者可以将这张照片带回家，在家里时刻体验与治疗师一起创作的过程，使治疗的效果得到巩固，这比一般的谈话疗法效果更显著。同时，在患者同意的情况下为场景拍照，作为日后评估的参考

操作后

过渡：治疗师帮助患者了解和应用沙盘游戏而达到意识层面的领悟。询问患者沙盘中的事件如何反映他的生活，帮助患者了解他所构建的"世界"的意义，鼓励患者留意沙盘中的议题如何显现在他的日常生活中

拆除场景：在患者离开治疗室后仔细拆除场景。治疗师回想患者的创作过程，留意患者发生的改变。最后将玩具放回适当的位置，完成治疗师的笔记

图 2-14 沙盘游戏治疗的操作过程

五、注意事项

沙盘游戏治疗的注意事项如图 2-15 所示。

注意事项
- 避免摆放尖锐、玻璃制品、昂贵、需要安装电池等物品
- 为患者营造一个接纳、信赖、温暖和安全的制作环境
- 治疗师保持客观、中立的态度，尽量减少与患者的交流，在患者创作的过程中不对作品进行任何判断
- 治疗师的记录须客观且详细
- 沙盘制作完成后，让患者对自己的作品进行命名，治疗师与患者进行言语交流即介入性治疗

图 2-15 沙盘游戏治疗的注意事项

（李鑫　莫丽华）

第三节　认知功能的康复治疗

一、概述

认知是指人们获得知识、应用知识、信息加工的过程，是人们最基本的心理过程，包括感觉、知觉、记忆、思维、想象和语言等。人脑接受外界输入的信息，经过大脑的加工处理，转换成内在的心理活动，进而支配人的行为，这个过程就是认知过程。

认知障碍是指由脑卒中或脑外伤等引起的脑损伤后，认知功能受损或丧失。由于大脑的功能比较复杂，且认知障碍的不同类型相互关联，即某一方面的认知问题可以引起另一方面或多个方面的认知异常。认知障碍可以分为注意力障碍、记忆力障碍、推理能力障碍、知觉能力障碍、执行能力障碍等。

认知功能的康复是指针对各类认知障碍，有目的、有计划、有组织地运用一系列治疗技术来提升患者认知功能的过程。

二、目的、意义及原则

（一）目的

认知功能康复治疗的目的如图2-16所示。

目的
- 提高患者的注意力、记忆力和推理能力等
- 学习必要且合适的代偿方法
- 提高患者的生活技能，争取最大限度地回归家庭、社会

图2-16　认知功能康复治疗的目的

（二）意义

认知功能康复治疗的意义如图2-17所示。

意义
- 认知功能的康复是对患者身心缺陷进行补偿的重要途径
- 认知功能的康复可以提升患者的整体适应能力
- 认知功能的康复是使患者回归家庭、社会的有效手段

图2-17　认知功能康复治疗的意义

（三）原则

认知功能康复治疗的原则如图2-18所示。

原则
- 针对性：以评定为基础，先确定认知障碍的类型、程度等，然后根据结果制订具体的治疗方案
- 专业性：不应将小学教材或游戏与专业训练混为一谈
- 连续性：训练内容的设计应具有连续性，训练程度应由易到难，保持循序渐进

原则
多样性：传统训练应与计算机辅助训练相结合

综合性：应将基本技能的强化训练与能力提高训练相结合，强化训练与代偿训练相结合

图 2-18　认知功能康复治疗的原则

三、治疗策略及主要途径

（一）治疗策略

认知功能康复的治疗策略如图 2-19 所示。

治疗策略
恢复性策略：通过系统性认知训练，改善某种特定的功能，恢复已丧失的基础认知技能

代偿性策略：通过技术或指导帮助患者适应缺损，改变一项任务的环境参数，促进功能的恢复，以及利用个人的正常功能来代偿失去的功能

图 2-19　认知功能康复的治疗策略

（二）主要途径

认知功能康复治疗的主要途径如图 2-20 所示。

主要途径
一对一、面对面训练或团队训练：认知训练的传统途径，专业人员根据患者的具体情况，制订针对性的康复训练计划

日常活动训练：利用日常活动中合适的机会，运用专业人员教导的方法和技能，让患者联系、巩固、复习学过的内容

计算机辅助训练：采用专门设计的认知康复训练软件，具有针对性、科学性；训练难度可自动分等级，循序渐进，具有挑战性；训练题材丰富，针对性较强，选择性较多；训练指令准确、时间精确、训练标准化，有利于患者积极、主动参与训练

图 2-20　认知功能康复治疗的主要途径

（柳忠　梁天佳）

第四节　注意力障碍治疗技术

一、定义

注意力障碍是指患者在心理活动中无法指向一个符合当前活动需要的特定刺激，同时忽略或抑制无关刺激。

二、注意力障碍的康复训练方法

1. 边走边计算

边走边计算的方法如图 2-21 所示。

边走边计算

功能：提高患者有意注意的能力及记忆力，使患者的注意力具有稳定性

训练过程：治疗师提前设计计算题，然后告诉患者题目，要求患者一边走路一边计算并回答问题，给予患者足够的回答时间。如患者听不清楚题目，则重复告诉患者。治疗师记录患者回答问题的正确率、重复次数和所需时间

图 2-21　边走边计算的方法

2. 左右手同时操作

左右手同时操作的方法如图 2-22 所示。

左右手同时操作

功能：既提高不同通道之间患者的注意力分配能力，又提高患者的记忆力和执行力

训练过程：患者两只手各拿一支笔，听从治疗师的口令，两只手各完成相应的任务。双手同时进行训练，每次用时15秒。如第一次左手画"△"，右手按顺序写数字"1，2，3…"；第二次左手画"+"，右手按顺序写数字"1，2，3…"

图2-22　左右手同时操作的方法

3. 顺序作业

顺序作业的方法如图2-23所示。

顺序作业

功能：提高患者有意注意的能力，使患者的注意力具有稳定性

训练过程：先让患者按顺序写出1～10的数字，如有困难，可按顺序排列10张数字卡（1～10的数字），然后让患者按奇数或偶数的规律写出或排列出1～10的数字，还可以从大到小写出或排列出1～10的数字。训练成功后，可加大数字系列，再进行反复训练

图2-23　顺序作业的方法

4. 删除作业

删除作业的方法如图2-24所示。

删除作业

功能：提高患者有意注意的能力，使患者的注意力具有稳定性

训练过程：在一张纸上写几个大写的英文字母，如A、R、E、W、B、C、O，让患者删除治疗师指定的字母，如字母"C"。训练完成后，治疗师再改变字母的顺序和要删除的字母，反复进行多次训练。治疗师也可通过逐渐缩小字母的大小、增加字母的行数、增加小写字母或插入新字母等方式，增加训练的难度

图2-24　删除作业的方法

5. 猜测游戏

猜测游戏的方法如图 2-25 所示。

猜测游戏

功能：提高患者有意注意的能力及记忆力，使患者的注意力具有稳定性

训练过程：治疗师选择一定数量的扑克牌，然后将扑克牌的背面朝上并均匀地摆在患者面前。治疗师开始连续、随机的快速翻开某张牌，然后快速地扣回，再继续翻开下一张牌，要求患者在治疗师翻牌的同时迅速指出翻过的牌。游戏的难度可通过扑克牌的数量和速度加以调节

图 2-25　猜测游戏的方法

6. 在计算过程中回答问题

在计算过程中回答问题的方法如图 2-26 所示。

在计算过程中回答问题

功能：提高患者有意注意的灵活性，使患者的注意力具有稳定性

训练过程：治疗师提前设计计算题，并准备一个小纸盒和一盘花生米，要求患者从盘中数出 50 粒花生米放入小纸盒中，并回答问题。治疗师记录患者完成的时间、完成题目的数量和计算的正确率。一段时间后，治疗师可比较在相同数量问题的情况下，患者计算的正确率、完成时间的变化

图 2-26　在计算过程中回答问题的方法

（柳忠　梁天佳）

第五节　记忆力障碍治疗技术

一、定义

记忆是指人们获得的信息或经验在大脑内储存和提取的神经过程，是有意义的追忆经历。

记忆力障碍是指在识记、保存、认知和再现任何一个或一个以上环节的功能减退或丧失的病理状态，是神经、精神疾病的常见症状。

二、记忆力障碍的分类

记忆力障碍的分类如图 2-27 所示。

分类

记忆力减退：记忆的识记、巩固和提取功能普遍减退，临床上比较常见

遗忘记忆：记忆的识记、巩固和提取 3 个基本过程之一或全部受损时均会产生遗忘。单纯的遗忘具有以下特征：① 整体智力正常；②严重的顺行性遗忘；③逆行性遗忘；④ 短时记忆正常或接近正常；⑤内隐记忆保留

虚构：一种再现发生歪曲的记忆错误

图 2-27　记忆力障碍的分类

三、记忆力障碍治疗技术

1. 记忆的目的性训练

记忆的目的性训练主要包括信息遮盖训练（见图 2-28）、动作模仿训练（见图 2-29）、信息增减训练（见图 2-30）。

信息遮盖训练

功能：提高患者记忆的目的性，增强有意记忆的能力；同时提高患者的视觉注意力

训练过程：治疗师将患者熟悉的物品放在桌子上，让患者观察一段时间，同时告诉患者要记住桌子上的物品。过一段时间后，治疗师把桌子上的物品遮盖起来，然后让患者说出桌子上物品的名称。患者可自由回忆或按照呈现的次序回忆。治疗师可根据记忆的内容和数量调节训练的难度

图 2-28　信息遮盖训练

动作模仿训练

功能：提高患者有意记忆力和动作运用能力

训练过程：治疗师在示范编排好的一套简单动作前，须告诉患者注意观察动作，示范动作做完后让患者依次模仿。动作不宜太复杂，可根据患者的具体情况加减动作，但每个环节须有明晰的界线

图 2-29　动作模仿训练

信息增减训练

功能：提高患者有意记忆力和视觉注意力

训练过程：治疗师将患者熟悉的物品放在桌子上，让患者观察一段时间，同时告诉患者要记住桌子上的物品。过一段时间后，治疗师在桌子上取走或增加一件物品，然后让患者说出刚才取走或增加的物品名称

图 2-30　信息增减训练

2. 精制策略训练记忆

精制策略训练记忆包括词语表象训练（见图 2-31）、数字谐音训练（见图 2-32）、图片联想训练（见图 2-33）。

词语表象训练

功能：提高患者记忆的目的性，增强有意记忆的能力；同时提高患者的想象力

训练过程：治疗师出示一组词语，如"书""眼镜""女孩""椅子"，然后将这些词语连成一句话，如"一个戴眼镜的女孩坐在椅子上看书"，让患者想象和回忆

图 2-31　词语表象训练

数字谐音训练

功能：训练患者运用谐音法帮助记忆的能力，同时提高患者的视觉注意力

训练过程：治疗师出示一组数字，如"7、6、8、6、8"，然后借助谐音法，把这组数字念成"去溜吧溜吧"，再让患者用同样的方法做以下练习

第一组数字：2、8、2、8、8、6

第二组数字：1、4、1、4、8、3、8、4

图 2-32　数字谐音训练

图片联想训练

功能：训练患者运用联想记忆的能力，提高患者的想象能力

训练过程：治疗师先出示一组关于妈妈、哥哥、苹果、香蕉的图片，然后让患者看清图片的内容，并记住它们的排列顺序。治疗师告知患者可借助联想法，想象一个场景，如妈妈下班回家，给哥哥买了他最爱吃的苹果和香蕉，鼓励患者根据同样的内容想象不同的场景

图 2-33　图片联想训练

3. 记忆复述策略训练

记忆复述策略训练包括数字顺背与逆背训练（见图2-34）、复述故事训练（见图2-35）。

数字顺背与逆背训练

功能：训练患者运用联想记忆的能力，提高患者的听觉注意力

训练过程：治疗师选择下列两组数字依次念给患者听，每隔1秒念1个数字，念完后让患者顺着或倒着复述该组数字。在训练过程中应充分调动患者多感官参与活动，以获得最佳的记忆效果。患者不仅可以通过听觉，还可以通过视觉（看卡片的方式）呈现记忆材料

第一组数字：4、8、9、0

第二组数字：1、4、8、7、3、6

图 2-34　数字顺背与逆背训练

复述故事训练

功能：训练患者运用联想记忆的能力，提高患者的听觉注意力

训练过程：治疗师先给患者讲述一个故事，患者听完后把故事重复讲述一遍，尽量不要遗漏故事的内容，然后回答与故事有关的问题。治疗师须告知患者在听故事的同时须注意以下方面：故事发生在什么地点？故事的主人公是谁？故事发生在什么时间？具体发生了什么事情？结局如何？治疗师设计问题可包含以下两类：一类是机械记忆的问题；另一类是逻辑推理的问题

图 2-35　复述故事训练

4. 组织策略训练

组织策略训练包括图形排序策略训练（见图2-36）、图形分类策略训练（见图2-37）。

图形排序
策略训练

功能：训练患者运用排序策略进行记忆的能力，提高患者的推理能力

训练过程：治疗师出示一组有一定排列规律的图形，让患者观察图形排列的规律，并且记住图形的排列顺序。过一段时间后（30秒左右），治疗师打乱图形的顺序，让患者重新排列图形顺序

图 2-36　图形排序策略训练

图形分类
策略训练

功能：训练患者运用分类策略进行记忆的能力，提高患者的推理能力

训练过程：治疗师出示一组图片，如哈密瓜、白菜、橙子、苹果、土豆、葡萄、火龙果等，让患者观察并思考这些图片的分类，然后询问患者刚才看到了哪些图片

图 2-37　图形分类策略训练

四、记忆辅助工具

临床实践证明，脑损伤患者很难自发运用记忆策略开展记忆活动。为了改善患者的生活质量，可以适当使用一些辅助工具进行记忆，如图 2-38 所示。

记忆辅助
工具

记事本：记事本辅助记忆是最常用、有效的一种方法。在日常生活中，患者可以运用记事本列出要做的事情，记下家庭地址、电话号码、交通路线等，减少因记忆力下降带来的不利影响

活动日程表：将每天有规律的活动制成大而醒目的时间表贴在患者常在的场所。训练开始时要求家属经常提醒患者看活动日程表，直至患者养成自行看活动日程表的习惯

清单：治疗师或家属为患者列出须记住的任务清单，然后让患者按清单的内容完成任务

标签：在橱柜、冰箱、门等地方贴上标签，并在标签上写明内置何种物品及其位置

记忆辅助工具

电子产品：为了补偿患者的记忆功能，可借助手机、智能手环等电子产品，设置重要日期、报时、定时闹钟、备忘录等，提醒患者什么时间应做什么事情

记号：在日历牌上做记号，以刺激患者记住重要的事情和日期

图 2-38　记忆辅助工具

五、其他技术

注意力障碍治疗的其他技术包括体感互动游戏、3D 虚拟现实技术、Brain HQ 视觉训练、计算机辅助工作记忆训练等，如图 2-39 所示。

体感互动游戏：采用体感互动游戏 Kinect，借助滑雪、排球等肢体运动来控制游戏，可以改善脑循环，促进新的认知神经网络的建立，有利于大脑神经功能的重组，从而改善患者的短时记忆能力和长时记忆能力

其他技术

3D 虚拟现实技术：虚拟现实技术（virtual reality，VR）是结合先进的计算机技术与专业的软、硬件设备进行模拟仿真的一种技术方式，主要包括虚拟的行走、赛车、赛艇、滑雪等。训练时，患者在治疗师的指导下体验不同的场景，在训练结束后自由回忆在虚拟场景中发生的事情的细节

Brain HQ 视觉训练：由美国 Posit Science 公司研发，利用网络设计的训练内容进行有益于大脑神经功能恢复的训练方法。通过"三思而行"、目标追踪、鹰眼、视觉扫描等训练内容，可刺激患者的大脑皮质，提高大脑反应速度和记忆力等认知功能

计算机辅助工作记忆训练：采用 CogniPlus 认知功能训练系统中的工作记忆（working memory，WM）模块对患者进行训练。训练内容包括 WM 能力或维度、视觉空间 WM、时间空间编码等项目，可增强患者的工作记忆

图 2-39 其他技术

（柳忠　梁天佳）

第六节　推理能力障碍治疗技术

一、概述

推理是一种高级的思维活动，它是在已有知识的基础上，由一个或几个已知条件推理出一个新的判断的过程。任何一个推理都是由前提和结论组成的。已知条件是推理的前提，通过推理得到的新的判断是结论。

二、推理能力的分类

推理能力可分为类比推理能力、序列推理能力和传递性推理能力，如图 2-40 所示。

类比推理能力：从两个或两类对象的相似属性和一个对象的一个属性推出另一个对象也具有该属性的推理过程

序列推理能力：向患者展示一个序列，患者根据序列所蕴含的时间、空间、类别、数量、因果等关系做出推论的能力，是患者对序列变化的规律进行认识和对未给出的序列内容按照排列规律做出推断的能力

分类

传递性推理能力：一种间接关系的推理，是由两个或两个以上具有传递性关系的判断构成的推理形式，是演绎推理的一种特殊形式。根据逻辑项的个数，可将传递性推理分为三项传递性推理和多项传递性推理

图 2-40　推理能力的分类

三、推理能力障碍治疗技术

1. 类比推理能力训练

类比推理能力训练包括物品分类训练（见图 2-41）、图形类比训练（见图 2-42）和数字类比训练（见图 2-43）。

物品分类训练

功能：提高患者对同类物体的类比推理能力，增强患者的注意力和思维能力

训练过程：先向患者展示以下两组可供选择的图片，然后让患者思考并填写完整，最后说出推理的过程。治疗师可根据患者的情况加以引导和说明

第一组：猪：牛 = 白菜：？

第二组：公交车：货车 = 篮球：？

图 2-41　物品分类训练

图形类比训练

功能：提高患者的图形类比推理能力，增强患者的注意力和思维能力

训练过程：向患者展示 3 组图形类比推理的题目，每组题目按照图形的大小、颜色、数量等进行设计，然后让患者思考并填写完整，最后说出推理的过程。治疗师可根据患者推理的情况加以引导和说明

图 2-42　图形类比训练

数字类比训练

功能：提高患者的数字类比推理能力，增强患者的注意力和思维能力

训练过程：向患者展示 4 组数字类比推理的题目，每组按照数字的等差、等比、四则运算组合与分解等进行设计，让患者思考并填写完整，最后说出答题的依据
　　第一组：$4:8:12=5:9:?$
　　第二组：$3:9:81=2:4:?$
　　第三组：$64:32:16=88:44:?$
　　第四组：$4:7:11=22:25:?$

图 2-43　数字类比训练

2. 序列推理能力训练

序列推理能力训练包括排列数字训练（见图 2-44）、因果序列训练（见图 2-45）。

排列数字训练

功能：提高患者的数字序列推理能力，增强患者的注意力和观察力

训练过程：按自然数排列规律、奇偶数规律和四则运算规律等向患者出示难易不同的几组数字，空出其中的前面、后面或者中间的几个数字让患者填写。训练时应掌握患者的计算能力情况

图 2-44　排列数字训练

因果序列训练

功能：提高患者的因果序列推理能力，增强患者的注意力、观察力和语言表达能力

训练过程：先将3张具有内在逻辑关系的情景图片展示在患者面前，情景图片分别为女孩摔跤（图片一）、女孩在救护车上（图片二）、医生给女孩包扎伤口（图片三），然后把这3张图片的顺序打乱，让患者重新排列图片并叙述图片的内容

图 2-45 因果序列训练

3. 传递性推理能力训练

传递性推理能力训练包括以下两种方法（见图 2-46、图 2-47）。

方法一

功能：提高患者的3项传递性推理能力，增强患者的注意力和观察力

训练过程：治疗师向患者出示大小相同、颜色不同（一般选用红、蓝、黄）的3个箱子，并告诉患者3个箱子的重量是不同的。其中，红色的箱子比黄色的箱子大，蓝色的箱子比黄色的箱子小，让患者思考并回答哪个箱子最重，哪个箱子最轻

图 2-46 传递性推理能力训练方法一

方法二

功能：提高患者的多项传递性推理能力，增强患者的注意力和观察力

训练过程：治疗师向患者出示货车、公交车、小汽车、消防车的图片或模型，并告诉患者4辆车的速度是不一样的。其中，货车的速度比小汽车的速度快，小汽车的速度比消防车的速度慢，公交车的速度比货车的速度快，货车的速度比消防车的速度快。让患者思考并回答哪辆车的速度最快，哪辆车的速度最慢。待患者熟练后，可适当增加图片或模型的数量，或将出示图片的方式变为治疗师口述题目

图 2-47 传递性推理能力训练方法二

（柳忠　梁天佳）

第七节 知觉障碍治疗技术

一、概述

知觉是直接作用于感觉器官的整体事物在大脑中的反映，是人对感觉信息的组织和解释的过程。知觉障碍是在感觉传导系统特定区域完整的情况下，大脑皮质联合区特定区域对感觉刺激的解释和整合障碍。

二、知觉障碍的分类

知觉障碍可分为失认症、失用症、躯体构图障碍和视觉辨别功能障碍，如图 2-48 所示。

分类

失认症：对物品、人、声音、形状或气味的识别能力丧失的总称。在特定感觉正常的情况下，患者不能通过该感觉方式认识以往熟悉的事物，但可以利用其他感觉途径对其进行识别的一类症状。失认症主要分为视觉失认、触觉失认和听觉失认

失用症：患者因脑部受损而不能随意进行其原先能够进行的活动。失用症主要分为观念性失用、观念运动性失用两种类型

躯体构图障碍：与人体知觉有关的一组障碍，包括单侧忽略、疾病失认、躯体失认和左右分辨障碍

视觉辨别功能障碍：观察两个物体之间或自己与两个以上物体之间的空间关系和距离的障碍

图 2-48 知觉障碍的分类

三、知觉障碍治疗技术

1. 失认症训练

失认症训练包括视觉失认训练（见图 2-49）、触觉失认与听觉失认训练（见图 2-50）。

视觉失认训练

物体失认训练：选取各种常见物品，让患者反复识别并对其命名，然后将实物与图画匹配。鼓励患者多用触觉、听觉、视觉等感觉来辨认，如通过吃饭来辨认碗、筷子

面容失认训练：先让患者反复观看亲人的照片，然后把亲人的照片混入其他照片中，让患者辨认亲人的照片。患者根据人的不同特征如发型、服装等来辨认

图 2-49　视觉失认训练

触觉失认与听觉失认训练

触觉失认训练：让患者反复触摸并分辨不同材料、质地的物品，然后说出物品的名称或对物品进行分类。在训练过程中患者须将注意力集中在物品上，体会物品的质地、冷热、软硬等

听觉失认训练：让患者反复进行听声音指物的练习，将实物与声音进行匹配，如门铃、鸟叫声等

图 2-50　触觉失认与听觉失认训练

2. 失用症训练

失用症训练可分为结构性失用训练、运动失用训练、穿衣失用训练、意念性运动失用训练和意念性失用训练，如图 2-51 所示。

失用症训练

> 结构性失用训练：训练患者对家庭常用物品的排列、堆放等，让患者为人体模型穿衣服，先穿左边衣袖，再穿右边衣袖

> 运动失用训练：训练患者完成刷牙动作，可将刷牙动作分解并示范，然后提示患者一步一步地完成，或手把手地指导患者；也可以将牙刷放在患者手中，通过触觉提示完成一系列的刷牙动作。反复训练，直至患者逐渐改善后可减少暗示、提醒等，再加入复杂的动作

> 穿衣失用训练：用暗示、提醒等方式指导患者穿衣，甚至可一步一步地用言语指示，并手把手地指导患者穿衣。建议在衣服、裤子的左右标上明显的记号，以引起患者的注意

> 意念性运动失用训练：当患者不能按指令要求完成系列动作，如患者倒茶时，常常会出现错误的顺序，不知道先要打开茶杯盖子，然后打开热水瓶塞，最后倒水，那么就必须把动作分解，为患者演示，分步进行训练。当上一个动作结束时，应提醒患者下一个动作，启发患者有意识的活动，或亲自为患者示范下一个动作，直到患者有改善或基本正常为止

> 意念性失用训练：当患者不能完成某项动作，如刷牙，可以将牙刷放在患者手中，通过触觉提示完成一系列刷牙动作

图 2-51 失用症训练分类

3. 单侧忽略训练

单侧忽略训练如图 2-52 所示。

单侧忽略训练

- 站在忽略侧与患者谈话和训练，不断提醒患者注意忽略侧
- 对忽略侧给予触摸、拍打、挤压、擦刷、冰刺激等感觉刺激
- 将患者所需物品放置在忽略侧，要求患者用健手越过中线拿取物品
- 在忽略侧放置色彩鲜艳的物品或灯光，提醒患者对忽略侧的注意
- 患者在阅读书本时，在书中易忽略的一端放置色彩鲜艳的标尺；或让患者用手摸书的边缘，从边缘处开始阅读，避免漏读；或用红线在书中做标记
- 鼓励患侧上下肢主动参与翻身，必要时可用健手帮助患手向健侧翻身
- 遮盖健侧眼，提高患者对忽略侧物体的注意力

图 2-52 单侧忽略训练

4. 视觉辨别训练

视觉辨别训练可以分为图形－背景分辨困难训练、空间定位障碍训练、空间关系障碍训练、地形定向障碍训练和物体恒常性识别障碍训练等，如图 2-53 所示。

视觉辨别训练

图形 - 背景分辨困难训练：开展物品分类练习，分类练习要有目的。如选用器具进行烹调，可把锅、青菜、土豆、铲、碗、鱼分为器具和食物两类

空间定位障碍训练：按口令练习跨越中线的作业活动，练习组装和拼装玩具等

空间关系障碍训练：以患者自身、患者与物体之间、物体与物体之间为参照物，反复进行方位词的认识和辨别训练

地形定向障碍训练：反复练习从一个地点走到另一个地点，注意根据患者的情况调整路线难度

物体恒常性识别障碍训练：将物品非常规摆放，如倒放杯子、反放手表等，要求患者辨认；或将形状相似、大小不同的物品混在一起，每一个物品从不同角度呈现若干次后让患者辨认

图 2-53 视觉辨别训练

（柳忠 梁天佳）

第八节 执行能力障碍治疗技术

一、定义

执行能力是指人独立完成有目的、自我控制的行为所必需的一组技能，包括计划、判断、决策、不适当反应的控制、启动与控制有目的的行为、反应转移、动作行为的序列分析等心智操作。执行能力障碍指不能在需要时开始动作，表现为行为被动，丧失主动性或主观努力，表情淡漠，对周围事物毫无兴趣，反应迟钝。

二、执行能力障碍康复训练

执行能力障碍康复训练包括目标管理训练、执行和解决问题的能力训练、后设能力训练，如图 2-54 所示。

执行能力障碍康复训练

目标管理训练：患者对复杂现实任务的目标进行管理和调整，总结完成目标的成功和失败经验，提高目标改变的意识

执行和解决问题的能力训练：安排患者参与日常生活相关的活动，如工作、旅游等；指导患者做简单的数学题；开展数字排列训练、物品分类训练、从一般到特殊的推理训练等。这样可以提高患者训练的积极性和主动性，最大限度地挖掘患者残存的执行功能，改善现有的执行功能

后设能力训练：①注意和抑制。将注意力集中在相关的信息和加工过程，抑制无关信息。②工作记忆。在短时间内储存和保持信息的能力。③任务管理。在执行复杂任务时，在不同任务中切换注意力。④监控功能。更新和检查工作记忆的内容，以决定下一步加工序列。⑤制订计划。规划目标行为的加工序列

图 2-54　执行能力障碍康复训练

第三章 运动疗法

第一节 关节活动技术

一、概述

关节活动技术主要是针对组织粘连或肌肉痉挛等多种因素导致的关节功能障碍的运动治疗技术，其应用方法主要包括手法技术及利用设备的技术、患者自身体重、患者肢体位置和强制运动的训练等。关节活动技术的主要目的是使挛缩与粘连的纤维组织延长，维持或增加关节活动范围，有利于患者完成功能性活动。

二、影响关节活动的因素

（一）生理因素

生理因素包括拮抗肌的肌张力、软组织相接触、关节的韧带张力、关节周围组织的弹性情况、骨组织的限制等。

（二）病理因素

病理因素包括关节周围软组织疼痛，关节周围软组织挛缩、粘连或痉挛，肌力降低，关节病变，等等。

三、适应证

关节活动技术的适应证如图 3-1 所示。

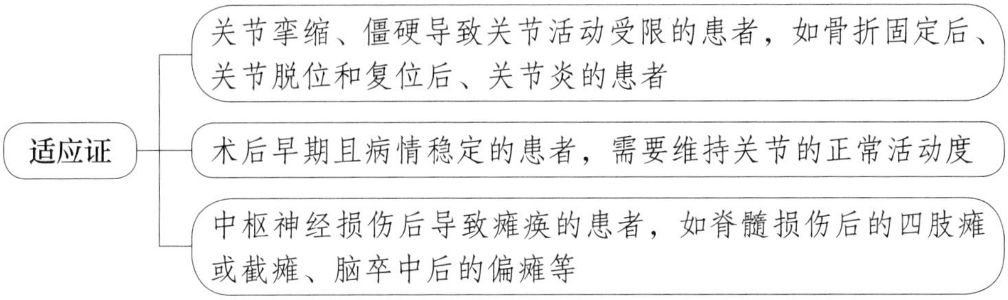

适应证

- 关节挛缩、僵硬导致关节活动受限的患者，如骨折固定后、关节脱位和复位后、关节炎的患者
- 术后早期且病情稳定的患者，需要维持关节的正常活动度
- 中枢神经损伤后导致瘫痪的患者，如脊髓损伤后的四肢瘫或截瘫、脑卒中后的偏瘫等

图 3-1 关节活动技术的适应证

四、禁忌证

关节活动技术的禁忌证如图 3-2 所示。

禁忌证

- 由各种原因所致的关节不稳定、关节内未完全愈合的骨折、关节急性炎症或外伤导致的肿胀
- 骨关节结核和肿瘤加重、关节旁异位骨化、深静脉血栓、心血管疾病不稳定期等
- 由运动造成某部位新的损伤，或运动导致疼痛和炎症等

图 3-2　关节活动技术的禁忌证

五、基本原则

关节活动技术操作的基本原则如图 3-3 所示。

基本原则

- 反复、逐步原则：关节活动必须采用反复多次累积才能保证软组织恢复应有的弹性。在训练过程中，为避免发生疼痛或新的软组织损伤，关节活动训练应循序渐进
- 安全原则：在患者舒适体位下进行训练，并尽量使训练肢体处于放松状态；动作缓慢、柔和、平稳、有节律；存在感觉功能障碍的患者对疼痛的敏感性较差，在训练时应特别谨慎
- 无痛原则：在无痛或患者能耐受的范围内进行训练，避免使用暴力，以免发生损伤
- 顺序原则：当多处关节都须训练时，可从远端向近端依次进行训练
- 综合治疗原则：采用药物配合物理治疗，或放松软组织，可增加训练疗效
- 最大限度地达到功能活动所要求的关节活动原则：关节活动度训练应达到功能活动所要求的关节活动最大限度

图 3-3　关节活动技术操作的基本原则

六、关节活动技术分类

（一）主动运动

主动运动是通过患者主动用力收缩肌肉完成的关节运动或动作来维持关节活动范围的训练。最常见的主动运动是各种徒手体操或根据关节活动受限的方向和程度，设计有针对性的动作。患者常常进行主动运动的关节包括上肢关节（肩关节、肘关节、腕关节）、脊柱（颞下颌关节、颈椎、胸椎、腰椎）、下肢关节（髋关节、膝关节、踝关节）。

（二）主动 – 助力运动

主动 – 助力运动是在外力的辅助下，患者主动收缩肌肉完成的运动或动作。外力可以是治疗师、患者健肢或其他工具提供的动力。主动 – 助力运动通常是由被动运动向主动运动过渡的形式。患者常常进行主动 – 助力运动的关节包括上肢关节（肩关节、肘关节、腕关节）、脊柱（颞下颌关节、颈椎、胸椎、腰椎）、下肢关节（髋关节、膝关节、踝关节）。

（三）被动运动

被动运动主要是由治疗师帮助完成或借助外力、器具等由患者自己完成的被动运动。常见的被动运动的关节包括上肢关节（肩关节、肘关节、腕关节）、脊柱（颞下颌关节、颈椎、胸椎、腰椎）、下肢关节（髋关节、膝关节、踝关节）。

七、常见关节活动技术的操作步骤

（一）肩关节运动

1. 被动运动

肩关节被动运动如图 3–4 所示。

被动运动

肩关节前屈：患者仰卧，治疗师一手托着患者的手部，另一手抓住其肘关节下方，将上肢抬离床面并活动其上肢，直至前屈达到最大可活动范围

肩关节后伸：患者侧卧，治疗师站在患者的背后，一手托着患者的前臂，另一手放在患者的肩部，做后伸动作，并达到最大可活动范围

肩关节外展：患者仰卧，被治疗侧肘关节屈曲，治疗师站在床边，一手托着患者的肘部，另一手握着患者的腕关节上方，做上肢外展动作。只有肩关节外旋和肩胛骨上旋，才能使肩关节外展至90°

肩关节水平外展和内收：患者仰卧，肩位于床沿，上肢外展90°。治疗师站在患者身体及外展的上肢之间，一手握住患者的肘部，另一手托着患者的腕部，先向地面活动上肢（水平外展），再将上肢抬起向身体内侧运动，身体随之转动，并面向患者（水平内收）

肩内旋和肩外旋：患者仰卧，肩外展90°，屈肘90°。治疗师一手握着患者的肘部，另一手握着患者的腕关节，将前臂向足侧转动（内旋）或向头的方向转动（外旋）

肩胛骨活动：患者侧卧，治疗师面向患者站立，一手从患者的上臂下方穿过，虎口放在肩胛下角，另一手放在患者的肩部，两手同时向上、下、内、外方向活动肩胛骨或做复合运动

图 3-4　肩关节被动运动

2.器械辅助运动

器械辅助运动可借助肩轮、肋木、吊环、肩墙梯、肩关节旋转器等进行肩关节各方向运动。

3. 主动运动

主动运动是指导患者主动进行肩前屈、后伸、外展、内收、内旋、外旋等运动，必要时可利用哑铃或弹力带增加阻力，从而进行抗阻运动。

（二）肘关节运动

肘关节运动如图 3-5 所示。

肘关节运动

肘被动屈伸：患者仰卧，上肢自然放在体侧，肘窝向上。治疗师一手握住患者的肘后部，另一手握住患者的前臂远端，做肘屈伸运动

前臂被动旋转：患者仰卧，上肢放在体侧，屈肘 90°。治疗师一手托住患者的肘后部，另一手握住患者的前臂远端，做前臂内外的转动

器械辅助运动：可利用肘关节屈伸牵引椅、前臂旋转牵引器来辅助肘关节活动

主动运动：指导患者进行肘关节主动屈伸、旋转前臂，必要时可利用哑铃或弹力带增加阻力

图 3-5　肘关节运动

（三）腕关节运动

腕关节运动如图 3-6 所示。

腕关节运动

被动运动：患者仰卧位或坐位，屈肘 90°，前臂中立位。治疗师一手握住患者的前臂远端，另一手握住患者的掌骨，分别做腕的掌屈、背伸、尺偏、桡偏，并将上述动作结合起来做腕环绕复合运动

器械辅助运动：可利用牵引架对腕关节进行牵引，改善活动范围

主动运动：指导患者进行腕关节主动屈伸、尺偏、桡偏、环转等方向运动，必要时可用哑铃或弹力带增加阻力

图 3-6　腕关节运动

（四）髋关节运动

髋关节运动如图 3-7 所示。

髋关节运动
- 髋关节被动屈曲：患者仰卧，治疗师站在患者一侧的下肢旁，一手托住患者的腘窝部做屈髋、屈膝运动
- 髋关节被动内收、外展：患者仰卧，下肢中立位。治疗师站在患者被治疗的一侧，一手放在患者的腘窝并托住其大腿，另一手放在患者的下肢远端并托住其小腿，双手同时做下肢的内收、外展动作
- 髋关节被动内外旋转：患者仰卧，治疗师站在患者被治疗肢体的一侧，一手放在患者的小腿后方，将下肢托起至屈膝 90°，另一手放在患者的膝关节外侧，避免大腿外展，利用托起小腿的手做小腿内外旋转
- 器械辅助运动：可借助悬吊或滑轮系统，用绳子将患者的腿固定，并辅助患者做关节活动
- 主动运动：指导患者做髋关节主动屈伸、内收、外展、内外旋转运动，必要时可利用哑铃或弹力带增加阻力

图 3-7　髋关节运动

（五）膝关节运动

膝关节运动如图 3-8 所示。

膝关节运动
- 被动屈曲、伸展：膝关节常常与髋关节被动运动一起完成，可参考髋关节运动的操作手法；或患者取坐位，将小腿垂在床边，治疗师帮助患者进行屈伸关节训练
- 器械辅助运动：膝关节可借助 CPM（关节恢复器）、股四头肌训练器、屈膝牵引架等进行被动膝关节屈伸训练
- 主动运动：指导患者进行膝关节主动屈伸、内外翻运动，必要时可利用哑铃或弹力带增加阻力

图 3-8　膝关节运动

（六）踝关节运动

踝关节运动如图 3-9 所示。

踝关节运动
- 踝关节被动背伸、跖屈：患者仰卧，踝关节中立位。治疗师一手握住患者的小腿远端，另一手托住患者的足跟，做背伸、跖屈运动
- 踝关节被动内外翻：治疗师一手握住患者的小腿远端，另一手握住患者的足跟，将患者的足跟向内外侧转动
- 器械辅助运动：可利用踝关节训练器、斜板等工具进行关节的被动屈伸、内外翻训练

图 3-9 踝关节运动

（七）颈椎运动

颈椎运动如图 3-10 所示。

颈椎运动
- 被动运动：患者仰卧，治疗师将双手固定在患者的头部，依次做屈伸、侧屈、旋转、环转运动
- 主动运动：指导患者进行颈椎主动屈伸、侧屈、旋转、环转运动，必要时可利用弹力带增加阻力

图 3-10 颈椎运动

（八）腰椎运动

腰椎运动如图 3-11 所示。

腰椎运动
- 被动运动：患者侧卧，将下方的下肢伸直，将上方的下肢屈膝。治疗师一手固定患者上方的髋关节，另一手放在患者的肩关节前方，使髋骨盆复合体与上半身往相反方向旋转，充分牵拉躯干
- 主动运动：指导患者进行腰椎主动屈伸、侧屈、旋转运动

图 3-11 腰椎运动

（九）颞下颌关节运动

颞下颌关节运动如图 3-12 所示。

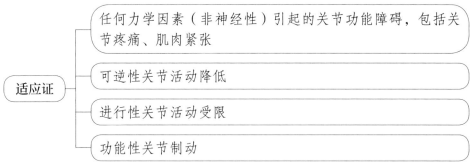

颞下颌关节
- 被动运动：患者仰卧，治疗师一手固定在患者的上颌处，另一手将一次性手套放置在被治疗侧的下颌（下牙）位置，然后做被动的上下牵伸、前后拉伸运动
- 器械辅助运动：可用咬合垫、楔形木块等被动增加张口幅度
- 主动运动：指导患者面对镜子进行张嘴、合嘴、下颌左右运动，必要时可用手指支撑并进行抗阻训练

图 3-12　颞下颌关节运动

（周开斌　黄勇福）

第二节　关节松动技术

一、适应证

关节松动技术的适应证如图 3-13 所示。

适应证
- 任何力学因素（非神经性）引起的关节功能障碍，包括关节疼痛、肌肉紧张
- 可逆性关节活动降低
- 进行性关节活动受限
- 功能性关节制动

图 3-13　关节松动技术的适应证

二、禁忌证

关节松动技术的禁忌证如图 3-14 所示。

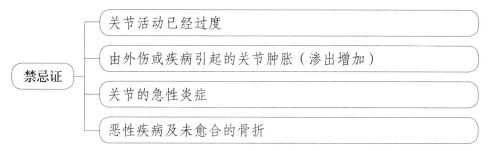

禁忌证
- 关节活动已经过度
- 由外伤或疾病引起的关节肿胀（渗出增加）
- 关节的急性炎症
- 恶性疾病及未愈合的骨折

图 3-14 关节松动技术的禁忌证

三、体位选择

患者在治疗时应处于一种舒适、放松、无疼痛的体位，通常为卧位或坐位，尽量裸露所治疗的关节并使其放松，以达到关节被松动的最大范围。治疗师应靠近所治疗的关节，一侧手固定关节的一端，另一侧手松动关节的另一端。凡是靠近患者身体的手为内侧手，远离患者身体的手为外侧手，靠近患者头部一侧的手为上方手，靠近患者足部一侧的手为下方手。其他位置术语与标准解剖位相同，即靠近腹部为前，靠近背部为后，靠近头部为上，靠近足部为下。

四、关节评估

手法操作前，治疗师应先对拟治疗的关节进行评估，分清具体的关节，找出存在的问题（疼痛、僵硬）及其程度。根据问题的主次，选择有针对性的手法。当疼痛和僵硬同时存在时，一般先用小级别手法（Ⅰ级、Ⅱ级）缓解疼痛后，再用大级别手法（Ⅲ级、Ⅳ级）改善活动。治疗中应不断询问患者的感觉，根据患者的反馈来调节手法的强度。

五、手法分级

一般而言，Ⅰ级、Ⅱ级手法适用于治疗因疼痛而引起的关节活动受限，Ⅲ级手法适用于治疗关节疼痛并伴有关节僵硬，Ⅳ级手法适用于治疗因关节周围组织粘连、挛缩而引起的关节活动受限。手法分级范围随着关节可动范围的大小而变化，当关节活动范围减小时，分级范围应相应减小；当治疗后关节活动范围改善时，分级范围应相应增大。关节松动手法分级见表3-1，关节松动手法分级操作如图3-15所示。

表3-1　关节松动手法分级

手法分级	活动范围	作用
Ⅰ级	关节活动起始端至关节活动范围的25%	治疗因疼痛而引起的关节活动受限
Ⅱ级	关节活动范围的25%～50%	治疗因疼痛而引起的关节活动受限
Ⅲ级	关节活动范围的50%～75%	治疗关节疼痛并伴有关节僵硬
Ⅳ级	关节活动范围的75%至关节活动终末端	治疗因关节周围组织粘连、挛缩而引起的关节活动受限

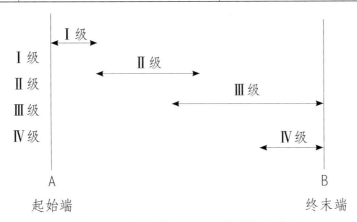

图3-15　关节松动手法分级操作示意图

六、操作说明

（一）肩关节松动技术

肩关节松动技术的操作说明见表3-2。

表 3-2　肩关节松动技术的操作说明

序号	分类	作用	患者体位	操作说明
1	分离牵引	一般松动，可缓解疼痛	仰卧位，上肢处于休息位，肩外展约50°，前臂中立位	治疗师站在患者躯干与外展上肢之间，外侧手托住患者的上臂远端及肘部，内侧手的四指放在患者的腋窝下肱骨头内侧，拇指放在腋前。内侧手向外侧持续推肱骨约10秒，然后放松。操作时应保持分离牵引力与关节盂的治疗平面垂直
2	长轴牵引	一般松动，可缓解疼痛	仰卧位，上肢稍外展	治疗师站在患者躯干与外展上肢之间，外侧手握住患者的肱骨远端，内侧手放在患者的腋窝，拇指在患者的腋前。外侧手向足的方向持续牵拉肱骨约10秒，使肱骨在关节盂内滑动，然后放松。操作时应保持牵引力与肱骨长轴平行
3	上下滑动	一般松动，可缓解疼痛	仰卧位，上肢稍外展	此手法是分离牵引手法与长轴牵引手法的结合。治疗师站在患者的躯干一侧，双手分别握住患者肱骨近端的内外侧。内侧手稍向外做分离牵引，同时外侧手上下推动患者的肱骨
4	外展向足侧滑动	增加肩外展的活动范围	仰卧位，上肢外展90°，屈肘约70°，前臂旋前放在治疗师前臂的内侧	治疗师坐在患者外展肩的外侧，外侧手握住患者的肘关节内侧，内侧手的虎口放在患者的肱骨近端外侧，四指向下。外侧手稍向外牵引，内侧手向足的方向推动肱骨。若患者关节疼痛剧烈或明显僵硬，上肢不能外展，可让患者仰卧位，上肢放于体侧或外展至最大范围，肘关节伸、屈均可。治疗师站在患肩床头，双手拇指放在肩峰下肱骨头上，其余四指自然分开放在两侧，双手固定不动，向足的方向推动肱骨

续表

序号	分类	作用	患者体位	操作说明
5	前后向滑动	增加肩前屈和内旋的活动范围	仰卧位，上肢处于休息位	治疗师站在患侧肩关节的外侧，上方手的手掌放在患者的肱骨头上，下方手放在患者的肱骨远端内侧，稍将肱骨托起，上方手将肱骨的近段由前向后推动。如果患者的关节疼痛明显（如急性期），治疗师可以将双手拇指放在肱骨头上，由前向后推动肱骨头
6	后前向滑动	增加肩后伸和外旋的活动范围	仰卧位或俯卧位	（1）患者仰卧位，上肢放在体侧，屈肘，前臂旋前放在胸前。治疗师站在患侧肩关节的外侧，双手拇指放在患者的肱骨头后方，其余四指放在患者的肩部及肱骨前方。双手拇指同时将肱骨头向前推动。此手法也可以在患者侧卧位时操作 （2）患者仰卧位，上肢稍外展，屈肘，前臂旋前放在治疗师内侧上肢肘窝处。治疗师站在患侧肩关节的外侧，外侧手握住患者的肱骨近端外侧，内侧手握住患者的肱骨远端内侧。外侧手由后向前推动肱骨 （3）患者俯卧位，将患侧肩关节放在治疗床边缘，肩前方垫一张毛巾，上肢外展，上臂放在治疗师内侧的大腿上。治疗师站在患者外展的上肢与躯干之间，内侧手放在肱骨近端后面，外侧手固定在肱骨远端前面，内侧手向前推动肱骨

续表

序号	分类	作用	患者体位	操作说明
7	外展摆动	当外展超过90°时，可进一步增加外展的活动范围	仰卧位，肩外展至活动受限处，屈肘90°，前臂旋前	治疗师站在患者外展的上肢与躯干之间，内侧手从患者的肩背部后方穿过，固定肩胛骨，手指放在患者的肩上，以防耸肩的代偿作用。外侧手先托住患者的肘部，使肩稍微外旋和后伸，然后将患者的肱骨在外展终点范围内摆动
8	侧方滑动	增加肩水平内收的活动范围	仰卧位，上肢前屈90°，屈肘，前臂自然下垂	治疗师站在患者的躯干一侧，内侧手握住患者的肱骨近端内侧，外侧手握住患者的肱骨远端及肘部。外侧手固定，内侧手向外侧推动肱骨。如果患者关节僵硬明显，治疗师可以用双手握住患者的肱骨近端，颈肩部抵住肱骨远外侧，松动时，双手向外，肩部向内，同时推动肱骨
9	水平内收摆动	增加肩水平内收的活动范围	坐位，肩前屈90°，屈肘，前臂旋前，手搭在对侧肩上	治疗师站在患肩后方，同侧手托住患侧肘部，另一侧手握住搭在对侧肩部的手。双手同时将患侧上肢做水平内收摆动
10	后前向转动	增加肩内旋的活动范围	健侧卧位，患侧在上，肩稍内旋，稍屈肘，前臂放在身后	治疗师站在患者身后，双手拇指放在肱骨头后面，其余四指放在患者的肩部及肱骨近端前面。双手拇指同时由后向前转动肱骨

续表

序号	分类	作用	患者体位	操作说明
11	内旋摆动	增加肩内旋的活动范围	仰卧位，肩外展90°，屈肘90°，前臂旋前	治疗师站或坐在患侧肩关节的外侧，上方手托住肘部，下方手握住患者的前臂远端及腕部。上方手固定，下方手将患者的前臂向床面运动，使肩内旋
12	外旋摆动	增加肩外旋的活动范围	仰卧位，肩外展，屈肘90°	治疗师站或坐在患侧肩关节的外侧，上方手握住患者的前臂远端及腕部，下方手托住患者的肘关节前面，上方手将前臂向床面运动，使肩外旋
13	肩胛胸壁关节松动	增加肩胛骨的活动范围	健侧卧位，患侧在上，屈肘，前臂放在上腹部	治疗师面向患者站立，上方手放在肩部，下方手从上臂的下面穿过，拇指与四指分开，并固定肩胛骨下角。双手同时向各个方向活动肩胛骨，使肩胛骨分别做上抬、下降、前伸（向外）、回缩（向内）运动，也可以结合上述运动做旋转运动

1. 肱尺关节松动技术

肱尺关节松动技术的操作说明见表3-3。

表3-3　肱尺关节松动技术的操作说明

序号	分类	作用	患者体位	操作说明
1	分离牵引	增加屈肘的活动范围	仰卧位，屈肘至最大范围，前臂旋后	治疗师站在患侧，上方手放在患者的肘窝，手掌接触前臂近端，掌根靠近尺侧，下方手握住患者的前臂远端和腕部背面尺侧。下方手固定，上方手向足的方向推动尺骨

续表

序号	分类	作用	患者体位	操作说明
2	长轴牵引	增加屈肘的活动范围	仰卧位，肩稍外展，肘关节伸到最大范围，前臂旋前	治疗师站在患侧，内侧手握住患者的肱骨远端内侧，外侧手握住患者的前臂远端尺侧。内侧手固定，外侧手沿着长轴牵引尺骨
3	侧方滑动	增加肱尺关节的活动范围	仰卧位或坐位，肩外展，伸肘，前臂旋后	治疗师站或坐在患侧，一侧手放在患者的肱骨远端，另一侧手握住患者的前臂近端，将尺骨向桡侧推动
4	屈肘摆动	增加屈肘的活动范围	仰卧位或坐位，肩外展，屈肘，前臂旋前或旋后	治疗师站或坐在患侧的外侧，上方手放在肘窝固定，下方手握住患者的前臂远端，并将前臂稍做长轴牵引后，再屈曲肘关节
5	伸肘摆动	增加伸肘的活动范围	仰卧位或坐位，肩外展，前臂旋后	治疗师站或坐在患侧的外侧，上方手放在患者的肘窝，下方手握住患者的前臂远端，在伸肘活动受限的终点摆动前臂

2.肱桡关节松动技术

肱桡关节松动技术的操作说明见表3-4。

表3-4　肱桡关节松动技术的操作说明

序号	分类	作用	患者体位	操作说明
1	分离牵引	增加肱桡关节、屈肘和伸肘的活动范围	仰卧位或坐位，肩外展，屈肘，前臂中立位	治疗师站或坐在患侧，上方手抓住患者的肱骨远端，下方手握住患者前臂近端的尺侧。上方手固定，下方手向外侧推动桡骨，做肱桡关节分离的动作

续表

序号	分类	作用	患者体位	操作说明
2	长轴牵引	增加肱桡关节、屈肘和伸肘的活动范围	仰卧位，肩外展，肘关节在伸肘活动受限处，前臂旋后	治疗师站在患者外展的上肢与躯干之间，内侧手握住患者的肱骨远端，外侧手握住患者的前臂远端桡侧。内侧手固定，外侧手沿桡骨长轴向远端牵拉
3	侧方摆动	增加伸肘的活动范围	仰卧位或坐位，肩外展，屈肘，前臂中立位	治疗师站或坐在患侧，上方手放在患者的肱骨远端内侧，下方手握住患者的前臂远端桡侧及腕部。上方手固定，下方手将前臂向尺侧摆动

3. 桡尺近端关节松动技术

桡尺近端关节松动技术见表 3-5。

表 3-5　桡尺近端关节松动技术

序号	分类	作用	患者体位	操作说明
1	长轴牵引	一般松动	仰卧位，伸肘，前臂旋后	治疗师站或坐在患侧，双手分别握住患者的桡骨或尺骨远端。一侧手固定，另一侧手将桡骨或尺骨沿长轴牵引
2	前后向滑动	增加前臂旋前的活动范围	仰卧位或坐位，伸肘，前臂旋后	治疗师面向患者取站位或坐位，双手分别握住患者的桡骨和尺骨的近端，拇指在上，四指在下。一侧手固定尺骨，另一侧手向背侧推动桡骨
3	后前向滑动	增加前臂旋后的活动范围	仰卧位或坐位，肩稍外展，屈肘，前臂中立位	治疗师面向患者取站位或坐位，一侧手的拇指或掌根部放在患者的桡骨小头处，四指放在患者的肘窝，另一侧手握住肘关节下方。上方手向掌侧推桡骨小头

续表

序号	分类	作用	患者体位	操作说明
4	前臂转动	增加前臂旋转的活动范围	仰卧位或坐位，屈肘90°，前臂中立位	治疗师站或坐在患侧，上方手握住患者的肱骨远端，下方手握住患者的前臂远端掌侧。上方手固定，下方手将患者的前臂旋前或旋后摆动

（二）髋关节松动技术

髋关节松动技术的操作说明见表3-6。

表3-6 髋关节松动技术的操作说明

序号	分类	作用	患者体位	操作说明
1	长轴牵引	一般松动，可缓解疼痛	仰卧位，下肢中立位，双手抓住床头，以固定身体	治疗师面向患者站于患侧，双手握住患者的大腿远端，将小腿夹在内侧上肢与躯干之间。双手同时用力，身体向后倾，将股骨沿长轴向足部方向牵拉
2	分离牵引	一般松动，可缓解疼痛	仰卧位，患侧屈髋90°，屈膝并将小腿放在治疗师的肩上，对侧下肢伸直。双手抓住床头，以固定身体	治疗师面向患者站于患侧，上身稍向前弯曲，肩部放在患腿的小腿下，双手五指交叉抱住大腿近端。上身后倾，双手同时用力将股骨向足部方向牵拉。治疗中应保持患侧髋关节屈曲90°
3	前后向滑动	增加屈髋和外旋髋的活动范围	仰卧位，患侧下肢稍外展	治疗师面向患者站在患侧，上方手掌放在患者的大腿近端前外侧，下方手放在腘窝内侧。下方手将大腿稍托起，上方手不动，借助身体及上肢的力量将股骨向背侧推动

续表

序号	分类	作用	患者体位	操作说明
4	后前向滑动	增加髋后伸及内旋的活动范围	俯卧位，健侧下肢伸直，患侧下肢屈膝	治疗师面向患者站于患侧，上方手放在患者的大腿近端后面，下方手托住患者的膝部和大腿远端。下方手稍向上抬起，上方手固定，上身稍向前倾，借助上肢的力量将患者的股骨向腹侧推动
5	屈曲摆动	增加髋屈曲的活动范围	仰卧位，患侧下肢屈髋，屈膝，健侧下肢伸直	治疗师面向患者站立，上方手放在患者的膝关节上，下方手托住患者的小腿。双手同时将大腿向腹侧摆动，使患侧下肢髋关节被动屈曲
6	旋转摆动	增加内旋或外旋的活动范围	仰卧位或俯卧位	（1）患者仰卧位，患侧下肢分别屈髋、屈膝90°，健侧下肢伸直。治疗师面向患者站立，上方手放在患者的髋骨上，下方手握住足跟，将小腿抬起。做内旋时，上方手向内摆动大腿，下方手向外摆动小腿；做外旋时，上方手向外摆动大腿，下方手向内摆动小腿 （2）患者俯卧位，患侧下肢屈膝90°，将健侧下肢伸直。治疗师面向患者站于患侧，上方手固定在患者的臀部，下方手握住患者的小腿远端的内外踝处。做内旋时下方手将患者的小腿向外摆动，做外旋时下方手将患者的小腿向内摆动

续表

序号	分类	作用	患者体位	操作说明
7	内收、内旋摆动	增加髋内收、内旋的活动范围	仰卧位，患侧下肢屈髋、屈膝，足放在治疗床上，健侧下肢伸直	治疗师面向患者站于患侧，上方手放在患侧髋部，下方手放在患膝髌骨上。上方手固定，下方手将大腿向对侧髋部方向摆动
8	外展、外旋摆动	增加髋外展、外旋的活动范围	仰卧位，患侧下肢屈髋、屈膝，足放在对侧膝关节上，呈"4"字状，健侧下肢伸直	治疗师面向患者站于患侧，上方手放在对侧骨盆上，下方手放在患侧膝关节。上方手固定，下方手将膝关节向下摆动

（三）膝关节松动技术

1. 股胫关节松动技术

股胫关节松动技术的操作说明见表3-7。

表 3-7　股胫关节松动技术的操作说明

序号	分类	作用	患者体位	操作说明
1	长轴牵引	一般松动，可缓解疼痛	坐位，患侧屈膝垂于床沿，腘窝下可垫一卷毛巾，身体稍向后倾，双手支撑在床上	治疗师侧向患者下蹲或坐在低治疗凳上，双手握住患者的小腿远端并固定，将患者的小腿向足端牵拉

续表

序号	分类	作用	患者体位	操作说明
2	前后向滑动	增加膝关节的活动范围	仰卧位或坐位	（1）患者仰卧位，下肢伸直，患侧腘窝下垫一卷毛巾。治疗师面向患者站立，上方手放在患者的大腿远端前面，下方手放在患者的小腿近端前面，虎口位于胫骨结节稍上方。上方手固定，上身向前倾，借助身体及上肢力量将胫骨向背侧推动 （2）患者坐位，患侧下肢屈膝，腘窝下垫一卷毛巾。治疗师面向患者坐位，一侧手虎口或掌根部放在患者的小腿近端胫骨结节处，另一侧手握住患者的小腿远端，将胫骨近端向背侧推动
3	后前向滑动	增加膝关节屈曲的活动范围	仰卧位，患侧下肢屈髋、屈膝，足平放床上，健侧下肢伸直	治疗师坐在治疗床一侧，大腿压住患者的足部，双手握住患者的小腿近端，拇指放在患者的髌骨下缘，四指放在腘窝后方。双手固定，身体后倾，将胫骨向前拉动
4	侧方滑动	增加膝关节的活动范围	仰卧位，下肢伸直	治疗师面向患者站于患侧，双手将下肢托起，内侧手放在小腿近端内侧，外侧手放在大腿远端外侧，将小腿夹在内侧前臂与躯干之间。外侧手固定，内侧手将胫骨向外侧推动

续表

序号	分类	作用	患者体位	操作说明
5	伸膝摆动	增加膝关节的活动范围	仰卧位，患侧下肢稍外展，屈膝	治疗师面向患者足的方向站于患侧，双手抬起患侧下肢，将其置于内侧上肢与躯干之间。双手握住患者的小腿远端，稍将小腿向下牵拉，同时将小腿向上摆动
6	旋转摆动	内旋摆动可以增加小腿的内旋活动范围，外旋摆动可以增加小腿外旋的活动范围	坐位或仰卧位	（1）患者坐位，小腿垂于治疗床的边沿。治疗师面向患者坐在一张矮凳子上，双手握住患者的小腿近端，并稍向下牵引。内旋时向内转动小腿，外旋时向外转动小腿 （2）患者仰卧位，下肢稍外展。治疗师面向患者站立，双手托起患者的下肢，上方手放在患者的大腿远端前面，下方手托住患者的足跟。上方手固定，下方手将患者的小腿向外转

2. 髌骨关节松动技术

髌骨关节松动技术的操作说明见表 3-8。

表 3-8　髌骨关节松动技术的操作说明

序号	分类	作用	患者体位	操作说明
1	分离牵引	一般松动，增加髌骨的活动范围	仰卧位，稍屈膝，可以在腘窝下垫一卷毛巾	治疗师面向患者站于患侧，双手拇指与食指分别放在患者的髌骨两侧。双手握住髌骨，同时向上抬动

续表

序号	分类	作用	患者体位	操作说明
2	侧方滑动	一般松动,增加髌骨的活动范围	仰卧位,稍屈膝,可以在腘窝下垫一卷毛巾	治疗师站在患侧膝关节外侧,双手拇指放在患者的髌骨外侧,食指放在对侧。双手固定,同时将髌骨向外侧或内侧推动
3	上下滑动	向上(头部方向)滑动时,增加伸膝的活动范围;向下(足部方向)滑动时,增加屈膝的活动范围	仰卧位,稍屈膝,可以在腘窝下垫一卷毛巾	治疗师面向患者站于患侧,向下滑动时,双手拇指放在患者的髌骨上端,其余四指放在髌骨两侧;向上滑动时,双手拇指放在患者的髌骨下端,其余四指放在髌骨两侧。双手同时用力将髌骨向上或向下推动。如果髌骨活动受限明显,可以将一侧手的虎口或掌根放在髌骨的上端(向下滑动)或下端(向上滑动),另一侧手的虎口放在髌骨下方(向下滑动)或上方(向上滑动)进行操作

（周开斌　刘滔）

第三节 贴扎技术

一、适应证

贴扎技术的适应证如图 3-16 所示。

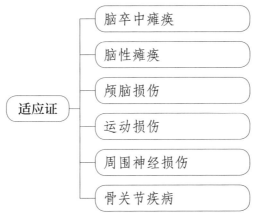

图 3-16 贴扎技术的适应证

二、禁忌证

贴扎技术的禁忌证如图 3-17 所示。

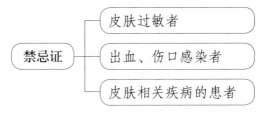

图 3-17 贴扎技术的禁忌证

三、使用的工具

贴扎技术使用贴布、剪刀等。

四、操作说明

贴扎技术的操作说明见表 3-9。

表 3-9　贴扎技术的操作说明

序号	操作说明
1	根据患者的评估情况，选用适当的贴扎方法
2	操作时确定锚点、延展方向及所需拉力等
3	贴布的形状有"I"形、"Y"形、"X"形、爪形、灯笼形、网形或蜘蛛形、"O"形、水母形等，根据相应情况选择贴布的形状
4	贴布每次可保留 24 小时
5	治疗结束后应询问患者有无皮肤瘙痒等异常情况
6	每天治疗 1 次，10～15 次为 1 个疗程

五、操作流程

贴扎技术的操作流程如图 3-18 所示。

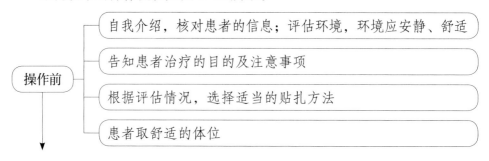

操作过程

肩关节半脱位

患者坐位，肩关节外展 45°，患肢屈肘 90°，约为肩胛下角水平，采用自然拉力的"I"形贴布，将锚固定于肩胛上角内侧，尾沿冈上窝经肱骨大结节，延展于三角肌粗隆。此法可促进肩部肌肉收缩

患者坐位，肩关节外展 45°，患肢屈肘 90°，约为肩胛下角水平，采用自然拉力的"I"形贴布，锚部分重叠于上一贴布，尾从肩胛上角内侧沿肩峰上方向前包绕肩关节，并向患肢远端螺旋环绕，延展于上臂中下段。此法可增加肩部感觉传入

肩手综合征

患者自然坐位或仰卧位，采用自然拉力的"X"形贴布贴于痛点。此法可缓解肩部疼痛

患者自然坐位或仰卧位，手臂旋前平放于治疗床，手腕悬于床沿，腕自然屈曲位，采用自然拉力的爪形贴布，将锚固定在肱骨外上髁，沿腕伸直肌群延展，尾从手背延展绕过指间。此法可减轻手部水肿，促进腕伸肌群收缩

躯干控制能力不足

患者仰卧位，首先采用两条左右各一的自然拉力的"I"形贴布，将锚固定于腹中线两侧肋弓下缘，尾沿腹直肌延展至下腹部；然后采用两条上下各一的自然拉力的"I"形贴布，一条"I"形贴布将锚固定在脐上腹中线处，尾向两端自然延展，另一条"I"形贴布在脐下同法贴扎。此法可增加躯干的控制能力，促进核心肌群控制，激活核心肌群，稳定骨盆，增加感受输入

腕下垂

患者肘关节伸直，腕关节背伸，采用自然拉力的爪形贴布，将锚固定于肘关节外侧，沿前臂、手背以多尾延展至手指根部。此法可促进腕关节背伸

操作过程

拇指内收：患者拇指伸展，采用自然拉力、中间镂空的"I"形贴布，将锚固定于手背外侧，拇指沿镂空的"洞"穿过，尾延展至掌心。此法可促进拇指伸展

髋关节内外旋：

患者仰卧位，伸直髋膝关节，采用自然拉力或中度拉力的"I"形贴布，将锚固定于大腿外侧，尾以自然拉力由内向外环绕大腿贴上，以中度拉力延展至胫骨中部内侧。此法可纠正髋关节外旋

患者仰卧位，伸直髋膝关节，采用自然拉力或中度拉力的"I"形贴布，将锚固定于大腿内上侧，尾以自然拉力由外向内环绕大腿贴上，以中度拉力延展至胫骨中部外侧。此法可纠正髋关节内旋

膝关节过伸：

患者俯卧位，膝关节屈曲90°，采用自然拉力的"Y"形贴布，将锚固定于足跟，尾沿大腿后方向下延展至腘窝两侧。此法可增强腘绳肌收缩

患者俯卧位，踝关节背屈，采用自然拉力的"Y"形贴布，将锚固定于小腿后方，尾沿两侧延展至腘窝下两侧。此法可放松小腿三头肌

患者俯卧位，下肢屈曲至腘窝角135°，采用中度拉力的"I"形贴布，将两端固定于小腿及大腿的中部，使贴布中断悬空，再伸直膝关节，展平贴布

足下垂：患者仰卧位，踝关节中立位，采用自然拉力的"I"形贴布，将锚固定于胫骨外侧上1/3处，尾沿小腿前外侧延伸至足背处。此法可促进胫前肌收缩，改善感觉输入，矫正足踝位置，促进足背屈

操作过程

周围性面瘫

患者头部正中自然舒适位，采用自然拉力的"Y"形贴布，将锚固定于太阳穴，一尾延展至眉弓上方，另一尾延展至眼睑下方。此法可促进眼轮匝肌收缩

患者坐位，头略向贴扎对侧侧屈，采用自然拉力的爪形贴布，将锚固定在患侧乳突，尾向颈前延展至下颌角下方。此法可减轻局部组织压力

患者头部正中自然舒适位，采用自然拉力的爪形贴布，将锚固定在耳屏前方，尾分别延展至嘴角、唇下方及下颌。此法可促进面部肌肉收缩，增强感觉输入，促进局部循环及瘫痪肌肉收缩，减轻局部神经压力

腓总神经损伤

患者膝屈曲或伸直，辅助踝关节背屈位，采用自然拉力的"I"形贴布，将锚固定于胫骨外侧上 1/3 处，尾沿小腿前外侧延伸至足背处。此法可促进胫前肌收缩

患者自然舒适体位，采用自然拉力的"I"形贴布，将锚固定于腓骨小头，尾沿腓骨长短肌肌腹经外踝后延展至足底。此法可促进腓骨长短肌收缩，增强感觉输入，促进肌肉收缩

腕管综合征

患者自然舒适体位，采用自然拉力的"X"形贴布，将锚固定于腕横纹中点，尾向两侧延展。此法可减轻腕关节部位疼痛

患者肘关节伸直，前臂旋后，腕背伸，采用自然拉力的"Y"形贴布，将锚固定于掌侧 4～5 掌指关节处，尾沿桡侧和尺侧腕屈肌延展至肱骨内外侧髁。此法可减轻疼痛，放松腕屈肌肌群

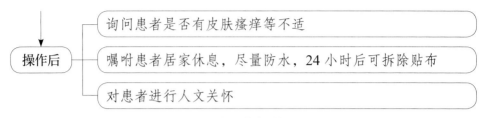

图 3-18　贴扎技术的操作流程

六、注意事项

贴扎技术的注意事项如图 3-19 所示。

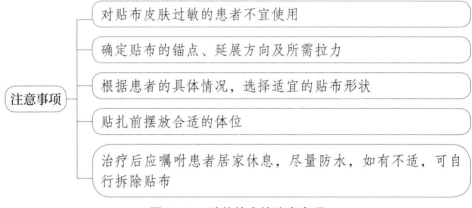

图 3-19　贴扎技术的注意事项

（周开斌　韦正鹏）

第四节　呼吸训练

一、主动呼吸循环技术

（一）定义

主动呼吸循环技术是一种有效清除支气管分泌物，改善肺功能且不加重低氧血症的技术。该技术包括呼吸控制、胸廓扩张运动和用力呼气技术等。

（二）适应证

主动呼吸循环技术的适应证如图 3-20 所示。

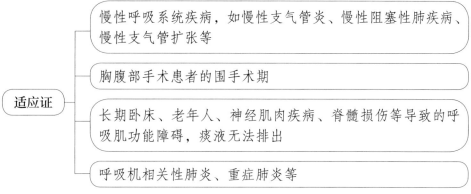

图 3-20　主动呼吸循环技术的适应证

适应证
- 慢性呼吸系统疾病，如慢性支气管炎、慢性阻塞性肺疾病、慢性支气管扩张等
- 胸腹部手术患者的围手术期
- 长期卧床、老年人、神经肌肉疾病、脊髓损伤等导致的呼吸肌功能障碍，痰液无法排出
- 呼吸机相关性肺炎、重症肺炎等

（三）禁忌证

主动呼吸循环技术的禁忌证如图 3-21 所示。

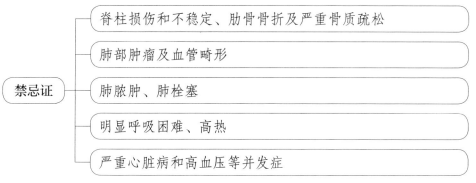

图 3-21　主动呼吸循环技术的禁忌证

禁忌证
- 脊柱损伤和不稳定、肋骨骨折及严重骨质疏松
- 肺部肿瘤及血管畸形
- 肺脓肿、肺栓塞
- 明显呼吸困难、高热
- 严重心脏病和高血压等并发症

（四）操作前的准备

治疗师应与患者进行有效沟通，说明治疗过程、治疗效果、可能存在的不良反应及相关风险，并让患者签署知情同意书。

（五）操作说明

主动呼吸循环技术的操作说明见表 3-10。

表 3-10　主动呼吸循环技术的操作说明

分类	操作说明
呼吸控制	呼吸控制，又称放松呼吸、潮气呼吸。患者按自身的速度和深度进行呼吸控制，并放松上胸部和肩部，尽可能利用下胸部进行腹式呼吸，即利用膈肌呼吸模式来完成呼吸，重复 3～5 次，使肺部和胸壁恢复至静息位置。在主动循环呼吸中，介于两个主动部分之间的休息间歇为呼吸控制期，直到患者开始进行胸廓扩张运动或用力呼气技术中的呵气动作
胸廓扩张运动	患者把手放在胸廓上，用鼻子深吸气，然后打开嘴巴，用嘴巴慢慢吐气。在这个阶段可以观察到患者肋骨的运动，吸气时肋骨向外扩张，呼气时肋骨向内收。如果患者在呼气时觉得张嘴呼气困难，可使用缩唇的方式进行吐气
用力呼气技术	患者经鼻子深吸气后，保持口腔和声门的开放，利用胸壁和腹部肌肉的收缩将空气挤出，发出"呵"或"哈"的声音，重复 1～2 次

　　1～2 次深呼吸结合数次呼吸控制，有助于外周气道内分泌物的松动和清除，分泌物进入大气道，通过哈气或咳嗽将痰液排出。根据患者的情况灵活选择主动呼吸循环技术的组合。哈气（Huffing）清除气道分泌物的机理包括等压点原理和黏液粘弹性的剪切力依赖性特性。呼气时间应足够长，以便将位于更远端气道内的分泌物松解、咳出，而不应该仅仅是听到一个发自咽后部的痰液清除声。

　　呼吸控制、胸廓扩张运动和用力呼气技术应该根据每个患者和每个治疗周期进行调整。在完成一组胸廓扩张运动后，可接着进行用力呼气技术。在两组胸廓扩张运动之间穿插一个呼吸控制周期，更适用于分泌物松解缓慢的患者。主动呼吸循环技术图解如图 3-22 所示。

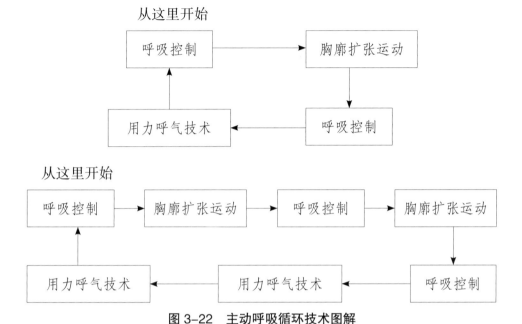

图 3-22 主动呼吸循环技术图解

（六）注意事项

主动呼吸循环技术的注意事项如图 3-23 所示。

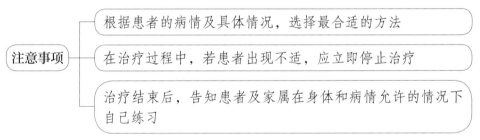

图 3-23 主动呼吸循环技术的注意事项

二、腹式呼吸

（一）定义

腹式呼吸是采取仰卧或舒适的坐姿，将手放置在腹部的肚脐处，保持放松，自然呼吸。当缓慢吸气时，应最大限度地向外扩张腹部，使腹部鼓起，胸部保持不动；当缓慢呼气时，腹部自然凹进，向内朝脊柱方向收缩，胸部仍然保持不动，最大限度地向内收缩腹部，把所有的废气从肺部呼出去。此外，有必要控制呼吸时间，呼吸时间大约 15 秒（吸气 2～4 秒，保持 3～5 秒，再呼气 4～6 秒）。

（二）适应证

腹式呼吸的适应证如图 3-24 所示。

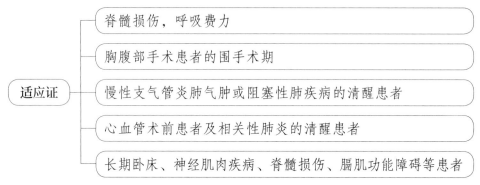

图 3-24　腹式呼吸的适应证

（三）禁忌证

腹式呼吸的禁忌证如图 3-25 所示。

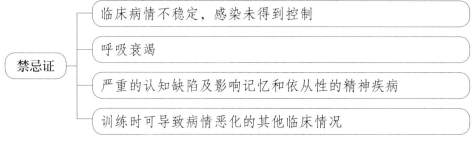

图 3-25　腹式呼吸的禁忌证

（四）操作前的准备

治疗师应与患者进行有效沟通，说明治疗的目的、治疗的过程、可能存在的不良反应及相关风险，并让患者签署知情同意书。

（五）操作说明

腹式呼吸的操作说明见表 3-11。

表 3–11 腹式呼吸的操作说明

分类	操作说明
仰卧位腹式呼吸	患者的髋关节、膝关节轻度屈曲，全身处于舒适的仰卧位，一手放在肚脐上方，另一手放在上胸部。治疗师的手与患者的手重叠放置，双手跟随患者呼吸的节奏，观察患者的腹部。吸气时，患者的腹部慢慢鼓起；呼气时腹部向骶骨收缩，可加入视觉刺激。训练的时间为每次 5 ~ 10 分钟
坐位腹式呼吸	患者坐在床上或椅子上，足跟着地，骨盆前倾，且保持前倾坐位，一手放在上胸部，另一手放在腹部。治疗师让患者用鼻子慢慢吸气，用嘴巴缓缓吐气，逐渐减少口令，直到患者能完成正常的坐位腹式呼吸。训练的时间为每次 5 ~ 10 分钟
平地步行腹式呼吸	平地步行腹式呼吸是患者将腹式呼吸与行走的步数相结合的训练方法。患者在行走时吸气与呼气的比为 1：2，即两步吸气、四步呼气。临床上也有吸气与呼气的比为 3：2、1：1 的行走练习，目的是在长时间行走时，预防出现呼吸急促加重的情况

（六）注意事项

腹式呼吸的注意事项如图 3–26 所示。

注意事项

- 治疗师应掌握患者的呼吸节律，若不注意患者的呼吸节律，只用自己的节律指导训练，可能会加重患者呼吸困难。在训练开始时，治疗师应顺应患者的呼吸节律进行呼吸指导
- 训练开始时不应进行腹式深呼吸，否则会加重患者的呼吸困难。腹式呼吸的指导应在肺活量为 1/3 ~ 2/3 通气量的程度上进行练习
- 了解横膈的活动，横膈在吸气时向下方运动，腹部上升
- 治疗师应根据患者斜角肌的收缩情况来把握患者的呼吸类型
- 可使用视觉反馈进行患者自我训练

图 3–26 腹式呼吸的注意事项

三、缩唇呼吸

（一）定义

缩唇呼吸是指用鼻吸气，嘴唇呈吹口哨状，然后施加一些抵抗，慢慢呼气的方法。此法气道的内压较高，能防止气道的陷闭。

（二）适应证

缩唇呼吸的适应证如图 3-27 所示。

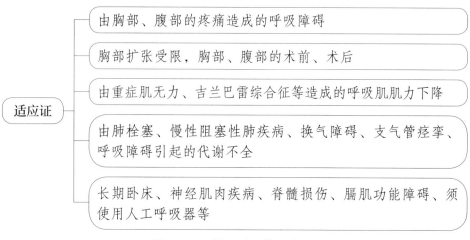

图 3-27　缩唇呼吸的适应证

（三）禁忌证

缩唇呼吸的禁忌证如图 3-28 所示。

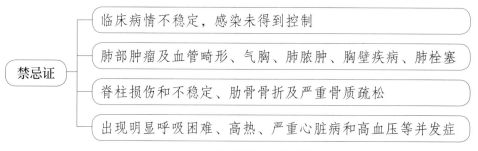

图 3-28　缩唇呼吸的禁忌证

（四）操作前的准备

治疗师应与患者进行有效沟通，说明治疗的过程、治疗的效果、可能存在的不良反应及相关风险，并让患者签署知情同意书。

（五）操作说明

缩唇呼吸的操作说明见表 3-12。

表 3-12 缩唇呼吸的操作说明

序号	操作说明
1	利用鼻子慢慢吸气
2	嘴唇呈吹口哨状，慢慢呼出气体
3	吸气与呼气的比为 1 ∶ 2，然后慢慢地呼气，使吸气与呼气的比达到 1 ∶ 4

（六）注意事项

缩唇呼吸的注意事项如图 3-29 所示。

注意事项
- 对于有呼吸困难的患者，首先考虑辅助呼吸法和给予氧气吸入，维持呼吸的通畅
- 吸气初期不应使呼吸辅助肌收缩
- 为了避免过度的换气，做 3～4 次深呼吸练习即可
- 训练时，不应让患者努力地呼吸，呼气时必须有意识地放松，若努力呼气，易引起气管内的气流紊乱，增加气道压力阻塞，诱发支气管痉挛

图 3-29 缩唇呼吸的注意事项

四、呼吸体操

（一）定义

呼吸体操是一种换气运动和身体运动，特别是躯干与上肢相结合的运动。

（二）适应证

呼吸体操的适应证如图 3-30 所示。

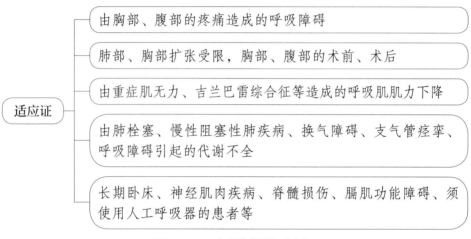

图 3-30　呼吸体操的适应证

适应证
- 由胸部、腹部的疼痛造成的呼吸障碍
- 肺部、胸部扩张受限，胸部、腹部的术前、术后
- 由重症肌无力、吉兰巴雷综合征等造成的呼吸肌肌力下降
- 由肺栓塞、慢性阻塞性肺疾病、换气障碍、支气管痉挛、呼吸障碍引起的代谢不全
- 长期卧床、神经肌肉疾病、脊髓损伤、膈肌功能障碍、须使用人工呼吸器的患者等

（三）禁忌证

呼吸体操的禁忌证如图 3-31 所示。

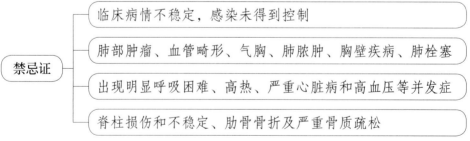

图 3-31　呼吸体操的禁忌证

禁忌证
- 临床病情不稳定，感染未得到控制
- 肺部肿瘤、血管畸形、气胸、肺脓肿、胸壁疾病、肺栓塞
- 出现明显呼吸困难、高热、严重心脏病和高血压等并发症
- 脊柱损伤和不稳定、肋骨骨折及严重骨质疏松

（四）操作前的准备

治疗师应与患者进行有效沟通，说明治疗的过程、治疗的效果、可能存在的不良反应及相关风险，并让患者签署知情同意书。

（五）操作说明

呼吸体操的操作说明见表3-13。

表3-13 呼吸体操的操作说明

分类	操作说明
米字转头呼吸法	患者取站立位，两脚分开，与肩同宽，双手叉腰，吸气时以最大幅度仰头，呼气时以最大幅度低头，反复操作3～5次；然后吸气时回正，呼气时以最大幅度转向左侧，吸气时回正，呼气时以最大幅度转向右侧，吸气时回正，反复操作3～5次
上举双臂呼吸法	患者取站立位，两脚分开，与肩同宽，双下肢自然向下垂直，吸气时双手从下往上缓慢举起直到最高，目光跟随双手移动，呼气时缓慢放下，回到初始姿势，反复操作5～8次
平举双臂呼吸法	患者取站立位，两脚分开，与肩同宽，双下肢自然向下垂直，吸气时双臂缓慢平举，与肩同高，呼气时双臂缓慢放下，回到初始姿势，反复操作5～8次
平伸双臂呼吸法	患者取站立位，两脚分开，与肩同宽，双下肢自然向下垂直，吸气时双臂缓慢向前平伸，与肩同高，呼气时双臂缓慢放下，回到初始姿势，反复操作5～8次
抱头转体呼吸法	患者取站立位，两脚分开，与肩同宽，双手交叉抱头，深吸一口气，随后缓慢呼气并转体，吸气时回正，左右方向各操作3～5次

续表

分类	操作说明
站立抱膝呼吸法	患者取站立位，两脚分开，与肩同宽，双下肢自然向下垂直，吸气时缓慢上举双臂，呼气时缓慢下蹲并抱膝，反复操作 5～8 次

（六）注意事项

呼吸体操的注意事项如图 3-32 所示。

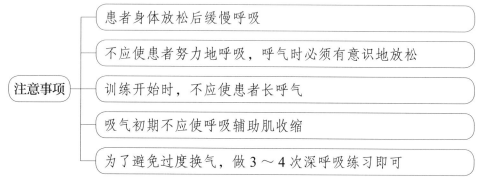

图 3-32　呼吸体操的注意事项

五、人工辅助咳嗽

（一）概述

人工辅助咳嗽是由治疗师徒手压迫胸腔或上腹来代替腹肌的工作，从而促进咳嗽的一种气道廓清技术。人工辅助咳嗽是对胸腔或上腹区域进行外部施压，与强制呼气相协调。患者尽可能深地吸气，必要时通过使用自我充气的人工呼吸袋或呼吸机施加正压来辅助。患者吸气结束时，治疗师在患者的横膈膜下（外侧肋骨或上腹）突然施加压力，从而增加整个呼气过程的压缩力，使呼出气流的速度加快，这样有助于将分泌物移向主支气管，再通过吸痰将分泌物清除。人工辅助咳嗽模拟了正常的咳嗽机制。

（二）适应证

人工辅助咳嗽的适应证如图 3-33 所示。

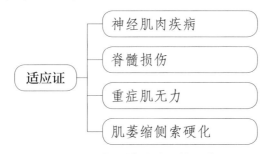

图 3-33 人工辅助咳嗽的适应证

（三）禁忌证

人工辅助咳嗽的禁忌证如图 3-34 所示。

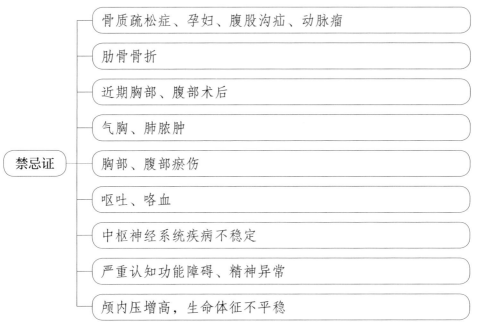

图 3-34 人工辅助咳嗽的禁忌证

（四）操作说明

人工辅助咳嗽的操作说明见表 3-14。

表3-14　人工辅助咳嗽的操作说明

序号	操作说明
1	戴口罩、帽子，使用一次性医用手套。自我介绍，并核对患者的信息
2	告知患者治疗的目的，并让患者签署知情同意书，取得患者的配合
3	患者取卧位或轮椅座位
4	徒手对患者的上腹部进行向上、向内加压
5	人工辅助咳嗽应配合患者的咳嗽同时进行，以达到预期效果，排出痰液
6	治疗时间为每次5～20分钟（根据患者耐受情况而定），每天治疗1～2次，每周治疗5天
7	治疗结束后应告知患者注意事项

（五）操作方法

人工辅助咳嗽的操作方法见表3-15。

表3-15　人工辅助咳嗽的操作方法

方法	患者体位	治疗师体位	操作说明
一人手法操作	仰卧位	站位	治疗师将双手掌根置于患者的胸骨肋骨下缘、肚脐上。当患者尝试咳嗽时，治疗师利用掌根作用于膈肌，向下、向上同时发力
	仰卧位	站位	治疗师双手握拳，置于患者的上腹部（胸骨下缘、肚脐以上的位置）。当患者咳嗽时，治疗师进行向上、向下同时发力
	仰卧位	站位	治疗师将左手置于患者的胸骨上，右手握拳置于患者的胸骨与肚脐中点。当患者咳嗽时，治疗师的左手向下挤压和固定胸廓，右手向上、向下同时发力

续表

方法	患者体位	治疗师体位	操作说明
一人手法操作	轮椅座位	下蹲	将患者的轮椅靠墙，并制动刹车，固定轮椅。治疗师双手握拳，置于患者的胸骨下缘、肚脐以上的位置。当患者咳嗽时，治疗师双手向上、向内同时发力
	轮椅座位	站位	将患者的轮椅刹车制动。治疗师站在患者的后方，将双手从患者腋窝穿过并环绕患者，然后一手握住另一手的腕部，将其置于患者的肋骨下缘上腹部处。当患者咳嗽时，治疗师双手向上、向内同时发力
两人手法操作	仰卧位	站于患者两侧	两名治疗师分别站于患者左右两侧，并面向对方，两人同时将一手置于患者的左、右胸廓，另一手置于患者的双侧肋下缘、上腹部。当患者咳嗽时，置于胸廓的手挤压胸廓，置于上腹部的手向上、向内同时发力
自我辅助咳嗽	仰卧位或轮椅座位	—	患者仰卧位，或坐于轮椅（靠墙并制动），双手置于肋骨下缘、上腹部。当患者咳嗽时用双手向上、向内同时发力

（六）注意事项

人工辅助咳嗽的注意事项如图 3-35 所示。

治疗全过程都应听诊，并对患者的胸部情况做出标准评估

因人工辅助咳嗽需要较大的强度力量，治疗师应将病床调到最佳位置，以便操作

选择适合患者的操作，评估患者胸廓的大小，以及是否需要两位治疗师辅助咳嗽，方案的选择应达到预期疗效

注意事项

对于有颈椎牵引的患者，不能让颈椎牵引的砝码碰触地面。考虑到患者脊柱的稳定性，颈椎棘突稳定性较差的患者需要使用肩护，防止错位

操作时避免用力过度造成骨折。在不排除腹部并发伤或麻痹性肠梗阻的情况下，应避免直接向腹部施加压力，尤其在急性期的患者

若患者出现不良反应，应立即停止治疗

图 3-35　人工辅助咳嗽的注意事项

六、激励式肺计量计（呼吸训练器）治疗

（一）适应证

激励式肺计量计治疗的适应证如图 3-36 所示。

心胸手术、腹部手术、小儿外科手术等围手术期

肺气肿、慢性支气管炎、支气管扩张性哮喘

适应证

术前筛查有术后并发症风险的患者

长期卧床、神经肌肉疾病、脊髓损伤、膈肌功能障碍等患者

图 3-36　激励式肺计量计治疗的适应证

（二）禁忌证

激励式肺计量计治疗的禁忌证如图 3-37 所示。

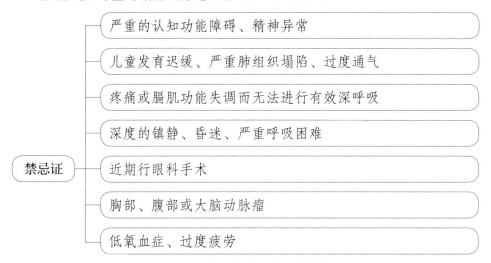

禁忌证
- 严重的认知功能障碍、精神异常
- 儿童发育迟缓、严重肺组织塌陷、过度通气
- 疼痛或膈肌功能失调而无法进行有效深呼吸
- 深度的镇静、昏迷、严重呼吸困难
- 近期行眼科手术
- 胸部、腹部或大脑动脉瘤
- 低氧血症、过度疲劳

图 3-37　激励式肺计量计治疗的禁忌证

（三）操作说明

激励式肺计量计治疗的操作说明见表 3-16。

表 3-16　激励式肺计量计治疗的操作说明

序号	操作说明
1	戴口罩、帽子；自我介绍，核对患者的信息；评估环境，环境应安静、舒适
2	告知患者治疗的目的、作用及方法，取得患者的配合
3	患者取卧位（斜躺 60°，膝盖下放枕头）或坐位，身体前倾，手持激励式肺计量计，激励式肺计量计应与视线平行。如果患者的胸部或腹部曾做过手术，应放置一个枕头来支撑患者伤口（手术切口），有助于减少疼痛
4	患者张口含住口件，缓慢吐气后，再慢慢地吸气，或试着吸一口较长的气，使激励式肺计量计的球体升起

续表

序号	操作说明
5	患者松开口件，缓缓将气体排出，在每次深呼吸后调整呼吸，每组 10～15 次呼吸。若患者想咳嗽，可先对伤口加压，深吸气后再咳出
6	治疗时间为每次 10～20 分钟（根据患者耐受情况而定），每天治疗 1～2 次，每周治疗 5 天

（四）注意事项

激励式肺计量计治疗的注意事项如图 3-38 所示。

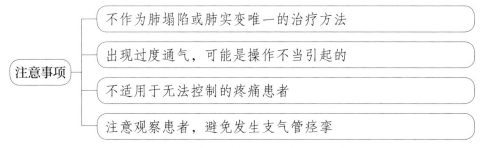

图 3-38　激励式肺计量计治疗的注意事项

七、自主引流

（一）概述

自主引流指在安静状态下以不同肺容积位进行呼吸，利用呼气气流产生的剪切力松动和清除支气管内的分泌物，改善肺通气功能的物理治疗技术。自主引流是一种气道廓清技术，包括松动、集聚和排出 3 个部分。

（二）适应证

自主引流的适应证如图 3-39 所示。

```
        ┌─ 慢性呼吸系统疾病，如慢性支气管炎、慢性阻塞性肺疾病、
        │  慢性支气管扩张等
        │
        ├─ 胸部、腹部手术患者的围手术期
适应证 ─┤
        ├─ 因长期卧床、老年、神经肌肉疾病、脊髓损伤等导致呼吸
        │  肌功能障碍，痰液无法排出
        │
        └─ 呼吸机相关性肺炎、重症肺炎等
```

图 3-39　自主引流的适应证

（三）禁忌证

自主引流的禁忌证如图 3-40 所示。

```
        ┌─ 脊柱损伤、脊柱不稳定、肋骨骨折及严重骨质疏松
        │
        ├─ 新发的心律失常、急性心肌梗死、急性心力衰竭
        │
        ├─ 生命体征不平稳：心率＜40次/分或＞130次/分，收缩
        │  压＞180 mmHg或舒张压＞110 mmHg。呼吸频率＜5次/
禁忌证 ─┤  分或＞30次/分，或出现呼吸困难，血氧饱和度＜88%
        │
        ├─ 有明显的胸闷、胸痛、气促、眩晕、乏力等不适症状
        │
        ├─ 患者意识不清、明显躁动或不配合
        │
        └─ 存在其他预后不良的因素
```

图 3-40　自主引流的禁忌证

（四）操作前的准备

（1）治疗师与患者进行有效沟通，说明治疗过程、治疗效果、可能存在的不良反应及相关风险，并让患者签署知情同意书。

（2）患者进行自主引流不需要任何设备，但须确保患者意识清醒，能够配合治疗师治疗，并对训练的内容做出反馈和调整。

（3）确保周围环境无干扰因素，使患者把注意力集中在呼吸技术上。

（五）操作说明

自主引流的操作说明见表3-17。

表 3-17　自主引流的操作说明

序号	操作说明
1	患者直立坐在椅子上，椅子支撑患者的背部
2	治疗师坐在患者身旁的一侧，以能听到患者呼吸的距离为度。治疗师的一手放在患者的腹部，感受腹肌的收缩，另一手放在患者的胸部上方
3	患者缓慢呼吸，并保持上气道（口腔和声门）开放。
4	松动阶段：患者进行低肺容积位的腹式呼吸。吸气后尽可能呼出肺部气体，重复吸气—屏气（3秒）—哈气（3～4次），在补呼气容积水平呼吸，直到感觉气管有痰或听到痰鸣音，再进入下一步
5	聚集阶段：在接近个体的潮气容积位进行一段时间的呼吸。呼吸深度为平时放松呼吸的深度，重复吸气—屏气（3秒）—哈气（3～4次），感觉痰更多或痰鸣音更大时，再进入下一步
6	排出阶段：在高肺容积位呼吸，指导患者进行缓慢地深吸气，让患者的肺部充气到接近肺总量的位置。在这个位置重复吸气—屏气（3秒）—哈气（至少3次）。当感受到有充足的黏液聚集在大气道或听到明显的痰鸣音时，指导患者进行咳嗽或高容量呵气并将痰液排出

（六）注意事项

自主引流的注意事项如图 3-41 所示。

注意事项

- 在自主引流的各个阶段，应保持缓慢吸气，然后屏气 2～3 秒，通过侧支通气使黏稠分泌物松动

- 每个阶段的持续时间取决于分泌物的数量、黏度和位置

- 治疗师用手感受患者肺部黏液的振动。高频率的振动表示分泌物位于小气道，低频率的振动表示分泌物已经转移到大气道

- 如果听到喘息，必须降低呼气流速，必要时进行适当休息，缓解后再继续训练，如不能缓解须停止训练

- 初学者可能需要使用缩唇呼吸，避免出现气道塌陷，在条件允许的情况下，指导患者卷舌，以控制患者呼气的流速

- 在治疗过程中，若患者出现呼吸困难、心悸等不适反应，应立即停止训练

图 3-41 自主引流的注意事项

八、体位引流

（一）定义

体位引流是根据气管、支气管树的解剖特点，让患者采取一定的体位，利用重力作用使某一部位气管内的痰液流动至肺门，便于痰液排出，从而改善肺通气的物理治疗方法。

（二）适应证

体位引流的适应证如图 3-42 所示。

适应证

因大量分泌物滞留且长期无法排出，发生结构异常改变的慢性呼吸系统疾病，如支气管扩张、囊性肺纤维化或肺脓肿

由于呼气受限（如慢性阻塞性肺疾病、肺纤维化等）而无法排出分泌物的患者

咳嗽、咳痰无力的患者，如老年或恶病质、神经肌肉疾病、术后或创伤性疼痛、气管切开术后的患者

图 3-42　体位引流的适应证

（三）禁忌证

体位引流的禁忌证如图 3-43 所示。

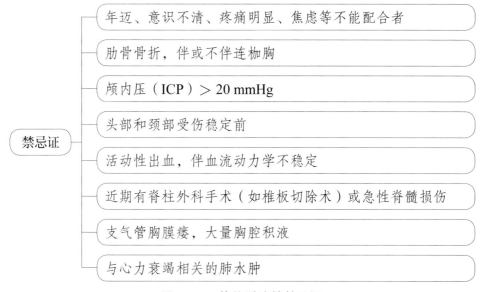

禁忌证

年迈、意识不清、疼痛明显、焦虑等不能配合者

肋骨骨折，伴或不伴连枷胸

颅内压（ICP）> 20 mmHg

头部和颈部受伤稳定前

活动性出血，伴血流动力学不稳定

近期有脊柱外科手术（如椎板切除术）或急性脊髓损伤

支气管胸膜瘘，大量胸腔积液

与心力衰竭相关的肺水肿

图 3-43　体位引流的禁忌证

（四）操作前的准备

（1）治疗师与患者进行有效沟通，说明治疗的目的、治疗的过程、可能存在的不良反应及相关风险，并让患者签署知情同意书。

（2）先用生理盐水超声雾化吸入，然后应用祛痰药（氯化氨、溴己新等）稀释痰液，或应用支气管舒张剂，提高引流效果。

（3）对于咳嗽能力较差的患者，需要准备吸痰设备，在治疗后从人工气道、口腔或鼻腔清除分泌物。

（4）准备 2～3 个泡沫辅助具或枕头，用于摆放并固定患者的体位。

（5）通过相关病例、影像学报告、听诊等，判断患者肺部痰液的位置。

（五）操作说明

（1）根据病变部位及患者自身体验，采取相应的体位。原则上使有痰液聚集的肺部处于高位，使该肺部区域的支气管开口向下，借助重力的作用排出痰液。引流体位见表 3-18。支气管树解剖如图 3-44 所示。

（2）宜选择在饭前或饭后 2 小时进行治疗，以免治疗过程出现呕吐。每个部位引流的时间为 5～10 分钟，每天治疗 1～3 次。

（3）体位引流可与扣拍、振动、摇动等气道廓清手法相结合，以达到较理想的治疗效果。

（4）每个姿势引流结束后，鼓励患者进行深呼吸和咳嗽，如果有需要，治疗完成后再重复一次深呼吸和咳嗽。

（5）引流结束后，嘱患者用漱口水漱口，保持口腔清洁，避免呼吸道感染，同时记录排出的痰量和痰液性质。

（6）引流的分泌物在治疗后可能还无法立即排出，但在 1 小时后可能明显可见。因此，应提醒患者治疗后注意清除分泌物。

表 3-18　引流体位

肺叶	编号	肺段	摆放体位
上叶	1	尖段	患者直立坐位
	2	左侧后段	患者左侧卧位，与床面呈 45° 水平夹角，背后和头部分别垫 1 个枕头
		右侧后段	患者右侧卧位，与床面呈 45° 水平夹角，用 3 个枕头将肩部抬高约 30 cm
	3	前段	患者屈膝，仰卧位

续表

肺叶	编号	肺段	摆放体位
上叶	4	上舌段	患者仰卧位，将身体向右侧稍稍倾斜，在左侧从肩到髋部垫 1 个枕头支撑，胸部朝下，与地面呈 15° 夹角
	5	下舌段	
中叶	4	外侧段	患者仰卧位，将身体向左侧稍稍倾斜，在右侧从肩到髋部垫 1 个枕头支撑，胸部朝下，与地面呈 15° 夹角
	5	内侧段	
下叶	6	尖段	患者俯卧位，在腹下垫 1 个枕头
	7	内侧段	患者右侧卧位，胸部朝下，与地面呈 20° 夹角
	8	前面基底部	患者屈膝，仰卧位，胸部朝下，与地面呈 20° 夹角
	9	外侧基底部	患者向对侧卧位，胸部朝下，与地面呈 20° 夹角
	10	后面基底部	患者俯卧位，在腹下垫 1 个枕头，胸部朝下，与地面呈 20° 夹角

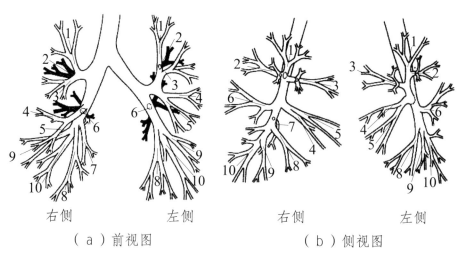

（a）前视图　　　　　　　　（b）侧视图

图 3-44　支气管树解剖图

（六）注意事项

体位引流的注意事项如图 3-45 所示。

注意事项

- 在体位引流的过程中应密切关注患者的情况。通过询问患者的感受、观察患者面部表情，或利用监护仪器观察患者各项生命体征，判断患者是否耐受
- 当多个肺段有痰液聚集时，应首要治疗受影响最大的肺叶
- 若体位引流的过程中患者出现咯血、头昏、发绀、呼吸困难、出汗、脉搏急速、疲劳等情况，应立即停止引流
- 宜选择在饭前或饭后 2 小时进行治疗

图 3-45　体位引流的注意事项

九、胸部振动和摇动

（一）概述

胸部振动是治疗师将双手置于患者的胸壁上，在患者呼气的过程中，借助身体的重量，双手产生的振动透过胸壁渗透到肺部，加快呼气流速，有助于分泌物移除的物理治疗方法。胸部振动使用的是温和、高频的力。胸部摇动的手法与胸部振动的手法类似，但摇动的幅度更大，频率更低，更有力。

（二）适应证

由各种原因导致呼吸道痰液廓清障碍，出现痰液潴留，无法自主有效咳出痰液，如囊性纤维化、支气管扩张、肺不张、呼吸肌无力、机械通气、新生儿呼吸窘迫综合征、哮喘、长期卧床等患者。

（三）禁忌证

胸部振动和摇动的禁忌证如图 3-46 所示。

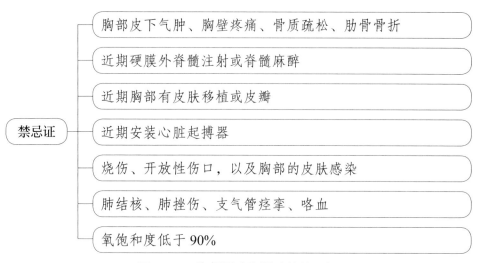

图 3-46　胸部振动和摇动的禁忌证

胸部皮下气肿、胸壁疼痛、骨质疏松、肋骨骨折

近期硬膜外脊髓注射或脊髓麻醉

近期胸部有皮肤移植或皮瓣

禁忌证

近期安装心脏起搏器

烧伤、开放性伤口，以及胸部的皮肤感染

肺结核、肺挫伤、支气管痉挛、咯血

氧饱和度低于 90%

（四）操作前的准备

（1）治疗师与患者进行有效沟通，说明治疗的过程、治疗的效果、可能存在的不良反应及相关风险，并让患者签署知情同意书。

（2）将病床的高度调整到适合的位置，有利于治疗师操作及提高治疗效果。

（3）操作前，应帮助患者穿好衣服或盖床单，衣服或床单不宜过厚，以免降低胸部振动或摇动的效果。

（五）操作说明

胸部振动和摇动的操作说明见表 3-19。

表 3-19　胸部振动和摇动的操作说明

序号	操作说明
1	患者处于适当的体位，一般采取仰卧位或侧卧位
2	治疗师站在患侧，双手重叠，放在患者需要进行治疗的胸壁上
3	在患者呼气的同时对患者的胸壁施加压力并进行振动或摇动

续表

序号	操作说明
4	胸部振动时，借助身体的重量，通过上肢轻柔而平稳地共同收缩来振动胸壁，从吸气末开始，呼气末结束。手动振动的频率为 12 ～ 20 Hz
5	胸部摇动时，借助身体的重量，在吸气末，双手用低频、有节律的弹动按压胸壁，直到呼气结束。手动摇动的频率为 2 Hz

（六）注意事项

胸部振动和摇动的注意事项如图 3-47 所示。

注意事项

- 如果患者状态允许，让患者处于适当的体位引流姿势
- 胸部振动和摇动只在呼吸的呼气阶段使用，从吸气末开始到呼气末结束，施加的压力方向为胸壁的正常运动方向
- 摇动手法对胸部的挤压力比振动手法大，使胸壁位移增加和呼吸肌拉伸，更能促进吸气和肺容积的增加
- 胸部振动和摇动可与体位引流相结合，增强治疗效果
- 对胸壁施加的压力不应引起患者的不适
- 在治疗过程中，若患者出现呼吸困难、心悸等不适，应立即停止治疗

图 3-47 胸部振动和摇动的注意事项

十、神经生理促进刺激技术

（一）概述

1. 定义

神经生理促进刺激技术，又称神经肌肉刺激技术，是运用适当的感觉信息和触觉刺激本体感受器，使某些特定运动模式中的肌群发生收缩，从而

促进功能性运动产生的一门物理治疗技术。

2. 原理和作用

神经生理促进刺激技术的原理和作用如图 3-48 所示。

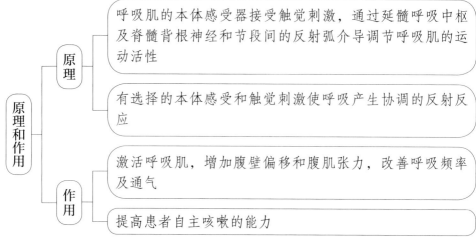

图 3-48　神经生理促进刺激技术的原理和作用

原理和作用
- 原理
  - 呼吸肌的本体感受器接受触觉刺激，通过延髓呼吸中枢及脊髓背根神经和节段间的反射弧介导调节呼吸肌的运动活性
  - 有选择的本体感受和触觉刺激使呼吸产生协调的反射反应
- 作用
  - 激活呼吸肌，增加腹壁偏移和腹肌张力，改善呼吸频率及通气
  - 提高患者自主咳嗽的能力

（二）适应证

神经生理促进刺激技术的适应证如图 3-49 所示。

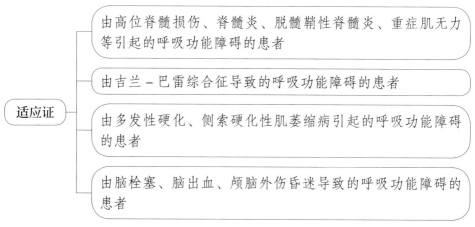

图 3-49　神经生理促进刺激技术的适应证

适应证
- 由高位脊髓损伤、脊髓炎、脱髓鞘性脊髓炎、重症肌无力等引起的呼吸功能障碍的患者
- 由吉兰－巴雷综合征导致的呼吸功能障碍的患者
- 由多发性硬化、侧索硬化性肌萎缩病引起的呼吸功能障碍的患者
- 由脑栓塞、脑出血、颅脑外伤昏迷导致的呼吸功能障碍的患者

（三）禁忌证

神经生理促进刺激技术的禁忌证如图 3-50 所示。

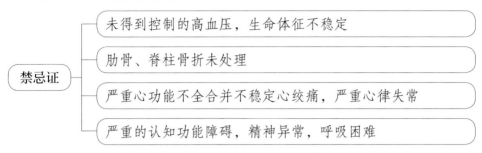

禁忌证
- 未得到控制的高血压，生命体征不稳定
- 肋骨、脊柱骨折未处理
- 严重心功能不全合并不稳定心绞痛，严重心律失常
- 严重的认知功能障碍，精神异常，呼吸困难

图 3-50 神经生理促进刺激技术的禁忌证

（四）操作前的准备

告知患者及家属治疗的过程、治疗的作用、可能存在的不良反应及相关风险。

（五）操作说明

神经生理促进刺激技术的操作说明见表 3-20。

表 3-20 神经生理促进刺激技术的操作说明

序号	操作说明
1	戴口罩、帽子、一次性医用手套；自我介绍，核对患者的信息，评估患者的生命体征
2	告知患者及家属治疗的目的，并让患者签署知情同意书，取得患者的配合
3	患者取卧位或半卧位，尽量靠近治疗师
4	治疗师徒手对治疗部位进行压迫、牵伸、提拉或抬起等手法
5	配合呼吸进行持续治疗，以达到促进咳嗽、改善呼吸模式的预期效果
6	治疗时间为每次 20～30 分钟，每天治疗 1～2 次，每周治疗 5 天
7	治疗结束后应告知患者或家属治疗后的注意事项

（六）操作说明

神经生理促进刺激技术的操作说明见表 3-21。

表 3-21　神经生理促进刺激技术的操作说明

分类	操作说明
脊柱施压法	上胸段脊柱压迫法：患者仰卧位，治疗师站在患者的头部或身体的两侧，摊开手掌，徒手施加坚实、恒定的压力在背部 T_{2-5}，禁止在骨折的肋骨和脊柱上施压，可加深患者上腹部的呼吸活动 下胸段脊柱压迫法：患者仰卧位，治疗师站在患者头部或身体的两侧，摊开手掌，徒手施加坚实、恒定的压力在背部 T_{7-10}，禁止在骨折的肋骨和脊柱上施压，可加深患者上胸部的呼吸活动。该方法的原理是背根介导的节间反射部肌肉
下胸段底部前拉法	患者仰卧位，治疗师站在患者的头部或身体的两侧，双手放在患者两侧下段肋骨，禁止在骨折的肋骨和脊柱上施压，同时将两侧肋骨向上抬起或拉起，并保持 30～60 秒，使胸廓扩张，增加上腹部的活动。该方法的原理是背根介导的节间反射牵拉肋间感受器及背部肌肉
侧腹部联合压迫法	患者仰卧位，治疗师站在患者身体的一侧，双手与患者的躯干呈直角的方向，一手紧贴患者下外侧肋骨，另一手紧贴患者髂骨，禁止在骨折的肋骨和骨盆上施压。双手同时适当施加压力并保持 30～60 秒，两侧轮流反复交替进行治疗，可增加上腹部的活动，促进腹部肌肉收缩，减小过大的腹围，增加腹部肌肉张力。该方法的原理是牵拉腹部肌肉的感受器，肋间的隔神经反射
徒手持续压迫法	患者根据治疗需要取仰卧位或侧卧位。治疗师站在患者的头部或身体的两侧，将双手并掌或叠掌放在患者需要扩展的胸壁上，禁止在骨折的肋骨和脊柱上施压，持续有力地接触或压迫患者的胸壁，并保持 30～60 秒，可使收缩区域的活动逐渐增加。该方法的原理是经皮感觉输入

续表

分类	操作说明
肋间牵拉法	患者取仰卧位，治疗师站在患者的头部或身体的两侧，用两指或三指放在患者肋骨上缘，禁止在骨折的肋骨、浮肋及女性乳房上施压，持续向下施压，并保持 30～60 秒，牵拉的动作应与呼气同步，可增加牵拉区域的活动。该方法的原理是牵拉肋间皮肤感受器
口周压迫法	患者取仰卧位，治疗师站在患者身体的一侧，用食指或中指放在患者上嘴唇，防止堵住患者的鼻孔，给予患者持续加压，保持 30～60 秒，可增加上腹部的活动、促进深呼吸、叹息、吞咽现象。该方法的原理是与原始的吸吮反射有关

（七）注意事项

神经生理促进刺激技术的注意事项如图 3-51 所示。

图 3-51 神经生理促进刺激技术的注意事项

注意事项
- 根据评估结果选择合适的治疗方案，以达到预期的疗效
- 注意呼吸模式，如胸部扩张是否同时、均匀等，吸气时是否存在反常运动，以及其他的异常呼吸模式
- 治疗全过程应该进行听诊，并对患者的胸部情况做出标准评估
- 不同的患者对每项操作的敏感程度不一样，不需要对每个患者进行全部操作，但是必须根据患者的反应调整治疗方案
- 如患者在治疗过程中出现不良反应，应该立即停止治疗

（周金英　莫明玉　周楙畯　何明敏　宁育艺　廖建泉）

第四章　神经康复治疗技术

第一节　Bobath 技术

一、概述

Bobath 技术是神经发育疗法中的经典技术之一，由英国物理治疗师 Berta Bobath 和她的丈夫 Karel Bobath 根据英国神经学家 Jacrson 的运动发育控制理论，经过多年的康复治疗实践提出的评定和治疗小儿脑瘫及成人脑卒中后偏瘫的康复治疗技术。Bobath 技术分为传统 Bobath 技术（1990 年以前）和现代 Bobath 技术（1990 年之后）。

二、适应证

Bobath 技术的适应证如图 4-1 所示。

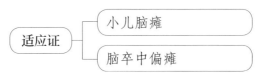

图 4-1　Bobath 技术的适应证

三、禁忌证

Bobath 技术的禁忌证如图 4-2 所示。

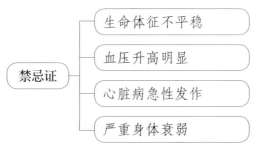

图 4-2　Bobath 技术的禁忌证

四、基本技术及操作说明

（一）关键点的控制

治疗师通过操作患者身体的某些部位，以达到抑制痉挛和异常姿势反射、促进正常姿势反射的目的。人体关键点包括中部关键点（头部、躯干、胸骨中下段）、近端关键点（肩部骨盆）、远端关键点（上肢的拇指、下肢的拇指）。

（1）头部。头部的控制包括前屈、后伸、旋转，如图4-3所示。

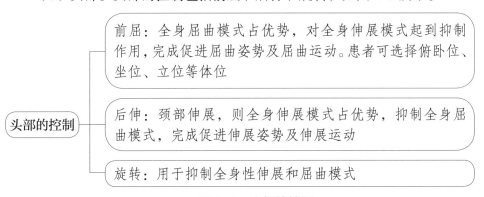

头部的控制	前屈：全身屈曲模式占优势，对全身伸展模式起到抑制作用，完成促进屈曲姿势及屈曲运动。患者可选择俯卧位、坐位、立位等体位
	后伸：颈部伸展，则全身伸展模式占优势，抑制全身屈曲模式，完成促进伸展姿势及伸展运动
	旋转：用于抑制全身性伸展和屈曲模式

图4-3 头部的控制

（2）胸椎。通过调整胸椎的屈、伸运动，从而改善躯干的平衡能力。

（3）肩胛及上肢。肩胛带前伸位时，则全身屈曲模式占优势，抑制头向后过伸的全身伸展模式；肩胛带回缩位时，则全身伸展模式占优势，抑制头前屈而致的全身屈曲模式。

（4）躯干。躯干屈曲，全身呈屈曲位，则抑制全身伸展模式，促进屈曲姿势及屈曲运动；躯干伸展，则抑制全身屈曲模式，促进全身伸展姿势及伸展运动；躯干旋转，则抑制全身屈曲、伸展模式。

（5）下肢及骨盆。屈曲下肢可促进髋关节外展、外旋和踝关节背屈。骨盆的操作主要在坐位、站立下使用。坐位骨盆后倾时，上半身屈曲及下肢伸展占优势；站位骨盆后倾时，抑制身体屈曲模式，促进身体后倾及全身伸展模式；坐位骨盆前倾时，上半身伸展及下半身屈曲占优势；站位骨盆前倾时，抑制身体伸展模式，促进身体前倾及全身屈曲模式。

（二）促进姿势反射

促进姿势反射如图 4-4 所示。

```
            ┌─ 发自颈部，作用于躯干：患者仰卧位，治疗师将患者的头
            │  部转向一侧，由于颈部受到刺激诱发胸、腰、下肢转动，
            │  促进翻身活动
            │
            ├─ 发自迷路，作用于头部：患者坐位，将躯干位置倾斜，治
  促进姿势   │  疗师使患者保持头部、面部直立，眼睛水平位，促进患者
  反射   ────┤  头部直立
            │
            ├─ 发自躯干，作用于颈部：患者仰卧位，治疗师利用患者上
            │  半身或下半身的扭动，促进翻身活动
            │
            └─ 发自眼睛，作用于头部：患者坐位，治疗师利用患者的躯
               干向左右倾斜，促进患者头部稳定
```

图 4-4　促进姿势反射

（三）刺激固有感受器和体表感受器

刺激固有感受器和体表感受器如图 4-5 所示。

关节负重：通过对关节施加压力或支持体重来增加姿势性张力，减少不自在运动

位置反应：将患侧肢体按训练要求放在一定的位置后突然放手，使上肢悬空，由于上肢受到身体重量的刺激，从而促进关节周围肌群的共同收缩，以维持肢体的位置

刺激固有感受器和体表感受器

保持反应：患者俯卧位，治疗师先帮助患者支撑下颌处，以促进其抬头，再逐渐减少帮助，直至患者能独立、主动地抬头。患者也可在仰卧位、坐位、立位等姿势下做上肢、下肢各种活动的变化，目的是提高肌群的共同收缩和固有感受器的感受性

拍打：对四肢、躯干规则或不规则地拍打，从而达到提高肌肉收缩兴奋性的目的，多用于手足徐动型、共济失调型的脑瘫患儿保持姿势

图 4-5　刺激固有感受器和体表感受器

五、临床应用

（一）治疗脑瘫儿童

（1）痉挛型。以减轻躯干、骨盆及肩胛带的张力为主要目标，通过姿势反射和抗重力的活动，促进患儿主动活动。一旦主动活动出现，应利用关键点促使患儿进行主动活动的训练。治疗原则为分析干扰正常功能的痉挛的主要表现，利用与痉挛模式相反的运动进行活动。反复进行对功能恢复有利的动作模式，促进影响张力模式的运动。利用关键点促进动作的每一个环节。痉挛型治疗性活动如图 4-6 所示。

痉挛性治疗性活动

通过姿势或体位抑制痉挛：患儿仰卧位，利用体位及重力作用促进身体伸展。先牵伸患侧躯干肌，患儿侧卧在治疗师的腿上，再将痉挛侧的身体朝下，通过重力的作用减轻躯干痉挛。利用关键点促进动作的每一个环节

在功能活动中控制痉挛：患儿坐位，治疗师用双膝将患儿夹在两腿之间，患儿的髋和膝关节保持轻微屈曲，治疗师通过控制胸骨（关键点），可以减轻患儿颈部的紧张

图 4-6　痉挛型治疗性活动

体验运动的正常感觉，适时提供下肢负重的机会，减轻痉挛，让患儿进行感觉运动体验，从而为走路环节做好准备。利用关键点促进动作的每一个环节。

（2）手足徐动型。患儿肌张力波动不定，动作幅度过大且不准确，头和躯干的控制能力差。治疗师先用抑制技术抑制患儿异常的姿势与肌张力，改善其头部和躯干的控制力，促进手的功能，然后帮助患儿从地板上站起来，调整姿势，让其身体负重。治疗原则是为患儿提供稳定的姿势，应进行姿势控制训练，强化身体负重的练习，做小范围有控制的活动；鼓励中线位活动，训练患儿头和手的控制力。利用关键点促进动作的每一个环节。手足徐动型治疗性活动如图 4-7 所示。

手足徐动型治疗性活动

使四肢或躯干（直立位）负重：给肢体或躯干加压，增强张力，促进患儿控制姿势，控制不随意动作。患儿在学习控制姿势的同时，还必须学习如何活动。一旦双脚可以均匀负重，就可以训练迈步

给予合适的支撑：该类型的患儿若上肢被支撑，则较容易站立和迈步

鼓励中线位活动：治疗该类患儿的基本要素，促使患儿伸手并抓住物体。治疗师用手按住患儿的骨盆、肩膀或躯干，以保持身体中心的稳定和垂直，促使患儿有目的地运用手或腿

图 4-7　手足徐动型治疗性活动

（3）共济失调型。治疗原则为通过负重及关节加压来控制姿势性张力，促进共同收缩的姿势；促使患儿以身体为轴心选择，促进平衡和自我保护反应能力。利用关键点促进动作的每一个环节。共济失调型治疗性活动如图4-8所示。

共济失调型治疗性活动

促进上肢负重：抬起患儿的双腿，使其双上肢负重，促使患儿用手走路，以促进肢体的抗重力伸展及以身体为轴心来转动身体

在功能活动中练习平衡反应：如穿衣、脱衣，找到能促进患儿做各种动作的最佳姿势，提高学习生活自理能力

图 4-8　共济失调型治疗性活动

（4）软瘫型。治疗目标为尽可能鼓励患儿活动，找到能抑制不良姿势的最佳体位。治疗原则为促进持续性共同收缩及提升患儿抗重力的能力，用多种体位使四肢负重，利用发声和笑声促进张力增高，保持姿势，给患儿反应的时间，让患儿有运动感觉的体验机会。软瘫型治疗性活动给患儿的关节施加压力并给予适当的刺激，促使患儿的张力增强，目标是训练患儿头和躯

干的控制力。

（5）混合型。治疗原则为对所发现的问题进行针对性的治疗。

（二）治疗脑卒中患者

1. 床上活动训练

床上活动训练如图 4-9 所示。

床上活动训练
- 上部躯干被动屈曲和旋转，抑制肢体痉挛
- 促进上部躯干主动屈曲和旋转，抑制患侧上肢肌张力
- 向患侧翻身，可刺激全身的反应和活动
- 向健侧翻身
- 下部躯干屈曲和旋转，通过躯干旋转，患侧肌张力受抑制，可促进健侧的运动
- 桥式运动的目的是学习控制骨盆的运动，为以后良好的行走模式做准备
- 教会患者以正确的运动顺序（包括躯干旋转）坐到床边
- 从坐位躺下：由双腿位于床旁的坐位开始至躺下为止，顺序与仰卧位坐起相反

图 4-9 床上活动训练

2. 坐位活动训练

坐位活动训练如图 4-10 所示。

坐位活动训练

双腿下垂坐在床边，悬空双足，可帮助控制患足联合反应

保持坐位平衡，胸椎的稳定和上肢选择性的技巧活动是正常步行的前提，在患者能够坐直之前，在坐位矫正患者骨盆的位置

躯干旋转伴随躯干屈曲

向患侧旋转

躯干侧屈

前后移动

身体图式和姿势控制的重建：尽可能恢复身体图式，从而改善姿势控制

从坐位躺下：由双腿位于床旁的坐位开始至躺下为止，顺序与仰卧位坐起相反

图 4-10　坐位活动训练

3. 从坐位到站位的活动训练

从坐位到站位的活动训练如图 4-11 所示。

从坐位到站位

躯干前倾：治疗师将脚踏在患者正前方的凳子上，将患者伸展的上肢放在腿上，然后控制胸椎，使患者躯干向前倾，同时使脊柱保持伸展。患者主动躯干前倾，反复躯干前倾再坐直，当大腿不再内收时，治疗师可减少帮助

帮助患者由坐位到站位：治疗师坐在患者前面，两膝夹住患膝，以便控制患者向前运动，不要试图站起来，而只是向前、向治疗师倾斜。治疗师握住患者的上肢，控制其胸椎，有助于向前运动，从而站起来。患者站起来后，治疗师松开患者的上肢，帮助患者伸展髋关节

图 4-11　从坐位到站位的活动训练

4. 行走

行走训练如图 4-12 所示。

行走训练

足部治疗：牵张患足的骨间肌和足底筋膜，诱导小趾外展肌的活动，改善足底肌肉的弹性，增加足趾关节的附属运动

协助髋伸展：用手扶住患者的骨盆，协助髋关节伸肌的活动，预防髋向后移动

维持瘫痪侧下肢后方迈步位：可充分伸长髋关节屈肌群，促进下肢伸展运动

促进倒行：治疗师在患侧给予保护和帮助，促进患者以正确的模式活动下肢，一手使患侧足趾背屈，另一手放在患者的臀部。当患者的下肢移动时阻止骨盆上提和回旋，当患者能用患侧腿向后迈步时，治疗师应帮助患侧足跟着地

促进侧行：
（1）向健侧行走：治疗师站在患者的侧面，一手放在患侧髋部，另一手放在健侧肩部。患者向健侧迈一步，患侧腿跨过去并位于健侧腿的前面，试着把足摆正并与健侧足平行，然后再用健侧腿迈一步，并连续向一个方向行走
（2）向患侧行走：治疗师站在患者的患侧，一手放在患者的髂嵴上，使患侧躯干拉长，另一手放在对侧骨盆上，使体重侧移至患侧腿，健侧腿横过患侧腿并向前侧方迈步，双足相互平行，并持续走一条直线，治疗师帮助阻止膝过伸的发生

促进向前行走：
（1）稳定胸部，使躯干向前
（2）为防止躯干侧屈和上肢的联合反应，患者应保持双肩呈水平位
（3）治疗师帮助偏瘫的上肢前伸至肩屈90°
（4）双臂抱球将帮助患者重心向前，加大步幅，并防止上肢的联合反应
（5）控制胸部关键点，减轻代偿运动向前迈步

兴奋性和抑制性拍打：
（1）髋关节伸肌的兴奋性拍打：站立相开始时，即在足跟着地或患足接触地面之时，对髋伸肌群轻而准地拍打，激活髋关节伸肌
（2）下部腹肌的兴奋性拍打：促进和启动摆动相，可以通过握住患者的上肢于前伸位，用另一手的手背在患膝将屈时，快速拍打下腹部
（3）抑制性拍打：在摆动相开始时，患者将提髋或髋后突，可通过抑制性拍打来抑制异常模式

促进减少步宽：让患者沿直线行走来逐渐减少步宽，减轻代偿躯干控制不良，保持平衡，减少耗能

重建行走节律

图 4-12　行走训练

（李鑫　朱育辉）

第二节　Rood 技术

一、概述

Rood 技术起源于 19 世纪的发育学和神经生理学理论，由美国具有物理治疗师、作业治疗师双重资格的 Margaret S.Rood 在 20 世纪 50 年代提出，其主要观点是感觉输入决定运动输出，运动反应按一定发育的顺序出现，身、心、智是相互作用的。该技术最大的特点是强调有控制的感觉刺激，按人体的个体发育顺序，利用运动诱发出有目的的反应，故又称为多感觉刺激疗法。

二、适应证

Rood 技术的适应证如图 4-13 所示。

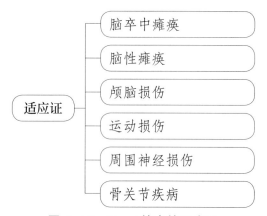

图 4-13　Rood 技术的适应证

三、禁忌证

Rood 技术的禁忌证如图 4-14 所示。

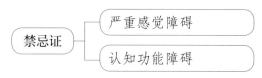

图 4-14　Rood 技术的禁忌证

四、仪器设备

Rood 技术不需要特别的仪器设备。

五、操作说明

Rood 技术的操作说明见表 4-1。

表 4-1　Rood 技术的操作说明

序号	操作说明
1	根据评估情况，选用适当的 Rood 技术刺激方法
2	操作时注意选择兴奋模式或抑制模式等
3	治疗方法有触觉刺激、温度刺激、轻叩、牵拉肌肉、特殊感觉刺激、挤压、持续牵张等，根据情况选择相应的治疗方法
4	治疗时间为每次 20～30 分钟
5	治疗结束后应询问患者有无异常情况
6	每天治疗 1 次，10～15 次为 1 个疗程

六、操作流程

Rood 技术的操作流程如图 4-15 所示。

操作前

- 戴口罩、帽子；自我介绍，核对患者的信息；评估环境，环境应安静、舒适
- 告知患者治疗的目的，取得患者的配合，向患者说明治疗时的注意事项
- 根据评估情况，选择 Rood 技术所使用的刺激方法
- 患者取舒适的体位

快速刷擦：在关键性的肌肉或主动肌群的皮肤区域上快速刷擦

整体运动：通过肢体的整体运动来促进肌肉无力部位的收缩

迟缓性瘫痪

刺激骨端：在骨端处适当地敲打、快速冰敷或震动

诱发肌肉收缩：固定肢体远端，在近端施加压力和阻力，诱发深部肌肉活动

轻刷擦：对痉挛性瘫痪肌群的拮抗肌轻轻刷擦，以此来诱发关键肌肉的反应

缓慢而持续牵拉：利用缓慢牵张来降低痉挛肌群的张力

操作过程

痉挛性瘫痪

重复收缩：通过非抗阻性重复收缩来降低肩部和髋部肌群的痉挛

肢体负重：将患者放置在负重体位上，通过负重时的挤压和加压来刺激力学感受器，促进姿势的稳定

个体模式：患者治疗时可以根据发育规律，按照个体所需选择适当的模式

轻刷：轻刷上嘴唇、面部和咽喉部，避免刺激下颌、口腔下部

吞咽和发音障碍

刺激：用冰刺激嘴唇和面部，以及用冰擦下颌部的前面

抗阻吸吮：适当增加阻力，加强口周围肌肉的运动

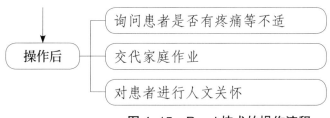

图 4-15 Rood 技术的操作流程

七、注意事项

Rood 技术的注意事项如图 4-16 所示。

注意事项

严重感觉障碍、认知功能障碍的患者不宜使用 Rood 技术

完成的动作须有目的，感觉刺激应适当，同时应注意感觉运动的反应

利用运动控制发育的阶段，促进运动的控制能力

利用个体运动控制发育的 4 个阶段，利用个体运动发育顺序的 8 个运动模式

图 4-16 Rood 技术的注意事项

（黄福才 梁文锐）

第三节 Brunnstrom 技术

一、概述

Brunnstrom 技术是在脑损伤后恢复过程中的任何时期，均使用可利用的运动模式来诱发运动反应，使患者能观察到瘫痪肢体仍然可以运动，刺激患者康复和主动参与治疗的欲望，强调在整个恢复过程中逐渐向正常、复杂的运动模式发展，从而达到中枢神经系统的重新组合的目的。肢体的共同运动和其他异常的运动模式是脑损伤患者在恢复正常自主运动之前必须经过的一

个过程。因此，主张在恢复早期利用异常模式来帮助患者控制肢体的共同运动，最终达到患者能独立运动的目的。

二、适应证

Brunnstrom 技术的适应证如图 4–17 所示。

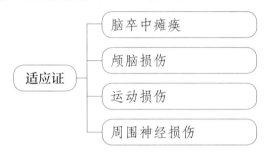

图 4–17　Brunnstrom 技术的适应证

三、禁忌证

Brunnstrom 技术一般无禁忌证。

四、仪器设备

Brunnstrom 技术不需要特别的仪器设备。

五、操作说明

Brunnstrom 技术的操作说明见表 4–2。

表 4–2　Brunnstrom 技术的操作说明

序号	操作说明
1	根据患者 Brunnstrom 的不同阶段，选用适当的治疗手法
2	操作时注意区分共同运动与联合反应
3	根据上肢模式、下肢模式及手模式的不同阶段进行有针对性的治疗
4	治疗时间为每次 20 ～ 30 分钟
5	治疗结束后应询问患者有无异常情况
6	每天治疗 1 次，10 ～ 15 次为 1 个疗程

六、操作流程

（一）操作前的准备

（1）戴口罩、帽子；自我介绍，核对患者的信息；告知患者治疗的目的及治疗时的注意事项。

（2）根据评估情况，选择 Brunnstrom 的不同阶段所使用的方法。

（3）患者取舒适体位。

（二）操作过程

1. Ⅰ～Ⅱ阶段

（1）治疗目的。通过对健侧肢体的活动施加阻力，引出患侧肢体的联合反应或共同运动。

（2）治疗方法。

①通过近端牵拉引起屈曲反应，或采取轻扣上中斜方肌、菱形肌和肱二头肌，引起屈肌共同运动。

②轻叩三角肌，牵拉前臂肌群，引起伸肌的共同运动。

③迅速牵拉瘫痪的肌肉并抚摸其皮肤引起反应，先引出屈肌反应或共同运动，然后引出伸肌反应或共同运动，通过被动的屈伸共同运动来维持关节的活动范围。

④早期应用视觉和本体刺激。

2. Ⅲ阶段

（1）肩和肘。治疗目的是学会随意控制屈伸共同运动，促进伸肘，并将屈伸共同运动与功能活动和日常生活活动结合起来。具体方法如下：

①学会随意控制屈伸共同运动。a.先从屈曲共同运动模式中的肩胛带上提开始，将颈向患侧屈曲，当头肩接近时，对头肩施加分开的阻力，加强屈颈肌群和斜方肌、上提肩胛肌的收缩。b.将单侧肩胛上举，不能主动进行时，可以通过叩击或按摩上斜方肌来促进肩胛上举。c.利用类似于下肢的 Raimiste 现象，如将患者健侧上臂外展 45° 后将臂向中线内收。治疗师在健臂近端内侧施加阻力，以诱发患侧胸大肌收缩。

②促进伸肘反应。a.利用紧张性迷路反射，在仰卧位促进伸肌群的收缩。b.利用不对称紧张性颈反射，使头转向患侧，降低屈肌群的张力，增加伸肘肌群的张力。c.将前臂旋转，旋前促进伸肘，旋后促进屈肘。d.利用紧张性腰反射，即将躯干转向健侧，健肘屈曲，患肘伸直。e.轻叩肱三头肌肌腹，在皮肤上刷擦，刺激肌肉收缩。f.治疗师与患者面对面双手交叉相握做划船动作，通过联合反应促进伸肘。

③将共同运动应用到功能活动中。a.屈曲共同运动，如患手拿外衣，健手提包，患手握牙刷，健手挤牙膏。b.伸展共同运动，如穿衣时患手拿衣服，健手穿入健侧衣袖中。c.联合交替应用共同运动，如擦桌子、编织、熨衣服等。

④共同运动与 ADL 相结合。例如，洗脸、进食、梳头、洗健侧肢体等。

（2）手。治疗目的是对抗异常的屈腕、屈指，诱发手指的抓握。利用近端牵引反应、抓握反射和牵引内收肩胛肌等诱发手指抓握。此外，利用伸肌的共同运动模式，保持伸腕。例如，治疗师支托和上抬臂时叩击腕伸肌；或将臂保持在外展 90° 左右的位置，对手掌近端施加阻力；也可轻拍伸腕肌，并让患者做伸腕动作，如患者能握拳并能维持时，治疗师轻扣其伸腕肌，使其握拳与伸腕同步，或伸腕握拳时伸肘，屈腕放松时屈肘。

3. Ⅳ阶段

（1）肩和肘。治疗目的是促进上肢共同运动的随意运动。具体方法如下：

①训练患手放到后腰部。通过转动躯干、摆动手臂，抚摸手背及背后；在坐位上被动移动患手触摸骶部，或试用手背推摩同侧肋腹，并逐渐向后移动；也可以用患手在患侧取一个物体，经后背传递给健手。

②训练肩前屈 90°。a.在患者前中三角肌上轻轻拍打后让其前屈肩。b.被动活动上肢到前屈 90°，并让患者保持不动，同时在前中三角肌上拍打，如患者能耐受，应让患者稍微降低上肢后再缓慢前屈，直至达到充分前屈。c.在接近前屈 90° 的位置上继续小幅度前屈和大幅度下降，然后再前屈。d.前臂举起后按摩和刷擦肱三头肌表面以帮助患者充分伸肘。

③训练屈肘 90° 时前臂旋前 / 旋后。伸肘时先对前臂旋前施加阻力，再逐步屈肘；或屈肘 90° 时翻转扑克牌，取牌时旋前，翻牌时旋后。

（2）手。治疗目的主要是手的功能活动，包括屈、伸、抓握及其放松。具体方法如下：

①患者前臂旋后，治疗师将其拇指外展并保持这一位置。

②被动屈掌指关节及指间关节，以牵拉伸指肌，并在伸指肌皮肤上给予刺激。肩前屈 90° 以上，前臂旋前可促进伸指，反复练习，直到肩前屈小于 90° 时仍能伸指。

③保持肩前屈位，前臂旋前时可促进伸第四、第五指，前臂旋后可促进伸拇指。如能同时刷擦尺侧缘背面则效果更好。当能反射性伸指后，可练习交替握拳及放松。

4. V 阶段

（1）治疗目的。脱离共同运动，增强手部功能。

（2）治疗方法。

①巩固肩部功能。a. 通过上肢外展抗阻来抑制胸大肌和肱三头肌的联合反应。b. 被动肩前屈 90° ～ 180°，推动肩胛骨的脊柱缘来活动肩胛带。c. 加强前锯肌的作用，当肩前屈 90° 时，让患者抗阻向前推，并逐渐增加肩前屈的活动范围。

②增强肘及前臂的训练。用类似于 IV 阶段旋前 / 旋后的训练方法，训练肩前屈 30° ～ 90° 时伸肘并旋前和旋后。

③强化手的练习。当手能随意张开，拇指和其他手指能对指时，开始练习手的抓握。

5. VI 阶段

（1）治疗目的。恢复肢体的独立运动。

（2）治疗方法。按照正常的活动方式来完成各种日常生活活动，加强上肢的协调性、灵活性及耐力的练习，以及手的精细动作练习。

（三）操作后的处理

（1）询问患者是否有疼痛等不适。

（2）交代家庭作业。

（3）对患者进行人文关怀。

七、注意事项

Brunnstrom 技术的注意事项如图 4-18 所示。

注意事项
- 根据瘫痪的不同阶段，采用相应的治疗方法
- 治疗须有目的，并大量重复所学的动作
- 早期充分利用各种方法诱发肢体的运动反应，并利用各种运动模式（不论这种运动是正常的，还是异常的），如共同运动、联合反应，从异常模式中引导、分离出正常的运动成分，最终脱离异常的运动模式，逐渐向正常、功能性模式过渡
- 注意区分联合反应、共同运动和随意运动在不同阶段的应用
- 根据上肢模式、下肢模式及手模式进行有针对性的治疗

图 4-18　Brunnstrom 技术的注意事项

（黄福才　梁文锐）

第四节　PNF 技术

一、概述

本体神经肌肉促进（PNF）技术是通过对本体感受器刺激，达到促进相关神经肌肉反应，以增强相应肌肉的收缩能力的目的，同时通过调整感觉神经的异常兴奋性，以改变肌肉的张力，使之以正常的运动方式进行活动的一种康复训练方法。

二、适应证

PNF 技术的适应证如图 4-19 所示。

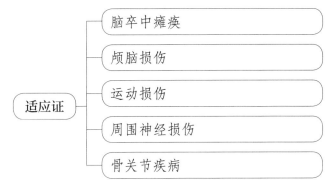

图 4-19　PNF 技术的适应证

三、禁忌证

PNF 技术一般无禁忌证。

四、仪器设备

PNF 技术不需要特别的仪器设备。

五、操作说明

PNF 技术的操作说明见表 4-3。

表 4-3　PNF 技术的操作说明

序号	操作说明
1	根据患者的评估情况，选用适当的 PNF 技术刺激方法
2	操作时注意上肢模式、下肢模式及颈部模式等
3	治疗方法有机械性刺激、温度刺激法、关节面刺激法等，根据情况选择相应的方法
4	治疗时间为每次 20～30 分钟
5	治疗结束后应询问患者有无异常情况
6	每天治疗 1 次，10～15 次为 1 个疗程

六、操作流程

PNF 技术的操作流程如图 4-20 所示。

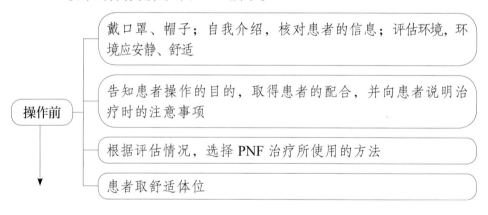

温度刺激：用冷敷沿肌肉方向轻轻划数次，提高肌肉的兴奋性；用热敷减低肌肉兴奋性，减轻痉挛

机械刺激：利用毛刷轻触脊神经背侧后支支配的皮肤区域

关节面刺激：关节活动范围内由被动活动开始逐渐转为主动抗阻运动

节律性启动：在关节活动范围内由被动活动开始逐渐转为主动抗阻运动，预防或减轻疲劳，通过口令来调整节律。患者按照一定的方向开始主动运动，反方向的运动由治疗师来完成

操作中

拮抗肌逆转：运动中在不停顿或放松的前提下，主动改变运动的方向（从一个方向到另一个方向）。其目的是增加主动的关节活动范围，增加肌力，发展协调性，预防或减轻疲劳

重复牵拉：通过牵拉肌肉，增加肌张力，以诱发肌肉的牵张反射，促进运动的开始，增加主动的关节活动范围及肌肉力量，引导关节按照既定的方向完成运动

收缩－放松和保持收缩－放松：活动受限的关节等张抗阻力收缩，然后放松，同时保持关节活动度，减轻疼痛

操作后

询问患者是否有疼痛等不适

交代家庭作业

对患者进行人文关怀

图 4-20 PNF 技术的操作流程

七、注意事项

PNF 技术的注意事项如图 4-21 所示。

注意事项
- 运动损伤早期不宜使用 PNF 技术
- 治疗须有目的，重复所学的动作
- 正常时序是肢体远端关节首先按要求完成指定的活动，并保持该位置，随后其他部分一起完成模式运动。旋转是模式中的重要组成部分，由开始直至结束
- PNF 技术强调整体运动，而不是单一肌肉的活动，其特征是肢体和躯干的螺旋形和对角线主动、被动、抗助力运动
- 中枢神经系统疾病患者不宜采用容易诱发痉挛和联合反应的抗组运动模式

图 4-21　PNF 技术的注意事项

（黄福才　梁文锐）

第五节　强制诱导运动疗法

一、定义

强制诱导运动疗法是建立在大脑功能重塑的基础上，通过限制健侧肢体的运动，同时对患侧肢体集中进行大量、重复的练习，以及与日常生活相关的活动训练，并逐渐增加难度，以达到恢复功能的康复治疗技术。

二、神经机制

强制诱导运动疗法的神经机制如图 4-22 所示。

神经机制

- 限制健侧肢体的活动，从而逆转在急性期或亚急性期所形成的习得性废用

- 神经元之间的相互联系在内、外环境因素的作用下发生改变，通过使用患侧肢体出现的运动模式，反馈性强化大脑的功能重组能力，激活脑细胞活动，从而改善患侧肢体的运动功能

- 持续、反复地使用患侧上肢而使对侧大脑半球皮层支配上肢的区域扩大，同时同侧皮层出现新的募集

图 4-22　强制诱导运动疗法的神经机制

三、适应证

强制诱导运动疗法适用于认知功能无障碍，并能主动参与训练的脑卒中、脑外伤、周围神经损伤等神经系统疾病患者。

四、禁忌证

强制诱导运动疗法的禁忌证如图 4-23 所示。

禁忌证

- 严重的关节疼痛、关节活动受限、痉挛、挛缩、认知问题等

- 急性内出血、脏器衰竭、严重高血压、骨折等

图 4-23　强制诱导运动疗法的禁忌证

五、操作说明

1. 脑损伤上肢的运动功能

脑损伤上肢运动功能的操作说明见表 4-4。

表 4-4　脑损伤上肢运动功能的操作说明

序号	操作说明
1	做好患者上肢功能状态评估，如是否符合入选标准
2	准备器材，如卡片、餐具、水杯等
3	治疗时，无须固定健侧，嘱患者用患侧上肢完成任务，可重复操作 50 次

2. 脑损伤下肢的运动功能

脑损伤下肢运动功能（以从坐到站过渡到步行训练为例）的操作说明见表 4-5。

表 4-5　脑损伤下肢运动功能的操作说明

序号	操作说明
1	做好患者下肢功能状态的评估，并准备椅子、贴布、四足手杖、平行杠等
2	评估患者治疗前在无手臂帮助、无靠背、穿鞋合适的情况下，从坐到站的参数
3	开始准备站立时，先安静地坐 3 秒，然后从坐到站训练，每天训练 100 ~ 200 次
4	待下肢能维持站立，偏瘫肢体恢复至 Brunnstrom > 2 级，开始减重步行训练及平板运动训练
5	室外训练，如在不同环境下步行、上下楼梯、平衡训练等

3. 幻肢痛

幻肢痛运动功能的操作说明见表 4-6。

表 4-6　幻肢痛运动功能的操作说明

序号	操作说明
1	与患者及其家属进行有效沟通，评估患者的疼痛（VAS）程度、步行功能等
2	穿戴好患肢运动假体，通过视觉观察残端肌肉的收缩和放松，以激发假肢活动产生的控制和躯体感觉反馈
3	治疗时，上肢功能性假肢主要训练上肢的功能性活动（限制健侧），如残端附近关节的功能性活动等；下肢功能性假肢主要进行平衡、步行训练等

4. 局部手指张力障碍

局部手指张力障碍的操作说明见表 4-7。

表 4-7　局部手指张力障碍的操作说明

序号	操作说明
1	准备使用的器材，如限制或固定使用的夹板等，以及患者平时工作或日常休闲娱乐使用的材料
2	使用夹板制动健康的手指或不固定健康手指（但仍限制使用），张力障碍的手指进行反复练习与训练，每天训练 1.5 ～ 2.5 小时，训练 1 ～ 2 周

5. 周围神经损伤

周围神经损伤的操作说明见表 4-8。

表 4-8　周围神经损伤的操作说明

序号	操作说明
1	与患者或家属沟通使用方法的目的、注意事项，准备作业治疗的器材
2	提供双手配合使用的功能性活动，包括感觉功能训练（精细触觉、定位觉、本体感觉等）和运动再教育刺激
3	训练时限制健侧肢体运动，患侧肢体每天进行 3 小时强化训练，连续训练 2 周

六、注意事项

强制诱导运动疗法的注意事项如图 4-24 所示。

注意事项
- 治疗前必须做好患者及家属的思想工作，向患者及家属详细介绍该康复技术的方法，取得患者及家属的配合和支持
- 治疗时应充分考虑患者的心理因素和精神因素
- 重视与患者的沟通，不断鼓励、支持患者树立信心，帮助患者克服疾病带来的暂时性困扰

图 4-24　强制诱导运动疗法的注意事项

（龙耀翔　梁文锐）

第六节　运动再学习技术

一、定义

运动再学习技术是将成人中枢神经系统损伤后运动功能的恢复训练视为一种再学习过程。运动再学习技术以生物力学、运动学、神经学、行为学等为基础，在强调患者主动参与的前提下，以任务或功能为导向，按照科学

的运动技能获得方法对患者进行再教育并重新学习，以帮助患者恢复运动功能。

二、适应证

运动再学习技术的适应证如图 4-25 所示。

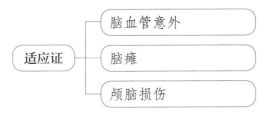

图 4-25　运动再学习技术的适应证

三、基本原则

运动再学习技术的基本原则如图 4-26 所示。

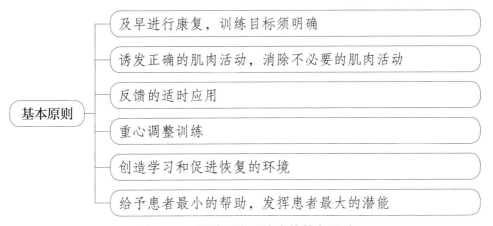

图 4-26　运动再学习技术的基本原则

四、体位转移技术

1. 从仰卧到床边坐起的训练

从仰卧到床边坐起的训练如图 4-27 所示。

分析脑卒中患者从仰卧到床边坐起的常见问题：①从仰卧到侧卧常见的问题；②从侧卧到坐起常见的问题

从仰卧到床边坐起的训练

训练运动丧失的部分，如练习颈侧屈

练习坐起及躺下：①从仰卧到健侧卧；②从侧卧到坐起；③从床边坐到躺下

将训练转移到日常生活中：①良肢位摆放；②床上肢体被动活动和主动活动；③桥式运动

图 4-27　从仰卧到床边坐起的训练

2. 站起和坐下的训练

站起和坐下的训练如图 4-28 所示。

分析脑卒中患者站起和坐下的常见问题：①重心不能充分前移；②常见代偿动作

训练丧失的部分：①训练躯干在髋部前后移动；②牵伸比目鱼肌和腓肠肌；③激发腘绳肌和胫前肌收缩训练

站起和坐下的训练

练习站起和坐下：
①站起：躯干直立，双足后移；躯干前移，伸髋、伸膝站起
②坐下：屈膝、躯干前屈，身体重心下降并往后移，然后坐到位置上

将训练转移到日常生活中：①手拿物品进行站起和坐下训练；②在与人交谈中站起和坐下；③变换站起和坐下的速度；④从不同类型及高度的椅子上站起和坐下

图 4-28　站起和坐下的训练

五、平衡功能训练

平衡功能训练如图 4-29 所示。

平衡功能训练 —
- 分析脑卒中患者坐位平衡与站立平衡的常见问题：①随意运动受限；②不适当的代偿动作；③坐位作业不适当的代偿动作；④站立位作业不适当的代偿动作
- 练习坐位平衡与站立平衡：
①坐位平衡训练：头和躯干的运动，取物活动及拾物训练
②站立平衡训练：诱发伸髋肌群训练，头和身体的移动，取物活动，单腿支撑，以及拾起物体
- 将训练转移到日常生活中：①增加平衡控制的难度；②优化技能，如拾物练习，迈步训练，增加环境的复杂性

图 4-29　平衡功能训练

六、步行功能训练

步行功能训练如图 4-30 所示。

步行功能训练

分析脑卒中患者站起和坐下的常见问题：在站立期及摆动期，对踝、膝、髋、躯干和骨盆进行生物力学及其问题的分析

训练丧失的部分：①站立期膝关节控制的训练；②站立期骨盆水平侧移的训练；③站立期伸展髋关节的训练；④摆动期膝关节屈曲控制的训练；⑤踝关节背屈的训练；⑥软组织牵伸

训练行走，学会行走的节奏：①站立期患侧伸髋；②站立期患髋侧移不过度；③站立期患足足跟先着地；④摆动期骨盆不过度上抬；⑤摆动期有足够屈髋、屈膝及踝背屈角度

将训练转移到日常生活中：①跨过不同高度的物体；②边说话边拿着东西行走；③加快速度行走；④在有行人的地方行走

图 4-30　步行功能训练

七、上肢功能训练

上肢功能训练如图 4-31 所示。

上肢功能训练

分析脑卒中患者坐位平衡与站立平衡的常见问题：①臂的代偿动作；②手的代偿动作；③疼痛肩

练习上肢功能：①软组织牵伸；②诱发肌肉收缩，如肩周肌肉收缩，训练伸腕、前臂旋后、对掌、对指及拾物

将训练转移到日常生活中：①正确体位转移和摆放；②不鼓励健肢帮助患肢活动；③反复集中精力练习特定的成分或运动；④夹板使关节处于合适的位置，使肌肉重新获得功能

图 4-31　上肢功能训练

八、口、面部功能训练

口、面部功能训练如图 4-32 所示。

口、面部功能训练

分析脑卒中患者口、面部的常见问题：①吞咽困难；②面部运动和表情不协调；③缺乏表情控制；④呼吸控制差

练习口、面部功能：①训练吞咽；②训练唇闭合；③训练舌运动；④训练吃和喝；⑤训练面部运动；⑥改善呼吸控制；⑦控制感情爆发

将训练转移到日常生活中：①运用吞咽的技术帮助吃饭；②训练时控制面部姿势

图 4-32　口、面部功能训练

（余礼梅）

第五章 牵引疗法

第一节 颈椎牵引疗法

一、适应证

颈椎牵引疗法的适应证如图 5-1 所示。

适应证 ──┬── 除脊髓型颈椎病外的各种颈椎病；轻度脊髓型颈椎病，但脊髓受压迫的症状不明显

├── 寰枢关节半脱位、颈椎小关节功能紊乱、落枕等

└── 由颈部肌肉痉挛、颈椎退行性病变、肌筋膜炎等引起的颈肩部疼痛和麻木

图 5-1　颈椎牵引疗法的适应证

二、禁忌证

颈椎牵引疗法的禁忌证如图 5-2 所示。

禁忌证 ──┬── 颈椎结构完整性受损时，颈椎及其邻近组织的肿瘤、结核等疾病，颈椎邻近有血管损害性疾病，颈内动脉严重狭窄及有斑块形成，以及出血性疾病

├── 牵引治疗后症状易加重的疾病，如颈部肌肉等周围软组织急性拉伤、扭伤、急性炎症，强直性脊柱炎，类风湿性关节炎，先天性脊柱畸形，等等

└── 相对禁忌，如椎动脉硬化、心肌梗死恢复期、脑动脉硬化、重度高血压和心脏病患者，以及脊髓型颈椎病脊髓严重受压的患者

图 5-2　颈椎牵引疗法的禁忌证

三、操作前的准备

颈椎牵引疗法在操作前应向患者说明治疗的过程、治疗的效果、可能存在的不良反应及相关风险等，并让患者签署知情同意书。

四、操作说明

颈椎牵引疗法的操作说明见表5–1。

表5–1　颈椎牵引疗法的操作说明

序号	操作说明
1	根据患者的病情和治疗需要，选择坐位或仰卧位
2	通常在中立位到30°颈屈位的范围内，上颈段病变牵引角度可适当减小，下颈段病变牵引角度可适当增大
3	牵引的重量应视疾病性质、患者体质及其对牵引的反应而定。牵引力量的范围应是患者可以接受的范围。通常以患者体重的7%为首次牵引力量，待患者适应后可逐渐增加。常用的牵引力量范围为6～15 kg
4	治疗时间一般为10～30分钟
5	每天治疗1次，或每周治疗3～5次，3～6周为1个疗程

五、操作流程

颈椎牵引疗法的操作流程如图5–3所示。

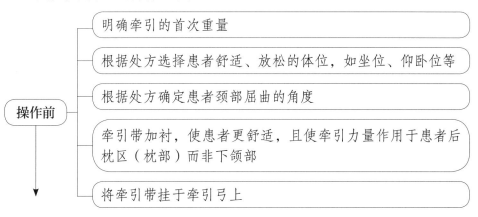

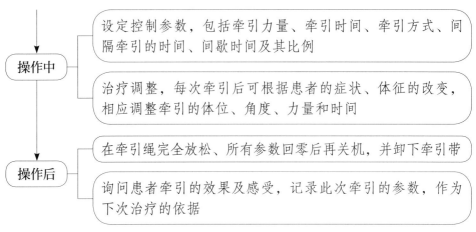

图 5-3 颈椎牵引疗法的操作流程

六、注意事项

颈椎牵引疗法的注意事项如图 5-4 所示。

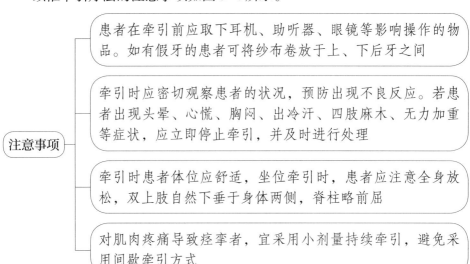

图 5-4 颈椎牵引疗法的注意事项

（陈钊德 杨育港）

第二节 腰椎牵引疗法

一、适应证

腰椎牵引疗法的适应证如图 5-5 所示。

适应证

- 腰椎间盘突出症、腰椎管狭窄症、腰椎小关节紊乱、腰椎小关节滑膜嵌顿、腰椎退行性疾患、腰椎滑脱、无并发症的腰椎压缩性骨折、早期强直性脊柱炎等
- 脊柱前凸、侧屈、后凸畸形，腰扭伤，腰肌劳损，腰背肌筋膜炎等

图 5-5 腰椎牵引疗法的适应证

二、禁忌证

腰椎牵引疗法的禁忌证如图 5-6 所示。

禁忌证

- 脊髓疾病、腰椎结核、肿瘤、有马尾神经综合征表现的腰椎管狭窄症、椎板骨折、重度骨质疏松等
- 严重高血压、心脏病、出血倾向、全身显著衰弱、孕妇及经期妇女等

图 5-6 腰椎牵引疗法的禁忌证

三、操作前的准备

腰椎牵引前应向患者说明治疗的过程、治疗的效果、可能存在的不良反应及相关风险，并让患者签署知情同意书。

四、操作说明

腰椎牵引疗法的操作说明见表 5-2。

表 5–2　腰椎牵引疗法的操作说明

序号	操作说明
1	根据患者的病情和治疗需要，选择仰卧位或俯卧位等体位
2	通常以髋或膝的位置改变腰椎的角度，髋或膝的位置可在全伸展位到 90° 屈曲范围内调节
3	根据需要选择持续牵引或间歇牵引，间歇牵引可使患者更舒适
4	牵引力量应在患者可以接受的范围。通常首次牵引力量选择大于 25% 的体重，患者适应后可逐渐增加牵引力量。常用的牵引力量范围为 20～60 kg
5	治疗时间一般为 10～30 分钟
6	每天治疗 1 次，或每周治疗 3～5 次，3～6 周为 1 个疗程

五、操作流程

腰椎牵引疗法的操作流程如图 5-7 所示。

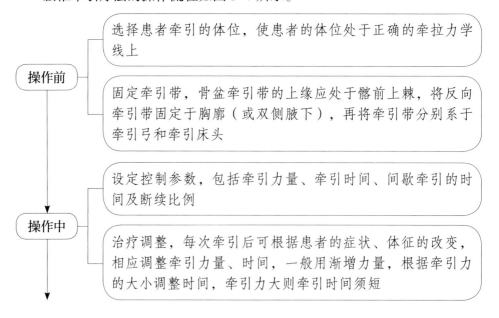

操作前
- 选择患者牵引的体位，使患者的体位处于正确的牵拉力学线上
- 固定牵引带，骨盆牵引带的上缘应处于髂前上棘，将反向牵引带固定于胸廓（或双侧腋下），再将牵引带分别系于牵引弓和牵引床头

操作中
- 设定控制参数，包括牵引力量、牵引时间、间歇牵引的时间及断续比例
- 治疗调整，每次牵引后可根据患者的症状、体征的改变，相应调整牵引力量、时间，一般用渐增力量，根据牵引力的大小调整时间，牵引力大则牵引时间须短

操作后
待牵引绳完全放松、控制参数回零后再关机

评估患者的状况

图 5-7　腰椎牵引疗法的操作流程

六、注意事项

腰椎牵引疗法的注意事项如图 5-8 所示。

注意事项

牵引前，应详细了解患者的病情，向患者做好解释工作，消除患者紧张的情绪，嘱咐患者若症状加重或有不良反应应及时告诉治疗师

牵引时，患者应取屈髋、屈膝卧位，以减少腰椎前凸，使腰部肌肉放松，腰椎管横截面扩大，有利于症状的缓解。在牵引过程中，如果患者症状、体征加重，应减轻牵引重量或停止牵引。牵引中或牵引后可配合其他治疗，以增强疗效

牵引后，应嘱咐患者卧床休息数分钟，再缓慢起身。肥胖或呼吸系统疾病患者慎重使用腰椎牵引

图 5-8　腰椎牵引疗法的注意事项

（陈钊德　杨育港）

第三节 四肢关节牵引疗法

一、适应证

四肢关节牵引疗法的适应证如图5-9所示。

适应证

四肢骨折、脱位后关节功能障碍，肌肉韧带外伤手术后软组织挛缩

关节附近烧伤后瘢痕粘连，软组织损伤性骨化（骨化性肌炎）稳定期

前臂缺血性肌挛缩和小腿骨筋膜间室综合征的恢复期

图 5-9 四肢关节牵引疗法的适应证

二、禁忌证

四肢关节牵引疗法的禁忌证如图5-10所示。

禁忌证

骨性关节强直，关节内及其周围的炎症或感觉缺失

关节运动或肌肉拉长时疼痛剧烈，牵引部位有血肿或其他组织损伤征兆时

图 5-10 四肢关节牵引疗法的禁忌证

三、操作前的准备

在操作四肢关节牵引前应向患者说明治疗的过程、治疗的效果、可能存在的不良反应及相关风险等，并让患者签署知情同意书。

四、牵引器具

四肢关节牵引的器具见表5-3。

表 5-3　四肢关节牵引的器具

序号	器具名称	功能
1	机械式关节训练器	主要用于肌力训练，当肌肉放松时即可达到关节牵引的目的
2	电动式关节运动器	参数设置包括牵引力值、角度、频率和时间等，在关节屈伸范围内定时扩大伸展范围，分为连续或间歇两种工作模式，还有过载保护功能
3	简易制作牵引架	可利用滑轮、绳索、沙袋、哑铃或杠铃片、墙式拉力器等材料自制各种临床需要的牵引装置

五、操作说明

四肢关节牵引疗法的操作说明见表 5-4。四肢持续性牵引和持续性骨牵引的定义见表 5-5。

表 5-4　四肢关节牵引疗法的操作说明

序号	操作说明
1	将挛缩关节的近、远端肢体固定于支架或特定牵引器具的相应位置，设置牵引参数，启动牵引；或在远端肢体上按需要的方向施加重力并进行牵引
2	根据病损关节部位的不同，可选取仰卧位、俯卧位或坐位等不同体位进行关节牵引
3	牵引力量应稳定而柔和，从小重量、间歇性牵引过渡到持续性牵引
4	每次牵引时间为 10～20 分钟，每天牵引 1～2 次，还可增加牵引次数
5	牵引疗程取决于每次牵引的效果，只要牵引后肌肉紧缩或关节活动受限再现，即可考虑再行牵引

表 5-5　四肢持续性牵引和持续性骨牵引的定义

序号	名称	定义
1	四肢持续性牵引	利用粘贴在患肢皮肤上的宽胶布条或乳胶海绵条，通过滑轮装置，施加持续牵引力。牵引重量不超过 5 kg，牵引时间为 2～3 周
2	持续性骨牵引	通过贯穿骨端松质骨内的骨圆钉、不锈钢针或手巾钳，通过滑车装置，在肢体的远端施加持续牵引，以对抗患肢肌肉的牵拉力。闭合性股骨干骨折在胫骨结节处做持续骨牵引时，一般用体重 1/8～1/7 的重量作牵引力，老年人股骨颈骨折一般须牵引 6～8 周

六、注意事项

四肢关节牵引疗法的注意事项如图 5-11 所示。

注意事项

- 牵引前，应根据患者个体情况设定牵引参数，采取局部牵伸等技术，使软组织放松，提高牵引效果。牵引局部需要裸露牵引部位，衣着应舒适、宽松

- 牵引时，患者局部应尽量放松。牵引力不能超过其正常的关节活动度，避免用较大的力量牵引长期制动的肌肉和结缔组织。对存在骨质疏松的患者，牵引时须慎重。受力部位应有衬垫保护，避免出现褥疮

- 牵引后，应询问和观察患者的反应，如患者出现疼痛、肿胀加重，特别是关节周围温度升高应及时减轻牵引重量。当挛缩或缩短的软组织替代正常结构对关节起稳定作用，或挛缩或缩短的软组织有增大功能作用时（尤其是瘫痪或严重肌无力患者），四肢关节牵引必须慎重或取消

图 5-11　四肢关节牵引疗法的注意事项

（杨育港　陈钊德）

第四节　IDD 疗法

一、概述

IDD（Interverbral Differential Dynamics，椎间微分动力）疗法，又称 IDD 无创脊柱减压治疗，是由美国哈佛著名的神经学家、医师和神经外科医生团队开发的一套非侵入性的无创医疗治疗程序。IDD 疗法通过非手术脊柱减压系统实现治疗效果。非手术脊柱减压系统是世界公认的最好的治疗腰背痛的非手术治疗系统，在美国获得多项专利。非手术脊柱减压系统通过计算机微分化静态处理、精准角度和力度进行柔和牵拉，专注于修复损伤的脊柱，可以使椎间盘内压力降到 $-200 \sim 150$ mmHg，明显减轻或消除患者因病症所造成的疼痛和不适，有效针对椎间盘病变引起的相关疾病，是一种安全、无痛、无创、高效的非手术物理治疗手段，可以为腰椎病和颈椎病患者提供非手术治疗的最新技术。

二、适应证

IDD 疗法的适应证如图 5-12 所示。

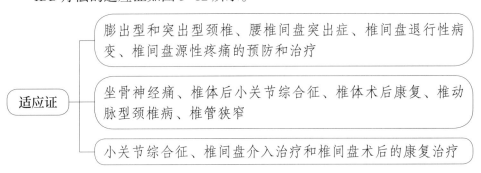

图 5-12　IDD 疗法的适应证

三、禁忌证

IDD 疗法的禁忌证如图 5-13 所示。

骨质疏松症、未治愈的脊椎压缩性骨折

滑脱（2级或2级以上）、峡部裂、术后状况未稳定、骨骺未闭合、严重椎管狭窄、脊柱中含有手术器件、脊柱旋转或严重侧凸、腹主动脉瘤、椎体融合、脊柱炎症、椎体感染或肿瘤状态

禁忌证

由心脏起搏器、遗传缺陷或结构异常导致的脊柱失稳、妊娠、部分纤维环撕裂

图 5-13　IDD 疗法的禁忌证

四、操作前的准备

在操作 IDD 疗法前应向患者说明治疗的过程、治疗的效果、可能存在的不良反应及相关风险，并让患者签署知情同意书。

五、操作说明

IDD 疗法的操作说明见表 5-6。

表 5-6　IDD 疗法的操作说明

序号	操作说明
1	患者应选择仰卧位
2	牵引角度的选择应服从于椎体病变的节段，以及患者椎体的曲度，可根据患者治疗后的反应随时调整。临床上可根据患者的临床症状和影像学表现来决定牵引的角度
3	牵引的重量应视疾病性质、患者体质及其对牵引的反应而定，如患者的体重小于 50 kg，则颈椎牵引力先从 4 kg 开始，腰椎初始牵引力为同身高正常人体重的 25%，每 2～3 次调整 1 次目标拉力，每次增加 1 kg，颈椎最大拉力为 10 kg。症状改善后维持该重量，直到疗程结束
4	牵引时间通常以 25 分钟为宜，每天牵引 1 次，20 次为 1 个疗程。如果连续治疗 1～2 个疗程后，症状没有得到缓解，则须终止治疗

六、注意事项

IDD 疗法的注意事项如图 5-14 所示。

注意事项

治疗的最大施力与体重相关，由于刚开始身体可能会出现不适应拉力的情况，腰椎牵引开始时应选同身高正常人体重的 25%，疗程中软组织逐渐适应治疗后，可根据患者的适应情况适当增加牵引力，最大力度可到患者同身高正常人体重的 60%

患者应尽量放松，症状加重或有不良反应及时告诉治疗师

标准的疗程是为期 6 周内持续有效治疗 20 次，肌体的康复没有超快速的解决方法，患者需要有一定的耐心。治疗 5 次后，患者需要再次综合评估，衡量治疗进展

治疗后应采用冷敷，恢复被松弛的肌体组织，并注意休息，防止二次受伤

图 5-14　IDD 疗法的注意事项

（陈钊德　杨育港）

第六章　手法治疗

第一节　推拿疗法

一、概述

推拿疗法，又称按摩，是人类最古老的一种外治疗法。推拿疗法是在其理论指导下，结合现代医学理论，运用推拿手法作用于人体特定的部位和穴位，以达到防病、治病目的的一种治疗方法。

二、适应证

推拿疗法的适应证如图 6-1 所示。

软组织损伤，如腰椎间盘突出症、颈椎病、肩周炎、胸肋损伤、落枕、急性腰扭伤、膝关节侧副韧带损伤、梨状肌综合征等

肌肉韧带的慢性劳损，如慢性腰肌劳损、背肌劳损、腰棘上韧带劳损等

骨质增生性疾病，如退行性脊柱炎、膝关节炎、跟痛症等

周围神经疾病，如面神经麻痹、三叉神经痛、坐骨神经痛、腓总神经损伤、臂丛神经损伤等

内科疾病，如感冒、头痛、失眠、胃脘痛、胃下垂、呃逆、便秘、慢性泄泻、腰痛、遗尿、痹证、肢体瘫痪等

适应证

妇科疾病，如月经不调、痛经、闭经、慢性盆腔炎、乳腺炎、产后耻骨联合分离症等

儿科疾病，如婴幼儿腹泻、小儿营养不良、小儿遗尿、小儿肌性斜颈、小儿脑瘫、小儿疳积、小儿急慢惊风、小儿麻痹后遗症等

五官科疾病，如假性近视、失音、慢性鼻炎、牙痛等

外感发热或发冷，头痛，头晕，以及昏厥的急救

保健、美容

图 6-1 推拿疗法的适应证

三、禁忌证

推拿疗法的禁忌证如图 6-2 所示。

禁忌证

诊断尚不明确的急性脊柱损伤，伴有脊髓症状的患者

急性软组织损伤且局部肿胀严重（如急性腰扭伤）的患者

骨关节或软组织肿瘤的患者

骨关节结核、骨髓炎、严重骨质疏松症的患者

严重心、脑、肺疾病的患者

出血倾向的血液病患者

局部有皮肤破损或皮肤病的患者

妊娠或有怀孕征兆者、经期、产后恶露未干净时（子宫尚未复原），腹部不可推拿，以免发生流产或大出血

有精神疾病且不能合作的患者

病程已久，患者体弱，经不起最轻微的推拿、按压，如不注意以上情况，有可能出现眩晕、休克等症状

烧伤患部不宜推拿，患部周围忌重推拿

传染性或溃疡性的皮肤病，如挤疮、无脓性疮疡和开放性创伤等不宜推拿，但轻症或局限性的皮肤病可不受限制

急性传染病（如伤寒、白喉等）、各种肿瘤及其他病情严重的患者，均不宜推拿

图 6-2　推拿疗法的禁忌证

四、推拿手法

推拿手法见表 6-1。

表 6-1　推拿手法

分类	操作方法	注意事项	适用部位	功效及应用
摩法	①指摩法：手掌自然伸直，食指、中指、无名指和小指并拢，腕关节微屈。用食指、中指、无名指和小指指腹附于施术部位，以肘关节为支点，前臂主动运动，使指腹随腕关节做环形或直线往返摩动 ②掌摩法：将手掌平放在体表施术部位，以肘关节为支点，前臂主动运动，使手掌随腕关节连同前臂做圆圈或直线来回摩动	①摩动的速度不宜过快，也不宜过慢 ②压力不宜过轻，也不宜过重	摩法适用于全身，多用于腹部	摩法具有和胃理气、消食导滞、疏通经络的作用，主要用于脘腹胀满、消化不良、泄泻、便秘、咳嗽、气喘、月经不调、痛经、阳痿、遗精、外伤肿痛等病症的康复治疗
理法	一手持患者肢体的远端，另一手以拇指与余指及手掌部握住患者肢体的近端，指掌部主动施力，行一松一紧的节律性握捏，	理法操作具有灵活性，不可缓慢、呆滞	理法适用于四肢部位	理法具有理顺和调整经脉的作用，为推拿辅助手法，常作为四肢部位

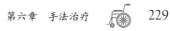

续表

分类	操作方法	注意事项	适用部位	功效及应用
理法	并从肢体的近端循序移向远端。两手可反复交替操作。理法也可双手同时操作，即用双手同时握住患者肢体的近端，并向远端进行节律性握捏			的结束手法来使用，用于缓解其他手法的过重刺激。临床上理法多用于各种慢性疼痛病症的后期康复治疗
按法	①指按法：以拇指指腹着力于施术部位，其余四指张开，置于相应位置以支撑助力，腕关节屈曲40°～60°。拇指主动用力，并垂直向下按压。当按压达到所需的力度，应稍停片刻，即所谓的"按而留之"，然后松劲撤力，再做重复按压，使按压动作既平稳，又有节奏感②掌按法：以单手或双手掌面置于施术部位。以肩关节为支点，利用上半身的重量，通过上前臂传至手掌部，并垂直向下按压，用力原则同指按法，单掌力量不够时可叠掌施力③肘按法：治疗师上半身略前倾，肘关节屈曲约120°，以肘尖（尺骨鹰嘴）着力于肢体穴位或治疗部	①在按后施以揉法，有"按一揉三"之说，即重按一下，轻揉三下，形成有规律的按后予揉的连续操作手法②手法操作忌突发突止，暴起暴落，注意患者的骨质情况，诊断必须明确，避免造成骨折	指按法适用于全身各部位，尤以经络、穴位常用。掌按法适用于背部、腰部、下肢后侧及胸部、腹部等面积较大、平坦的部位	按法具有通经活络、安神止痛的作用，常用于头痛、腰背痛、下肢痛等各种痛症，以及风寒感冒等病症的康复治疗

续表

分类	操作方法	注意事项	适用部位	功效及应用
按法	位，以肩关节为支点，利用上半身的重量，垂直向下用力按压，按压须有节律性			
点法	①拇指端点法：手握空拳，拇指伸直并紧靠于食指中节，以拇指指腹着力于施术部位或穴位上。前臂与拇指主动发力，持续点压。亦可采用拇指按法的手法形态，用拇指端进行持续点压 ②屈拇指点法：屈拇指，以拇指指间关节桡侧着力于施术部位或穴位，拇指端抵于食指中节桡侧缘以助力。前臂与拇指主动施力，持续点压 ③屈食指点法：屈食指，其他手指相握，以食指第一指间关节突起部着力于施术部位或穴位上，拇指末节尺侧缘紧压食指指甲部以助力。前臂与食指主动施力，持续点压	①既不能突然发力，也不能突然收力 ②对年老体弱、久病虚衰的患者不可施用点法，尤其是心功能较弱的患者忌用 ③点法操作后宜用揉法来缓解，以避免气血积聚及点法所施部位或穴位的局部软组织损伤	点法适用于全身各部位，尤其适用于全身阳经穴位及阿是穴	点法具有通经止痛的作用，主要用于脊柱病症引起的活动障碍及各种痛症的康复治疗，一般情况下其疗效优于按法
抹法	单手或双手拇指螺纹面紧贴皮肤，做上下左右或弧形曲线往返移动。抹法主要包括指抹法和掌抹法。 ①指抹法：拇指指腹着力，	用力宜轻不宜重，宜缓不宜急	抹法适用于颜面部	抹法具有镇静安神、提神醒脑的作用，常用于治疗头痛、失眠、眩晕、

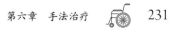

续表

分类	操作方法	注意事项	适用部位	功效及应用
抹法	紧贴于皮肤，前臂发力，腕部与掌指关节活动 ②掌抹法：用手掌或大小鱼际着力，紧贴于皮肤，腕部伸直，前臂发力，带动手掌抹动			眼周疾病，多在手法开始时应用
拍法	五指并拢，掌指关节微屈，使掌心空虚；腕关节放松，前臂主动运动，上下挥臂平稳而有节奏地用指腹或虚掌拍击施术部位。用双掌拍击时，宜双掌交替操作	拍击时力量不可偏移，否则易使拍击的皮肤产生疼痛感。掌握适应证,结核、肿瘤、冠心病等禁用拍法	拍法常用于肩背部、腰骶部和下肢后侧	拍法具有舒筋通络、行气活血的作用，主要用于脑卒中瘫痪或后遗症、腰背筋膜劳损及腰椎间盘突出症的康复治疗
捏法	用拇指和食指、中指指面，或用拇指和其余四指指面夹住肢体或肌肤，相对用力挤压，随即放松，再用力挤压、放松，重复以上动作，并循序移动	不可用指端着力，否则会失去挤压的力量，不采用揉的手法，如捏中含揉，其性质即趋于拿法	捏法适用于四肢、颈项部和头部	捏法具有舒筋通络、行气活血的作用，主要用于疲劳性四肢酸痛、颈椎病等病症的康复治疗

续表

分类	操作方法	注意事项	适用部位	功效及应用
拨法	拇指伸直，指端着力于施术部位，其余四指置于相应位置以助力。拇指适当用力下压至一定深度，待出现酸胀感时，再做与肌纤维或肌腱、韧带、经络呈垂直方向的单向或来回拨动。若单手指力不足时，亦可以双手拇指重叠进行操作	掌握"以痛为腧，无痛用力"的原则	拨法适用于四肢、颈项部、肩背部、腰部和臀部	拨法具有舒筋通络、行气活血、整复移位的作用，主要用于落枕、肩周炎、腰肌劳损、网球肘、肌腱滑脱等病症的康复治疗
推法	①指推法：包括拇指端推法、拇指平推法和三指推法。拇指端推法以拇指端着力于施术部位或穴位上，其余四指置于对侧或相应的位置以固定，腕关节略屈并向尺侧偏斜。拇指及腕部主动施力，向拇指端方向呈短距离单向直线推进。拇指平推法以拇指螺纹面着力于施术部位或穴位上，其余四指置于其前外方以助力，腕关节略屈曲。拇指及腕部主动施力向其食指方向呈短距离单向直线推进。在推进的过程中，拇指螺纹面的着力部分应逐渐偏向桡侧，且随着拇指的推进，腕关节应逐渐伸直。三指推法是食指、中指和无名	①推进的速度不可过快，压力不可过重或过轻 ②不可推破皮肤。为防止推破皮肤，可使用冬青膏、滑石粉及红花油等润滑剂 ③不可歪曲斜推	推法适用于全身各部位。指推法适用于头面部、颈项部、手部和足部，尤以足部推拿为常用；掌推法适用于胸腹部、腰背部和四肢部位；拳推法适用于腰背部及四肢部；肘推法适用于背部、腰部脊柱两侧	推法具有祛风散寒、舒筋活络、消肿止痛的作用，主要用于头痛、头晕、失眠、腰腿痛、腰背部僵硬、风湿痹痛、感觉迟钝、胸闷胁胀、烦躁易怒、腹胀、便秘、食积、软组织损伤、局部肿痛等病症的后期康复治疗

续表

分类	操作方法	注意事项	适用部位	功效及应用
推法	指并拢，以指端部着力于施术部位上，腕关节略屈。前臂部主动施力，通过腕关节及掌部使食指、中指及无名指向指端方向做单向直线推进 ②掌推法：以掌根部着力于施术部位，腕关节略背伸，肘关节伸直。以肩关节为支点，上臂部主动施力，通过肘、前臂、腕，将掌根部向前方做单方向直线推进 ③拳推法：手握实拳，以食指、中指、无名指和小指的近侧指间关节的突起处着力于施术部位，腕关节挺劲伸直，肘关节略屈。以肘关节为支点，前臂主动施力，向前呈单方向直线推进 ④肘推法：屈肘，以肘关节尺骨鹰嘴突起处着力于施术部位，另一侧手臂抬起，以掌部扶握屈肘侧拳顶以固定助力。以肩关节为支点，上臂部主动施力，做较缓慢的单方向直线推进			

续表

分类	操作方法	注意事项	适用部位	功效及应用
叩法	用手指尖、手掌小指侧或空拳尺侧叩打治疗部位。可用单手或双手交替起落，有节奏地叩打	不可施蛮力、重力	叩法适用于肩部、背部、腰部和四肢	叩法具有疏通气血、经络，消除疲劳等功效，常用于治疗肌肉酸痛、肢体麻木、疲劳乏力、神经衰弱等疾病
击法	①拳击法：手握空拳，腕关节伸直，肘关节伸屈带动前臂发力，用拳背平击治疗部位 ②掌击法：手指自然松开、微屈，腕关节略背伸，以掌根部击打治疗部位 ③侧击法：手指伸直，腕关节略背伸，用单手或双侧小鱼际交替击打治疗部位 ④指尖击法：手指半屈，腕关节放松，用腕关节屈伸带动指端击打治疗部位	避免使用蛮力、重力击打	击法适用于全身各部位	击法具有活血通络、祛风散寒、解痉镇痛、安神的作用，常用于治疗肢体麻木、腰腿疼痛、肌肉劳损、神经衰弱、失眠、头晕等病症
抖法	①抖上肢法：又称上肢提抖法，患者取坐位或站立位，肩臂部放松。治疗师站在患者的前外侧，身体略前俯，用双手握住患者的腕部，慢慢将被抖动的上肢向前外方抬起至60°左右，然后两前臂微微用	操作时应抖动幅度小，频率快	抖法适用于上肢部、下肢部和腰部	抖法属于松解类手法之一，具有疏通经络、松解粘连、滑利关节及调和气血的作用，临床常用于四肢部关节活动

续表

分类	操作方法	注意事项	适用部位	功效及应用
抖法	力做连续小幅度的上下抖动，使抖动所产生的力量似波浪般地传递到肩部。或治疗师一手按患者的肩部，另一手握住患者的腕部，做连续不断地小幅度上下抖动，抖动时可施以被操作肩关节的前后方向活动 ②抖下肢法：患者仰卧位，下肢放松。治疗师站在患者的足端，双手分别握住患者两足踝部，将两侧下肢抬起，离开床面约30 cm，然后上前臂同时施力，做连续的上下抖动，使患者的下肢及髋部有舒松感。两侧下肢可同时操作，亦可单侧操作			范围减小的康复治疗，也可用于减轻重手法后的反应，增加手法的舒适感，常为理筋结束手法
摇法	①肩关节摇法：种类较多，可分为托肘摇肩法、握手摇肩法、大幅度摇肩法等。托肘摇肩法：患者坐位，肩部放松，被施术侧肘关节屈曲。治疗师站于患者一侧，两腿呈弓步式，上半身略向前倾，一手扶按患者肩关节上部，另一手托住肘部，使患者的前臂放在治疗师前臂上。然后手臂部协同用力，做肩关节顺时针或逆时针方向中等幅	①习惯性关节脱位者禁用摇法 ②不可突然快速摇转 ③不可逾越人体关节生理活动范围进行摇转	摇法适用于全身各关节部位	摇法具有舒筋通络、滑利关节的作用。摇法可用于松解粘连的辅助治疗。如以滑利关节的作用而言，摇法可作为关节部的主要方法应用；如以解除粘连的作用而言，摇法则为辅助

续表

分类	操作方法	注意事项	适用部位	功效及应用
摇法	度的环转摇动。握手摇肩法：患者坐位，两侧肩部放松。治疗师立于患者一侧，一手扶按被施术侧肩部，另一手握住患者的手部，稍用力将其手臂牵伸，待拉直后手臂部协同施力，做肩关节顺时针或逆时针方向小幅度地环转摇动。大幅度摇肩法：患者坐位，两侧上肢自然下垂并放松。治疗师立于患者前外侧，两足呈丁字步。两掌相合，夹持被施术侧上肢的腕部，牵伸并抬高其上肢至其前外方约45°时，将其上肢慢慢向前外上方托起。在此过程中，位于下方的一手应逐渐反掌，当上举至160°时，可虎口向下握住其腕部，另一手随其上举之势由腕部沿前臂、上臂滑移至肩关节上部。略停之后，两手协调用力，即按于肩部的一手将肩关节略向下按并固定，握腕一手则略向上提，使肩关节伸展。随即握腕一手握腕并摇向后下方，经下方复于原位，此时扶按肩部的手已随势沿			手法。摇法适用于各种软组织损伤性疾病、骨折后遗症及运动功能障碍等病症的康复治疗。摇法常与拿法、点法、按法等配合，应用于各关节部位的治疗

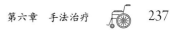

续表

分类	操作方法	注意事项	适用部位	功效及应用
摇法	其上臂、前臂滑落于腕部，呈动作初始时两掌夹持腕部的状态。此为肩关节大幅度摇转一周，可反复摇转数次。在大幅度摇转肩关节时，应配合脚步的移动，以调节身体重心。即当肩关节向上、向后外方摇转时，前足进一小步，身体重心在前；当向下、向前外下方复原时，前足退步，身体重心往后移 ②肘关节摇法：患者坐位，屈肘约 45°。治疗师一手托握住患者的肘后部，另一手握住患者的腕部，使肘关节做顺时针或逆时针方向环转摇动 ③腕关节摇法：a.患者坐位，掌心朝下。治疗师双手合握其手掌部，以两个拇指扶按于腕背侧，其余指端扣于大小鱼际部，两手臂协调用力，在稍牵引情况下做顺时针或逆时针方向的摇转运动。b.患者食指、中指、无名指和小指并拢，掌心朝下。治疗师一手握其腕上部，另一手握其并拢的四指，在稍用力牵引的情况下做腕关			

续表

分类	操作方法	注意事项	适用部位	功效及应用
摇法	节顺时针或逆时针方向地摇转运动。c.患者五指捏拢，腕关节屈曲。治疗师以一手握其腕上部，另一手握其捏拢到一起的五指，做腕关节顺时针或逆时针方向的摇转运动 ④掌指关节摇法：治疗师一手握住患者一侧掌部，另一手以拇指和其余四指握捏患者五指中的一指，在稍用力牵伸的情况下做该掌指关节顺时针或逆时针方向的摇转运动 ⑤髋关节摇法：患者仰卧位，一侧屈髋、屈膝。治疗师一手扶按患者的膝部，另一手握患者的足踝部或足跟部，将其膝屈曲的角度均调整到90°左右，然后两手协调用力，使腕关节做顺时针或逆时针方向的摇转运动 ⑥膝关节摇法：患者仰卧位，一侧下肢伸直放松，另一侧下肢屈髋、屈膝。治疗师以手托扶患者的屈曲侧下肢的腘窝部，另一手握其足踝部或足跟部，按顺时针或逆时针方向环转摇动			

续表

分类	操作方法	注意事项	适用部位	功效及应用
摇法	⑦踝关节摇法：a.患者仰卧位，下肢自然伸直。治疗师坐于患者的足端，一手托握起患者的足跟进行固定，另一手握住其足趾部，在稍用力拔伸的情况下做顺时针或逆时针方向的环转摇动。b.患者俯卧位，一侧下肢屈膝。治疗师一手扶按于患者的足跟部，另一手握住患者的足趾部，做顺时针或逆时针方向的环转摇动。本法较仰卧位时的踝关节摇法容易操作，且摇转幅度较大			
揉法	①掌根揉法：肘关节微屈，腕关节放松并略背伸，手指自然弯曲，以掌根部附着于施术部位。以肘关节为支点，前臂做主动运动，带动腕及手掌连同前臂做小幅度的回旋揉动，并带动该处皮下组织一起运动，频率为120～160次/分 ②掌揉法：以整个手掌掌面着力，操作与掌根揉法相同 ③大鱼际揉法：沉肩、垂肘，腕关节放松，呈微屈或水平状。大拇指内收，	吸定于施术部位，带动皮下组织一起运动，不能在体表上有摩擦运动；操作时向下的压力不可太大	掌根揉法适用于腰背及四肢等面积大且平坦的部位；掌揉法常用于脘腹部；大鱼际揉法主要适用于头面部、胸胁部；中指揉法、三指揉法、拇指揉法用	揉法具有疏通经络、行气活血、健脾和胃、消肿止痛等作用，主要适用于脘腹胀痛、胸闷胁痛、便秘、泄泻、头痛、眩晕及术后等病症的康复治疗，或用于头面部及腹部的康复保健

续表

分类	操作方法	注意事项	适用部位	功效及应用
揉法	四指自然伸直，将大鱼际附着于施术部位上。以肘关节为支点，前臂做主动运动，带动腕关节摆动，使大鱼际在治疗部位上做轻缓、柔和的上下左右或轻度的环旋揉动，并带动该处皮下组织一起运动，频率为 120 ～ 160 次 / 分 ④中指揉法：中指伸直，食指搭于中指远端指间关节背侧，腕关节微屈，用中指螺纹面着力于治疗部位或穴位。以肘关节为支点，前臂做主动运动，通过腕关节使中指螺纹面在施术部位上做轻柔的小幅度环旋或上下左右运动，频率为 120 ～ 160 次 / 分 ⑤三指揉法：将食指、中指和无名指并拢，三指螺纹面着力，操作方法与中指揉法相同 ⑥拇指揉法：以拇指螺纹面着力于施术部位，其余四指置于相应的位置以支撑助力，腕关节微屈，拇指及前臂部主动施力，使拇指螺纹面在施术部位上做轻柔的环旋揉动，频率为 120 ～ 160 次 / 分		于全身穴位	

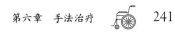

续表

分类	操作方法	注意事项	适用部位	功效及应用
擦法	以食指、中指、无名指和小指指面或掌面、手掌的大鱼际、小鱼际置于体表施术部位。腕关节伸直，使前臂与手掌相平。以肘或肩关节为支点，前臂或上臂做主动运动，使手的着力部分在体表做均匀的上下或左右直线往返摩擦移动，使施术部位产生一定的热量。用食指、中指、无名指和小指指面着力称指擦法。用全掌面着力，称掌擦法。用手掌的大鱼际着力，称大鱼际擦法。用小鱼际着力，称小鱼际擦法	①压力不可过大，也不可过小。压力过大，则手法重滞，且易擦破皮肤；压力过小，则不易生热 ②运行的线路不可歪斜。如忽左忽右、滑来滑去，不易生热 ③不可擦破皮肤。为保护皮肤，可使用润滑剂（如冬青膏、红花油等），既可以保护皮肤，防止破皮，又可以使擦的热度深透，提	擦法适用于全身各部位。指擦法接触面较小，适用于颈项、肋间等部位；掌擦热心擦法接触面大，适用于肩背、胸腹部；大鱼际擦法适用于四肢，尤以上肢常用；小鱼际擦法适用于肩背、脊柱两侧及腰骶部	擦法具有宽胸理气、止咳平喘、健脾和胃、行气活血、消肿止痛的作用，主要用于治疗呼吸系统、消化系统及运动系统等疾病，如咳嗽、气喘、胸闷、慢性支气管炎、肺气肿、慢性胃炎、消化不良、不孕、阳痿、四肢伤筋、软组织肿痛、风湿痹痛等病症的早期康复治疗

续表

分类	操作方法	注意事项	适用部位	功效及应用
擦法		高手法效应。操作完成后，不可在所擦之处使用其他手法，以免造成破皮 ④不可隔衣操作，须裸露施术部位的皮肤		
拿法	以拇指和其余手指的指面相对用力，捏住施术部位肌肤并逐渐收紧、提起，腕关节放松。以拇指同其他手指的对合力进行轻重交替、连续不断地提捏并施以揉动	注意动作的协调性，不可死板僵硬。初习者不可用力久拿，以防伤及腕部与手指的屈肌肌腱及腱鞘	拿法适用于颈项部、肩部、四肢和头部	拿法具有疏经通络、行气活血的作用，常用于活动受限、四肢酸痛、头痛、恶寒等症状的康复治疗
搓法	①夹搓法：以双手掌面夹住施术部位，令患者肢体放松。以肘关节和肩关节为支点，前臂与上臂部主动施力，做相反方向的快速搓动，并同时做上下往返移动	①施力不可过重 ②夹搓时如夹得太紧或推搓时下压力度过大，	夹搓法适用于四肢、胁肋，推搓法适用于背腰部及下肢后侧	搓法具有疏松肌筋、调和气血、解痉止痛及疏肝理气等作用，主要用于四肢关节运动障碍、关节

续表

分类	操作方法	注意事项	适用部位	功效及应用
搓法	②推搓法：以单手或双手掌面着力于施术部位，以肘关节为支点，前臂部主动施力，做较快速地推去拉回的搓动	会造成手法呆滞		活动不利、肌肉酸痛及胸胁迸伤等病症的康复治疗，也可作为治疗其他疾病的辅助手法或结束手法
擦法	①小鱼际擦法：以小鱼际及手背侧为着力部位，腕关节略屈向尺侧进行往返擦法操作 ②掌指关节擦法：用第二至第四掌指关节背侧为着力部位，腕关节略屈向尺侧进行往返擦法操作 ③拳擦法：手呈半握拳状，以第二至第四指第一节指背、掌指及指间关节背侧为着力面进行往返擦法操作	①吸定的部位应紧贴于体表，不可拖动、摆动或跳动 ②手法的压力频率和摆动幅度应均匀，尽可能增大腕关节的屈伸幅度，动作应协调而有节律	擦法适用于四肢、颈肩部、背腰骶臀部及腹部	擦法具有舒筋活血，滑利关节，缓解肌肉、韧带痉挛，增强肌肉、韧带活动能力，促进血液循环及消除肌肉疲劳等作用。擦法常用于风湿酸痛，肌肤麻木，外伤及脑血管疾病后导致的肢体瘫痪、运动功能障碍、高血压、糖尿病、痛经、月经不调等病症的康复治疗和保健

续表

分类	操作方法	注意事项	适用部位	功效及应用
按揉法	①拇指按揉法：分为单拇指按揉法、双拇指按揉法。单拇指按揉法是将拇指指腹置于施术部位，腕关节微屈，以肘关节为支点，前臂和拇指施力，对施术部位进行节律性的按压及环转揉动。双拇指按揉法是将双手拇指指腹置于施术部位，以肘关节为支点，前臂和拇指施力，对施术部位进行节律性的按压及环转揉动 ②掌按揉法：分为单掌按揉法和双掌按揉法两种。单掌按揉法是将掌根部置于施术部位，其余手指自然伸直，腕关节放松，以头肩关节和肘关节为双重支点，前臂和上臂主动施力，对施术部位进行节律性按压揉动。双掌按揉法是双手重叠，置于施术部位，腕关节放松。以掌根为着力部位，以肩关节为支点，将上半身重量随身体小幅度前倾后移运动传至掌根部，对施术部位进行节律性的按压揉动	按揉法操作时宜刚柔并济，按揉结合，按揉之间不可偏颇；按揉需按一定的节律性进行操作，不可过快或过慢	按揉法适用于肩背部、腰骶部和下肢后侧	按揉法具有通筋活络、安神止痛的作用，常用于头痛、腰背痛、下肢痛等各种痛症的康复治疗

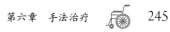

续表

分类	操作方法	注意事项	适用部位	功效及应用
按揉法	③肘按揉法：将上肢前臂的上 1/3 置于施术部位，以肩节为支点，对施术部位进行节律性按压揉动			
推摩法	治疗师将拇指桡侧偏峰着力于体表经络或穴位上，其余四指并拢，掌指部自然伸直，指腹着力于相应治疗部位，腕部放松，微屈约20°，然后以腕关节主动摆动，带动拇指指间关节做伸屈活动，并使其余四指在治疗部位做环形摩动	操作时应区别于摩法、擦法及点法，做到速度均匀、力量柔和，切忌使用生猛蛮力	推摩法适用于胸腹部	推摩法具有宽胸理气、健脾和胃、消食导滞、活血调经、疏肝解郁等功效，常用于胸胁脘腹胀满、消化不良、痛经、月经不调等病症的治疗
揉捏法	治疗师的拇指外展，其余四指并拢，将手掌平放于施术部位，拇指和掌根部做揉的动作，其余四指做捏的动作，环形旋转，边揉边捏，缓慢向前移动	揉捏法着力不可忽快忽慢，着力不宜间断或跳跃	揉捏法适用于四肢和腰背部	揉捏法具有舒筋通络、活血止痛、调整阴阳、扶正祛邪、清热明目、镇静安神等作用，常用于头痛、头晕、肩背酸痛、半身不遂、四肢麻木、失眠、烦躁等病症的治疗

续表

分类	操作方法	注意事项	适用部位	功效及应用
捏脊法	①拇指前位捏脊法：治疗师双手握空拳状，用食指中节的桡侧及背面置于患者脊柱两侧，拇指伸直前按，并对准中节食指处，将患者皮肤捏起，并轻轻提捻，边捏边提，缓慢向上移动 ②拇指后位捏脊法：治疗师的双手拇指伸直，以桡侧指面紧置于患者脊柱两侧，食指、中指前按，与拇指相对用力，将患者皮肤捏起，轻轻提捻，边捏边向上移动	捏脊法宜指腹着力，不可用指端进行挤捏，更不可将肌肤拧转	捏脊法适用于脊柱两侧	捏脊法具有调整阴阳、疏通经络、健脾和胃、改善血液循环、调整脏腑功能、提高机体免疫力等作用，常用于治疗成人腰背痛、痛经、月经不调，以及小儿疳积、厌食、消化不良、腹泻、呕吐、便秘、夜啼、感冒、咳嗽、遗尿、多汗、脑瘫等

（张启富　梁超卓）

第二节　意大利筋膜手法疗法

一、概述

意大利筋膜手法（FM）由意大利的物理治疗师 Luigi Stecco 开创。意大利筋膜手法协会成立于 2008 年，基于 40 年的解剖文献分析和临床实践，用于评估、治疗骨骼肌肉系统疼痛及功能障碍和内脏功能紊乱。意大利筋膜手法重在研究筋膜，特别是深筋膜，认为肌筋膜系统是三维连续体。目前，意大利筋膜手法技术已在全世界传播。

二、适应证

意大利筋膜手法的适应证如图 6-3 所示。

扭伤、关节脱位、腰肌劳损、肌腱炎、关节周围炎、滑囊炎、肌肉萎缩、偏头痛、三叉神经痛、肋间神经痛、股神经痛、坐骨神经痛、腰背神经痛、四肢关节痛等

面神经麻痹、面肌肉痉挛、腓肠肌痉挛

由风湿引起的疼痛，如肩、背、腰、膝等的肌肉疼痛，以及急性或慢性风湿性关节炎、关节滑囊肿痛和关节强直等

其他症状，如神经性呕吐、消化不良、习惯性便秘、胃下垂、慢性胃炎、失眠、遗精，以及妇女痛经与神经官能症等

适应证

图 6-3 意大利筋膜手法的适应证

三、禁忌证

意大利筋膜手法的禁忌证如图 6-4 所示。

局部合并明显的骨质病变，如骨关节骨折、脱位，重度的腰椎滑脱症，椎弓根不连

伴有高血压、心脏病、糖尿病及其他全身性疾病者，严重的皮肤病、传染病，怀疑有结核、肿瘤、妇女在月经期及怀孕期等情况

中央型腰椎间盘突出症，病程较长、疼痛剧烈、神经受压症状明显或病情迅速恶化、病情复杂的患者等

禁忌证

图 6-4 意大利筋膜手法的禁忌证

四、操作前的准备

医生向患者说明治疗的过程、治疗的效果、可能存在的不良反应及相关风险，并让患者签署知情同意书。

五、操作说明

意大利筋膜手法的操作说明见表 6-2。

表 6-2　意大利筋膜手法的操作说明

序号	操作说明
1	戴口罩、帽子；自我介绍，核对患者的信息；评估环境，环境安静、舒适
2	告知患者治疗的目的，取得患者的配合
3	嘱咐患者放松，按手法施用的位置让患者取适宜的体位
4	在治疗的过程中，应随时观察和询问患者的反应，适时地调整手法与力度，做到力度均匀、柔和、持久
5	急性软组织损伤、局部疼痛肿胀较甚、瘀血甚者，应选择远端穴位进行治疗
6	推拿操作，待病情缓解后，再行局部操作
7	治疗结束后应告知患者治疗后的注意事项

六、评估与检查

1.问诊评估

Michael 的评估见表 6-3。

表 6-3　Michael 的评估表

	节段	位置	左/右侧	病史	复发性/持续性	VAS疼痛评分	备注
疼痛部位							

续表

	节段	位置	左/右侧	病史	复发性/持续性	VAS疼痛评分	备注
伴随性疼痛							
疼痛史							

注：节段包括头、颈、胸、腰、骨盆、髋、膝、小腿、足、肩胛、肱骨、肘、腕、手，位置包括向前、向后、向外、向内、外旋、内旋，左/右侧包括左侧、右侧、双侧。

2. 动作检查

根据前屈、后伸、侧屈、旋转功能动作，评估活动范围及疼痛情况。

3. 触诊检查

触诊相应节段的CC点致密化和疼痛情况，结合以上检查情况，确定治疗平面的节段和位置。

4. 治疗及疗效

根据治疗平面的节段和位置进行意大利筋膜手法治疗。治疗完成后，确认疼痛是否减轻，功能活动范围有无增加等。

七、注意事项

意大利筋膜手法的注意事项如图6-5所示。

注意事项

注意患者的体位，嘱咐患者放松，并按手法施用的位置让患者取适宜的体位

治疗师选择合适的体位，随时观察和询问患者的反应，适时地调整手法与力度，做到力度均匀、柔和、持久

有的患者可能出现皮肤疼痛及青紫的现象，若出现此种情况，可休息3～5天再进行治疗，但一定要分清原因，尤其注意手法操作是否得当

局部合并明显的骨质病变，如骨关节骨折、脱位，重度的腰椎滑脱症，椎弓根不连的患者不宜采用意大利筋膜手法来治疗

采用刺激性较重的筋膜手法治疗后，患者须卧在硬板床上休息，或戴腰围，以起支撑和保护作用，同时注意腰部保暖

患者过于饥饿、饱胀、疲劳、精神紧张及饮酒时，不宜立即进行治疗

图6-5　意大利筋膜手法的注意事项

（张启富　杨育港）

第三节　Mulligan 动态关节松动技术

一、定义

Mulligan 动态关节松动技术是一种新的手法治疗技术，它是利用被动关节松动术的优势，再加上自主活动的优点，在治疗颈椎、上胸椎，甚至整个脊椎时，让患者的身体处于负重状态下进行操作的动态关节松动技术（患者可站或坐着接受治疗）。

二、适应证

Mulligan 动态关节松动技术的适应证如图 6-6 所示。

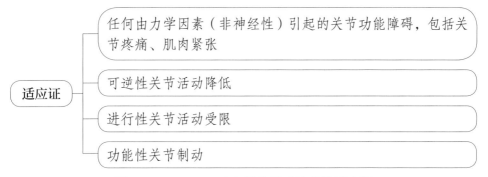

图 6-6　Mulligan 动态关节松动技术的适应证

三、禁忌证

Mulligan 动态关节松动技术的禁忌证如图 6-7 所示。

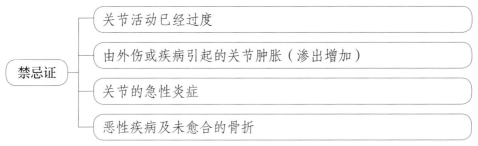

图 6-7　Mulligan 动态关节松动技术的禁忌证

四、操作前的准备

治疗师应向患者说明治疗的过程、治疗的效果、可能存在的不良反应及相关风险，并让患者签署知情同意书。患者应做好治疗前的准备，如上厕所，避免空腹、饱腹，控制血压等，同时放松心情，配合治疗师的治疗。

五、操作说明

Mulligan 动态关节松动技术的操作说明见表 6-4。

表 6-4　Mulligan 动态关节松动技术的操作说明

序号	操作说明
1	戴口罩、帽子；自我介绍，核对患者的信息；评估环境，环境应安静、舒适
2	告知患者治疗的目的，取得患者的配合
3	患者取卧位或坐位
4	严格遵守诊疗规划，全面考虑患者的实际情况，做出正确诊断后方可实施治疗方案
5	在治疗过程中，应时刻观察患者的反应，随时与患者沟通，详细告知患者注意事项，并适当开展预防与康复知识的宣传

六、治疗技术

Mulligan 动态关节松动技术治疗颈椎见表 6-5。

表 6-5　Mulligan 动态关节松动技术治疗颈椎

疾病 / 技术	患者体位	矫正手法	操作要点及注意事项
颈源性头痛	仰卧位	患者的双侧肩膀与床平行，治疗师将患者的头支撑于自己的腹部，并屈曲患者的颈部到终末端。将患者的头部固定在屈曲位，然后被动左右旋转，并记录角度	患者的颈部需屈曲到终末端，患者保持在屈曲位时，确保只有单纯的头部旋转，不能有侧屈。终末端均可先出现阻力或疼痛。正常范围一般每次 44°，评估范围大于 10°，则试验阳性
颈源性眩晕	患者坐在稳定的椅子上，颈部与头部均保持在中立位	在患侧 C1 横突处使用无痛的被动后前向滑动，在持续滑动的过程中，患者主动向眩晕侧转头	首先确定症状来自颈椎旋转，滑动时应询问患者的感受，以确保滑动能够缓解症状，后前向滑动持续的过程中，同时让患者主动旋转到产生症状的一侧的终末端，每天最多重复 3 次

续表

疾病/技术	患者体位	矫正手法	操作要点及注意事项
颈椎动态小关节松动术（SNAG）	患者坐在稳定的椅子上，颈部与头部均保持在中立位	在棘突/关节突、椎板施行无痛被动后前向滑动，方向与小关节平行。在滑动维持的过程中患者向产生症状的方向主动活动颈部	首先确认症状由颈椎屈曲产生，在 C3～C7 处，左右拇指叠指施行被动的后前向滑动，方向沿小关节平面。维持后前向滑动，并让患者主动屈曲颈椎到终末端。如果症状消失，再次检查患者颈椎屈曲的主动活动度

七、注意事项

治疗师在操作 Mulligan 动态关节松动技术时的注意事项如图 6-8 所示。患者在治疗时的注意事项如图 6-9 所示。

治疗师的注意事项
- 牢记禁忌证和注意事项
- 及时督促绝对禁忌证的患者转诊，切不可延误治疗时机
- 严格遵守诊疗规划，全面考虑患者的实际情况，做出正确诊断后方可实施治疗方案
- 治疗师应自我放松，并引导患者放松与配合
- 不应盲目追求矫正过程中"咔嗒"的弹响声，弹响声的有无、大小及音质与矫正成功与否没有必然联系
- 在治疗的过程中，治疗师应时刻观察患者的反应，随时与患者沟通，详细告知患者注意事项
- 治疗师决不能滥用手法，更不能进行尝试性治疗。尽量避免实施风险大的手法。对于每一次手法操作，都必须有所依据
- 遵守医护人员的基本卫生规范，并适当宣传预防与康复知识

图 6-8 治疗师在操作 Mulligan 动态关节松动技术时的注意事项

患者的注意事项

向治疗师提供完整、真实的疾病信息（如症状、既往病史），提供相关影像诊断资料，不隐瞒疾病信息，不提供虚假信息

患者在就诊时，应携带近期在其他医疗机构所做的 X 片、CT 或 MRI 报告单及化验单、有关病历、服用药物的说明书等，以便治疗师综合考虑而做出正确诊断，避免重复治疗、过度治疗

患者在接受治疗前应做好准备，如上厕所，避免空腹、饱腹，控制血压等，同时放松心情，配合治疗师的治疗

在手法操作过程中，不应以治疗师是否造成"咔嗒"弹响声作为矫正复位成功的标志

矫正治疗后，应避免重负荷工作、剧烈活动和急速运动

矫正后 2 小时内，如矫正部位有轻微发热和轻度酸痛，属于正常反应。如果反应过重或持续时间过长，应及时与治疗师联系

坚持完成整个疗程的治疗。治疗是个体生物修复的过程，很难一蹴而就，需要一定的时间。根据病情严重的程度，通常矫正治疗隔天 1 次或每周 2 次较为适宜，矫正之外的辅助治疗可每天 1～2 次

认真学习领会并坚持运用脊柱相关疾病预防知识，如使用电脑转椅，穿平跟鞋，坚持科学适度的运动，均衡膳食营养，保持良好的心态

定期复诊，2～3 周复诊为宜

图 6-9　患者在治疗时的注意事项

（张启富　陈锐）

第四节　美式整脊疗法

一、概述

美式整脊疗法是源于欧洲的传统自然医学，也是欧美国家乃至世界广泛流行的一种自然疗法。美式整脊疗法注重人体的整体研究，强调人体内部各器官及组织的相互关系，寻求一种维护、修复自然生理平衡与物理平衡的方法。

二、操作目的

美式整脊疗法以脊椎解剖学、生物力学、X 线学为基础，具有一套规范、科学的矫正手法。通过自然疗法矫正不正常的脊椎位移，调整脊椎不合理的变形，改变脊柱的生物力学结构，解除可能存在的对脊神经或血管的干扰，从根本上逐渐改变和消除致病因素，从而达到彻底治病及预防的效果。在这种思想的指导下，美式整脊疗法从人体的整体平衡着手，来认识人体内部的奥秘，以达到使人体恢复健康的目的。

三、适应证

美式整脊疗法的适应证如图 6-10 所示。

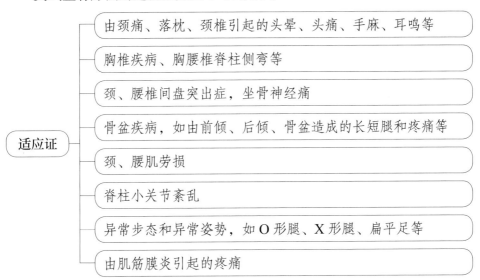

图 6-10　美式整脊疗法的适应证

四、禁忌证

美式整脊疗法的禁忌证如图 6-11 所示。

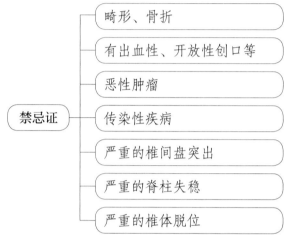

禁忌证
- 畸形、骨折
- 有出血性、开放性创口等
- 恶性肿瘤
- 传染性疾病
- 严重的椎间盘突出
- 严重的脊柱失稳
- 严重的椎体脱位

图 6-11　美式整脊疗法的禁忌证

五、操作说明

美式整脊疗法的操作说明见表 6-6。

表 6-6　美式整脊疗法的操作说明

序号	操作说明
1	完善全脊柱 X 光片，包括颈椎正侧位、颈椎动力位、胸椎正侧位（或全脊柱正侧位片、颈椎动力片）
2	运用电脑分析系统测量分析法或 X 光片底片测绘诊判法，得出患者的全脊柱整体情况，再确定治疗方案
3	向患者分析病情，讲解预后情况，制订治疗方案
4	根据确定的方案实施治疗
5	治疗结束后，告知患者注意事项

六、操作手法

（一）操作前的准备

结合临床辅助影像检查（CT、MRA）等，严格遵守诊疗规划，全面考虑患者的情况，做出正确诊断后方可实施治疗。向患者说明治疗的过程、治疗的效果、可能存在的不良反应及相关风险，让患者签署知情同意书。患者接受治疗前应做好准备，如上厕所，避免空腹、饱腹，控制血压等，保持身心放松，相信治疗师的治疗。

（二）操作手法

由于矫正手法方式繁多，以下取简单常见的手法做简要介绍。

1. 颈椎美式整脊

颈椎美式整脊的操作见表 6-7。

表 6-7　颈椎美式整脊的操作

治疗部位	患者体位	矫正手法	发力部位	发力方向	接触点
寰椎	仰卧位，全身自然放松	治疗师站在患者头的后方，左手托着患者的脸腮，右手（矫正手）的拇指顶在被矫正椎体的横突上，食指在颧骨下缘，小指在下巴之下缘。左右手肘尽量弯曲，两臂位于一条线上。将患者头部外旋到极限，使用轻快之力突破极限，听到有响声后完成矫正。注意控制方向、力度和深度	右手	患者眼睛方向	寰椎横突

续表

治疗部位	患者体位	矫正手法	发力部位	发力方向	接触点
第二颈椎	仰卧位，全身自然放松	同治疗寰椎的矫正手法	右手	患者眼睛方向	第二颈椎横突
第三颈椎	仰卧位，全身自然放松	同治疗寰椎的矫正手法	右手	患者眼睛方向	第三颈椎横突
第四颈椎	仰卧位，全身自然放松	治疗师站在患者头的侧方，左手抓住患者的下颚，用手臂托着患者的头部，右手食指抵住棘突，并轻推。将患者的头部向左转向极限，左手牵引，右手顺着右手臂方向瞬间轻快地用力，听到有响声即完成矫正	右手	治疗师右手臂方向	第四颈椎棘突
第五颈椎	仰卧位，全身自然放松	同治疗第四颈椎的矫正手法	右手	治疗师右手臂方向	第五颈椎棘突
第六颈椎	仰卧位，全身自然放松	同治疗第四颈椎的矫正手法	右手	治疗师右手臂方向	第六颈椎棘突
第七颈椎	仰卧位，全身自然放松	同治疗第四颈椎的矫正手法	右手	治疗师右手臂方向	第七颈椎棘突

2. 腰椎美式整脊

腰椎美式整脊的操作见表 6-8。

表 6-8　腰椎美式整脊的操作

治疗部位	患者体位	矫正手法	发力部位	发力方向	接触点
第一腰椎	患者跨坐椅子上，双臂交叉于胸前，右手放在左肩上，左手放在右肩上	治疗师站在患者的后方，左手后拉患者右臂，右手掌根顶住受限椎体的横突上，左右手同时出力，旋转到极限，右手突发力，突破极限，听到有响声即完成矫正	右手掌根	健侧	第一腰椎横突
第二腰椎	患者坐位，姿势同治疗第一腰椎的体位	同治疗第一腰椎的矫正手法	右手掌根	健侧	第二腰椎横突
第三腰椎	患者坐位，姿势同治疗第一腰椎的体位	同治疗第一腰椎的矫正手法	右手掌根	健侧	第三腰椎横突
第四腰椎	患者侧卧位，患侧在上，躺在床上，面向治疗师，患侧腿弯曲，健侧腿伸直	治疗师站于床旁，面向患者，右手从患者肩部向头方向推并固定，左手中指扣住 L4 的棘突，左肘拉患臂，双手产生牵引作用，并用腿压患膝，使骨盆旋转到极限，突破极限，听到有响声即完成矫正	双手、左手中指	上下	第四腰椎棘突

续表

治疗部位	患者体位	矫正手法	发力部位	发力方向	接触点
第五腰椎	患者取侧卧位，姿势同治疗第四腰椎的体位	同治疗第四腰椎的矫正手法	双手、左手中指	上下	第五腰椎棘突
骶髂关节	仰卧位，双手交叉，置于头后	治疗师立于患者健侧，一手压在患侧的髂内前上缘，并固定；另一手压住患者肘的前端，向内旋转患者的身体，直到腰骶关节为止，并固定。按压患者髂骨前上缘的手用力向下推，听到有响声即完成矫正	上方手	向下	髂内上缘

（三）操作后的处理

美式整脊疗法操作后的处理如图 6-12 所示。

操作后的处理
- 根据患者的情况，指导患者进行针对性的功能锻炼
- 安排 2～3 周的治疗，疗程结束后再次拍片进行分析比对
- 告知患者治疗后注意事项，均衡膳食营养，避免剧烈运动、不良姿势、不良习惯等

图 6-12　美式整脊疗法操作后的处理

七、注意事项

美式整脊疗法的注意事项如图 6-13 所示。

注意事项

- 严格遵守诊疗规划，全面考虑患者的情况，做出正确诊断后方可实施治疗方案
- 不能滥用手法，更不能进行尝试性治疗。尽量避免实施风险大的手法。每一次手法操作都必须有所依据
- 在治疗的过程中，应时刻注意观察患者的反应，随时与患者进行沟通，详细告知患者注意事项，并适当宣传预防与康复知识
- 不盲目追求矫正过程中"咔嗒"的弹响声，弹响声的有无、大小及音质与矫正成功与否没有必然的联系

图 6-13　美式整脊疗法的注意事项

（张启富　何涯）

第五节　施罗特疗法

一、概述

施罗特（Schroth）脊柱侧弯矫正训练是由德国著名的理疗康复专家 Katharina Schroth 发明的，她的女儿 Christa Lehnert Schroth 传承了施罗特训练法，她的外孙 Dr.Wiss 在原有的训练上进行了改良。施罗特疗法的治疗理念包括独特的姿势矫正、呼吸模式的矫正和姿势感受矫正 3 个方面，其核心训练法是旋转成角呼吸法。

二、适应证

施罗特疗法的适应证如图 6-14 所示。

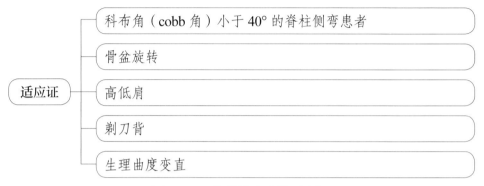

科布角（cobb 角）小于 40° 的脊柱侧弯患者

骨盆旋转

适应证

高低肩

剃刀背

生理曲度变直

图 6-14　施罗特疗法的适应证

三、禁忌证

施罗特疗法的禁忌证如图 6-15 所示。

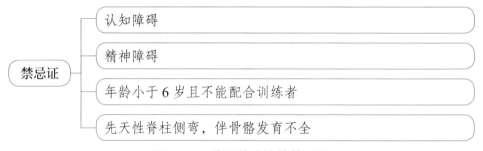

认知障碍

精神障碍

禁忌证

年龄小于 6 岁且不能配合训练者

先天性脊柱侧弯，伴骨骼发育不全

图 6-15　施罗特疗法的禁忌证

四、操作前的准备

治疗师应向患者说明治疗的过程、治疗的效果、可能存在的不良反应及相关风险，并让患者签署知情同意书。患者在治疗前应做好准备，如上厕所，避免空腹、饱腹，控制血压，同时放松心情，相信治疗师的治疗。

五、操作说明

施罗特疗法的操作说明见表 6-9。

表 6-9 施罗特疗法的操作说明

序号	操作说明
1	戴口罩、帽子；自我介绍，核对患者的信息；评估环境；环境应安静、舒适
2	告知患者治疗的目的，取得患者的配合
3	患者取坐位
4	旋转成角呼吸训练：脊柱侧弯是三维畸形，需要在矢状面、冠状面、水平面上进行调整，使偏移的椎体尽量回归到正确的位置，并保持稳定，让脊柱看起来像一条直线。在一呼一吸中，保持身体各部位的静态—支撑—对拉训练，集中注意将气流引入凹侧，并使其凸起，被扭曲的胸廓在呼吸的力量下归正
5	在治疗的过程中，应时刻观察患者的反应，随时与患者进行沟通，详细告知患者的注意事项，并适当宣传预防与康复知识
6	治疗结束后应告知患者注意事项

六、注意事项

治疗师和患者的注意事项分别如图 6–16、图 6–17 所示。

治疗师的注意事项

- 牢记禁忌证和注意事项
- 及时督促绝对禁忌证的患者转诊，切不可延误治疗时机
- 严格遵守诊疗规划，全面考虑患者的情况，做出正确诊断后方可实施治疗
- 治疗师应自我放松，并引导患者放松，取得患者的配合
- 不应盲目追求矫正过程中"咔嗒"的弹响声，弹响声的有无、大小及音质与矫正成功与否没有必然的联系
- 在治疗的过程中，治疗师应时刻观察患者的反应，随时与患者进行沟通，详细告知患者注意事项
- 治疗师决不能滥用手法，更不能进行尝试性治疗。尽量避免风险大的手法实施。每一次的手法操作都必须有所依据
- 遵守医护人员的基本卫生规范，并适当宣传预防与康复知识

图 6-16　治疗师的注意事项

向治疗师提供完整、真实的疾病信息（如症状、既往病史）及相关影像诊断资料，不隐瞒疾病信息，不提供虚假信息

患者在就诊时，携带近期在其他医疗机构所做的 X 片、CT 或 MRI 报告单及化验单、有关病历、服用药物的说明书等，以便治疗师综合考虑做出正确诊断，避免重复、过度治疗

接受治疗前做好准备，如上厕所，避免空腹、饱腹，控制血压等，放松精神，配合治疗师的治疗

在手法操作过程中，不要以治疗师是否造成"咔嗒"弹响声作为矫正复位成功的标志

矫正治疗后，应避免重负荷工作、剧烈活动和急速运动

矫正后 2 小时内，如矫正部位有轻微发热和轻度酸痛，属于正常反应。如果反应过重或持续时间过长，请及时与治疗师联系

坚持完成整个疗程的治疗。治疗是个体生物修复的过程，很难一蹴而就，需要一定的时间。根据病情严重程度，通常矫正治疗隔天 1 次或每周 2 次较为适宜，矫正之外的辅助治疗可每天 1～2 次

认真学习领会并坚持运用脊柱相关疾病预防知识，如使用电脑转椅、穿平跟鞋，坚持科学适度的运动，均衡膳食营养，保持良好的心态

定期复诊，以 2～3 周复诊为宜

患者的注意事项

图 6-17 患者的注意事项

（张启富 陈锐）

第七章 意识障碍促醒技术

第一节 意识障碍评定

一、意识行为量表与运用

脑干上行网状激活系统严重损害，大脑皮质及皮质下神经环路相对完整，可导致昏迷。丘脑及大脑皮质广泛损害，脑干上行网状激活系统相对完整，便形成植物状态。

常用的意识行为量表包括格拉斯哥昏迷量表（GCS，见表7-1）、WHIM量表、全面无反应性量表（FOUR，见表7-2）、昏迷恢复修订版量表（CRS-R，见表7-3）、痛觉昏迷修订版量表（NCS-R）。

表7-1 格拉斯哥昏迷量表（GCS）

姓名：	性别：	年龄：	利手：	文化程度：
病区：	床号：	住院号：	发病时间：	入院时间：

临床诊断：

项目	试验	患者反应	评分	年 月 日	年 月 日	年 月 日
睁眼反应	自发	自己睁眼	4			
	言语刺激	大声向患者提问时患者睁眼	3			
	疼痛刺激	捏患者时能睁眼	2			
		捏患者时不能睁眼	1			

续表

项目	试验	患者反应	评分	年 月 日	年 月 日	年 月 日
运动反应	口令	能简单执行命令	6			
	疼痛刺激	捏痛时患者能拨开医生的手	5			
		捏痛时患者撤出被捏的手	4			
		捏痛时患者身体呈去皮质强直（上肢屈曲、内收内旋；下肢伸直、内收内旋，踝跖屈）	3			
		捏痛时患者身体呈去大脑强直（上肢伸直、内收内旋；腕指屈曲，下肢与去皮质强直相同）	2			
		捏痛时患者毫无反应	1			

续表

项目	试验	患者反应	评分	年 月 日	年 月 日	年 月 日
言语反应	言语	能正确回话，如回答医生他在哪、他是谁及年和月	5			
		言语错乱，定向障碍	4			
		说话能被理解，但不恰当	3			
		发出声音，但不能被理解	2			
		不发声	1			
总分						
评估者						

注：GCS 最高计分 15 分为正常，最低计分为 3 分，8 分及以下属于昏迷；得分越低，昏迷越深，病情越严重。以下两种情况不计入评分：①颅脑损伤入院后 6 小时之内死亡；②颅脑火器伤。

根据 GCS 计分及昏迷时间的长短，可将颅脑损伤分为以下 4 种类型：①轻型，GCS 为 13～15 分，伤后昏迷时间为 20 分钟之内；②中型，GCS 为 9～12 分，伤后昏迷时间为 20 分钟至 6 小时；③重型，GCS 为 6～8 分，伤后昏迷时间持续 6 小时以上；④特重型，GCS 为 3～5 分。

表7-2　全面无反应性量表（FOUR）

评分	眼部运动	运动反应	脑干反射	呼吸功能
4	自主睁眼，或遵嘱睁眼、眼球追踪和眨眼	可以遵嘱竖大拇指、握拳和比画剪刀手	瞳孔光反应和角膜反射存在	未插管且呼吸节律规整
3	可以睁眼，但不能按照指令追踪或眨眼	刺痛能定位	一侧瞳孔散大、固定，角膜反射存在	未插管，但呈潮式呼吸
2	大声呼唤可睁眼	刺痛后上肢屈曲	瞳孔光反应或角膜反射消失	未插管且呼吸不规律
1	疼痛刺激可睁眼	刺痛后上肢伸直	瞳孔光反应和角膜反射都消失，但咳嗽反射存在	有自主呼吸，但需呼吸机辅助通气
0	疼痛刺激不睁眼	刺痛无反应，或呈全身肌痉挛状态	瞳孔对光反射、角膜反射、咳嗽反射均消失	无自主呼吸，完全由呼吸机辅助通气

表7-3　昏迷恢复修订版量表（CRS-R）

单位名称：

姓名：　　　　　年龄：　　　　　床号：　　　　　住院号：

入院诊断：

昏迷开始时间：　　　　　　　　　　睁眼开始时间：

昏迷—醒觉开始时间：　　　　　　　出现执行指令时间：

评分项目		时间									
听觉功能计分	0分为对任何呼叫无反应										
	1分为对声音刺激有惊吓反应										
	2分为对声音刺激能够定位										
	3分为简单指令可以重复 *										
	4分为简单指令稳定重复 *										

续表

评分项目		时间								
视觉功能计分	0 分为无									
	1 分为对眼前飞物有警觉									
	2 分为对眼前移动物体固定注视 *									
	3 分为对所见目标能够有跟踪反应 *									
	4 分为物件固定，能伸手欲拿 *									
	5 分为列举物件能够认知 *									
运动功能计分	0 分为刺激无活动									
	1 分为对于刺激姿势异常（或曲或伸）									
	2 分为刺激仅退缩									
	3 分为刺激可以定位 *									
	4 分为物件可以摆弄 *									
	5 分为外来刺激，自主运动 *									
	6 分为列举物件能够使用 +									
发声／言语功能计分	0 分为对刺激并无声息									
	1 分为对刺激可以张口发声									
	2 分为发声反应语义不清									
	3 分为理解语言，能够表达 *									

续表

	评分项目	时间									
交流功能计分	0分为难以进行语言交谈										
	1分为可以有意识性地交谈 *										
	2分为可以交流，且交流无误 +										
	3分为能够定向语言交流 +										
觉醒功能计分	0分为刺激不能睁眼										
	1分为需要刺激方能睁眼										
	2分为自动睁眼（睡—醒周期）										
	3分为对外来动静有关注 *										
总分											
医生签字											

注："*"表示患者为最小意识状态，"+"表示患者将要脱离最小意识状态。

二、神经电生理评估

神经电生理评估包括诱发电位、睡眠脑电图、经颅磁刺激联合多导联脑电图、影像学评估。

1. 诱发电位

目前临床常用的诱发电位主要有躯体感觉诱发电位和脑干听觉诱发电位。

2. 影像学评估

影像学评估包括头颅磁共振成像、计算机断层成像、静息态功能磁共振成像、正电子发射计算机断层成像、磁共振弥散张量成像。

（李冠杰　陆丽燕）

第二节　神经调控技术

一、概述

神经调控技术是通过植入性或非植入性手段，采用电刺激或药物改变中枢、周围神经或自主神经系统活动治疗疾病的一种生物医学工程技术。

神经电刺激昏迷促醒方法包括脊髓电刺激、深部脑刺激、正中神经电刺激、经颅磁刺激、经颅直流电刺激。其中，脊髓电刺激和深部脑刺激属于侵入性操作，正中神经电刺激、经颅磁刺激和经颅直流电刺激属于非侵入性神经电刺激。

二、神经电刺激昏迷促醒方法

（一）脊髓电刺激

1. 定义

脊髓电刺激（spinal cord stimulation，SCS）是将电极植入脊柱椎管内的硬膜外腔，对不同水平的脊髓进行电刺激，兴奋或抑制性地改变脊髓神经元的兴奋性和放电率，达到治疗疾病目的的治疗方法。

2. 刺激方法

脊髓电刺激的刺激方法如图 7-1 所示。

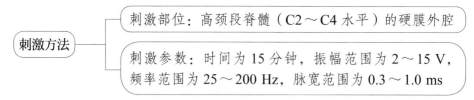

刺激方法 ─── 刺激部位：高颈段脊髓（C2～C4 水平）的硬膜外腔

刺激参数：时间为 15 分钟，振幅范围为 2～15 V，频率范围为 25～200 Hz，脉宽范围为 0.3～1.0 ms

图 7-1　脊髓电刺激的刺激方法

3. 适应证

脊髓电刺激的适应证如图 7-2 所示。

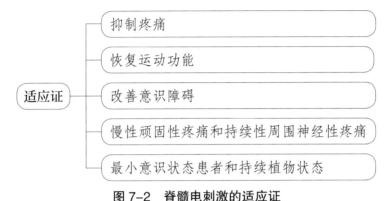

图 7-2　脊髓电刺激的适应证

4. 禁忌证

脊髓电刺激的禁忌证如图 7-3 所示。

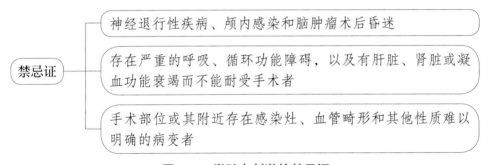

图 7-3　脊髓电刺激的禁忌证

（二）深部脑刺激

1. 定义

深部脑刺激（deep brain stimulation，DBS）是通过立体定向手术将刺激电极植入脑的深部神经核团或其他神经组织并进行电刺激，从而改变相应核团或神经环路的兴奋性，用来治疗疾病的方法。

2. 刺激方法

深部脑刺激的刺激方法如图 7-4 所示。

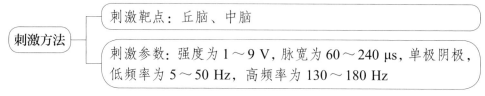

图 7-4　深部脑刺激的刺激方法

3. 适应证

深部脑刺激的适应证如图 7-5 所示。

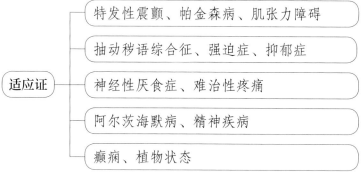

图 7-5　深部脑刺激的适应证

4. 禁忌证

深部脑刺激的禁忌证如图 7-6 所示。

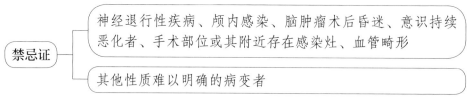

图 7-6　深部脑刺激的禁忌证

（三）正中神经电刺激

1. 定义

正中神经电刺激（median nerve electrical stimulation，MNS）是一种经皮周围神经电刺激技术，是将一对正方形橡胶表面电极置于腕关节掌面腕横纹上2 cm正中神经刺激点处进行电刺激，用于改善脑功能的一种神经调控技术。

2. 刺激方法

正中神经电刺激的刺激方法如图7-7所示。

刺激方法——

刺激器：临床上常采用日本生产的低频电刺激仪（型号为ES-420）

电极安放：采用表面电极，记录电极置于右侧腕关节掌面腕横纹上2 cm正中神经刺激点，参考电极置于同侧鱼际肌

刺激参数：选择方波，脉宽20～30 ms，电流强度10～20 mA（18岁以下的患者为10～15 mA，18岁以上的患者为15～20 mA），频率50 Hz，刺激强度以观察到患者右侧手指轻微收缩即可。每次刺激60分钟，每天刺激2次，持续4周

图7-7 正中神经电刺激的刺激方法

3. 适应证

正中神经电刺激的适应证如图7-8所示。

适应证——

适用于发病3个月内脑损伤后意识障碍或认知障碍患者

原发病病情平稳、生命体征稳定、无脑积水和严重脑萎缩患者

图7-8 正中神经电刺激的适应证

4.禁忌证

正中神经电刺激的禁忌证如图 7-9 所示。

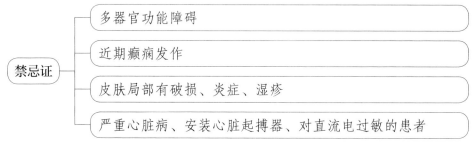

图 7-9　正中神经电刺激的禁忌证

（四）经颅磁刺激

1.定义

经颅磁刺激（transcranial magnetic stimulation，TMS）是将磁刺激线圈放置于头皮上，通过线圈中的脉冲电流产生的磁场经过颈骨时引起邻近组织产生的继发性感应电流对大脑皮质神经元进行刺激的一种方法。TMS 主要有单脉冲 TMS、双脉冲 TMS 及重复性 TMS（petive tmeremninal magnetic simulation，rTMS）3 种刺激模式。用于临床治疗的主要是 rTMS。

2.刺激方法

经颅磁刺激的刺激方法如图 7-10 所示。

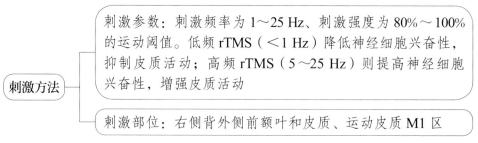

图 7-10　经颅磁刺激的刺激方法

3. 适应证

经颅磁刺激的适应证如图 7-11 所示。

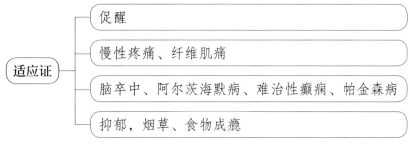

图 7-11　经颅磁刺激的适应证

4. 禁忌证

经颅磁刺激的禁忌证如图 7-12 所示。

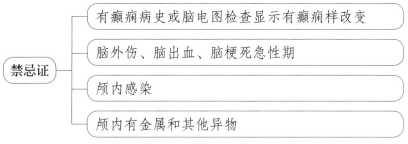

图 7-12　经颅磁刺激的禁忌证

（五）经颅直流电刺激

1. 定义

经颅直流电刺激（tDCS）是通过头皮电极输入相对较弱的恒定电流（通常为 1～2 mA），对大脑皮质进行刺激的一种治疗方法。

2. 刺激方法

经颅直流电刺激的刺激方法如图 7-13 所示。

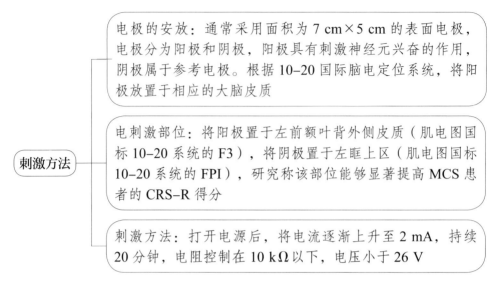

刺激方法

电极的安放：通常采用面积为 7 cm×5 cm 的表面电极，电极分为阳极和阴极，阳极具有刺激神经元兴奋的作用，阴极属于参考电极。根据 10-20 国际脑电定位系统，将阳极放置于相应的大脑皮质

电刺激部位：将阳极置于左前额叶背外侧皮质（肌电图国标 10-20 系统的 F3），将阴极置于左眶上区（肌电图国标 10-20 系统的 FPI），研究称该部位能够显著提高 MCS 患者的 CRS-R 得分

刺激方法：打开电源后，将电流逐渐上升至 2 mA，持续 20 分钟，电阻控制在 10 kΩ 以下，电压小于 26 V

图 7-13　经颅直流电刺激的刺激方法

3. 适应证

经颅直流电刺激的适应证如图 7-14 所示。

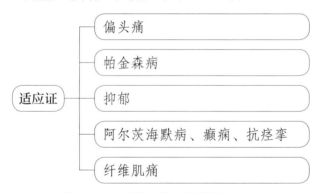

适应证

偏头痛

帕金森病

抑郁

阿尔茨海默病、癫痫、抗痉挛

纤维肌痛

图 7-14　经颅直流电刺激的适应证

4. 禁忌证

经颅直流电刺激的禁忌证如图 7–15 所示。

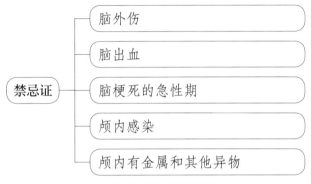

图 7–15 经颅直流电刺激的禁忌证

（李冠杰　陆丽燕）

第三节　感觉刺激技术

一、概述

感觉刺激技术（sensory stimulation program，SSP）是应用一种或多种感觉调激，促进意识阻碍患者反应的一种治疗方法。SSP 应用的感觉刺激包括听觉刺激、视觉刺激、嗅觉刺激、触觉刺激、味觉和口腔刺激及运动刺激。早期积极的综合感觉刺激对缩短昏迷时间和改善昏迷患者的功能预后疗效显著，是昏迷患者促醒的一项重要的治疗技术。

二、分类与操作方法

（一）听觉刺激

听觉刺激主要包括音乐疗法和亲情呼唤。音乐疗法是科学且系统地运用音乐的特性对人体产生影响，协助个人在疾病或残障的治疗过程中达到生理、心理、情绪的整合，并通过和谐的节奏刺激身体的神经、肌肉，使人产生愉快的情绪，使患者在疾病或医疗过程中身心改变的一种治疗方法。音乐疗法是定时播放患者清醒时喜欢的音乐,音量以常人能听清楚且不刺耳为宜,每天刺激 3 次,每次 15～20 分钟。亲情呼唤是每天定时让患者最亲爱的人如父母、妻儿或最亲密的朋友呼唤患者的名字,说"醒一醒,睁开眼"等具有鼓励、刺激性的语言,或者讲述患者难忘的事情、喜欢听的文章以及感兴趣的新闻,可以将这些内容提前录制,每天定时播放。

(二)视觉刺激

视觉刺激是利用室内光线或手电光或红、绿、蓝彩灯进行光照刺激,为患者提供良好的视觉环境,如在床边放置色彩鲜明的物体、家庭照片或熟悉的物体,打开电视节目等。保持刺激物在患者的视野范围内,一般每次刺激 10～15 分钟。

(三)嗅觉刺激

在嗅觉刺激前,帮助患者洗漱,以消除其自身的气味干扰。给予患者各种熟悉的气味刺激,或交替给予愉悦气味和刺激性较大的气味。可使用香水、咖啡、热茶、柠檬皮、洗发水等患者喜欢的物品(食物、植物等)进行刺激,一般每天刺激 1 次,每次刺激的时间不超过 10 秒。香水应避免接触患者的皮肤,避免长期刺激产生适应性。不宜采用醋或氨,防止刺激三叉神经,干扰患者的反应。对于由嗅神经受损、器官切开或鼻饲等所致的无嗅觉反应的患者,不宜进行嗅觉刺激。

(四)触觉刺激

触觉刺激包括温度刺激、疼痛刺激和压力刺激。温度刺激主要是使用不同温度的物品接触患者进行刺激,比如使用在适宜温度的热水或冷水中浸泡的金属物刺激患者,或者用适度的温水擦洗患者的皮肤。可抚摸患者的头面部、耳垂等敏感区域,或者进行体表按摩。疼痛刺激是对患者的四肢、躯干进行拍打。压力刺激是对患者某块肌肉加压 3～5 秒,或进行肌肉牵伸 30 秒,或摩擦胸骨。刺激部位包括面部、四肢末端和躯干部。其中,口腔、嘴唇、耳垂是身体较敏感的地方,可采用直接接触、按摩、加压、拍打等方式。一般持续刺激 5～10 分钟。禁用针尖或冰块刺激患者面部,避免引发血压升高、心跳加快等交感神经反射。

（五）味觉和口腔刺激

味觉刺激是采用棉棒蘸取不同味道（酸、甜、咸等）的溶液刺激患者的舌头。口腔刺激是使用海绵棒对患者的口腔进行按摩，可降低感觉亢进和不正常的口腔反射。味觉和口腔刺激可对患者的嘴唇和口周进行刺激。由于味觉刺激会引起唾液的分泌，故患者有吞咽障碍或其他吸入肺内的危险因素时，不宜使用味觉刺激。

三、注意事项

感觉刺激技术的注意事项如图 7-16 所示。

注意事项
- 颅内压不稳定的患者不宜进行刺激或给予最小刺激
- 刺激时应保持环境安静，排除其他干扰，刺激应反复、规律、长期，疗程一般不少于 4 周
- 选择敏感的、富有情感的刺激效果更好
- 家人或朋友等最熟悉的声音刺激较其他声音刺激疗效好
- 刺激应适度，若患者出现焦躁不安、出汗等不良反应，应及时停止。在操作过程中应积极鼓励患者的家属和亲密的好友参与治疗

图 7-16 感觉刺激技术的注意事项

（李冠杰 陆丽燕）

第八章　言语－吞咽障碍疗法

第一节　构音障碍治疗技术

一、概述

构音障碍是指由构音器官先天性和后天性的结构异常，神经、肌肉功能障碍所致的发音障碍，以及虽不存在任何结构、神经、肌肉、听力障碍所致的言语障碍。构音障碍主要表现为完全不能说话、发声异常、构音异常、音调和音量异常及吐字不清等。由失语症、儿童语言发育迟缓、听力障碍所致的发音异常，可排除构音障碍。

本节主要从儿童的构音障碍入手，讲述功能性构音障碍。功能性构音障碍指发音错误表现为固定状态，但找不到明显原因的构音障碍，临床多见于儿童，特别是学龄前的儿童。此类儿童的构音障碍是家长及教师容易察觉到的沟通障碍之一，需客观地对此类儿童进行评估，确定其是否存在构音障碍。本节从言语语言学角度出发，简要介绍构音障碍的基本知识，并提供普通话版的构音障碍评估流程及部分治疗技巧。

二、影响

构音障碍的影响如图 8-1 所示。

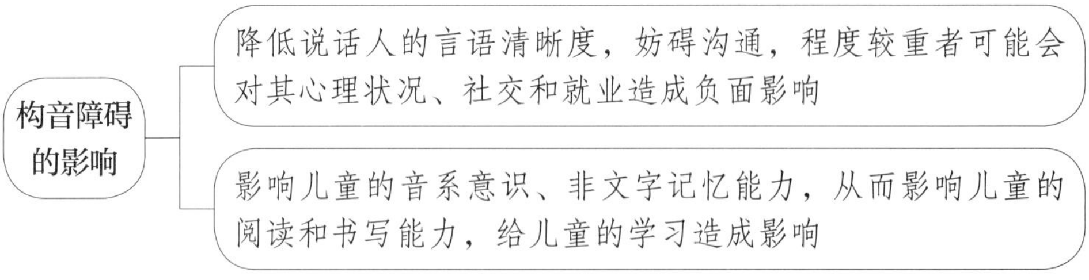

图 8-1　构音障碍的影响

三、适应证

构音障碍治疗技术适用于语言发育水平大体在 4 岁以上的儿童，习惯化的结构异常，特别是在被别人嘲笑的情况下应进行早期的构音训练。

四、禁忌证

构音障碍治疗技术暂无绝对禁忌证，但年龄小于 4 岁或存在认知问题的儿童配合能力不足，难以进行构音训练。

五、评估

（一）目的

构音障碍评估的目的为判定是否存在构音障碍、构音障碍的类型及程度、确定损伤部位等，为后续制订治疗计划提供依据。

（二）使用工具

构音障碍评估使用的工具主要有棉签、压舌板。

（三）声母评估

普通话辅音见表 8-1。

表 8-1 普通话辅音

发音方法			发音部位						
			辅音声母						
			双唇音	唇齿音	舌尖前音	舌尖中音	舌尖后音	舌面前音	舌根音
塞音	清音	不送气音	b			d			g
		送气音	p			t			k
塞擦音	清音	不送气音			z		zh	j	
		送气音			c		ch	q	

续表

发音方法		发音部位						
		辅音声母						
		双唇音	唇齿音	舌尖前音	舌尖中音	舌尖后音	舌面前音	舌根音
擦音	清音		f	s		sh	x	h
	浊音					r		
鼻音	浊音	m			n			
边音	浊音				l			

（四）口腔运动功能的检查

口腔运动功能检查见表 8-2。

表 8-2　口腔运动功能检查

感知觉类型：	高敏□	低敏□	混合型□	正常□
唇	自然状态时的形态结构及位置	□正常　□异常		
	展唇运动	□正常	□不足够	□不能完成	□不配合
	圆唇	□正常	□不足够	□不能完成	□不配合
	圆展唇交替运动	□正常	□不足够	□不能完成	□不配合
	唇齿接触运动	□正常	□不足够	□不能完成	□不配合
	合唇	□正常	□不足够	□不能完成	□不配合
	打开唇	□正常	□不足够	□不能完成	□不配合
	力度	□强	□中	□弱	
	流口水	□没有	□有少量	□大量	
	唇裂	□没有	□有	□单边	□双边
		□左	□右		
		□已修	□未修		

续表

舌	形态和位置	☐正常	☐异常		
	伸出	☐正常	☐不足够	☐不能完成	☐不配合
	舌尖下舔颌	☐正常	☐不足够	☐不能完成	☐不配合
	舌尖上舔颌	☐正常	☐不足够	☐不能完成	☐不配合
	舌尖上舔齿龈	☐正常	☐不足够	☐不能完成	☐不配合
	舌尖左舔嘴角	☐正常	☐不足够	☐不能完成	☐不配合
	舌尖右舔嘴角	☐正常	☐不足够	☐不能完成	☐不配合
	舌尖左右交替	☐正常	☐不足够	☐不能完成	☐不配合
	舌尖前后交替	☐正常	☐不足够	☐不能完成	☐不配合
	舌尖上下交替	☐正常	☐不足够	☐不能完成	☐不配合
	马蹄形上抬模式	☐正常	☐不足够	☐不能完成	☐不配合
	舌两侧缘上抬模式	☐正常	☐不足够	☐不能完成	☐不配合
	舌前部上抬模式	☐正常	☐不足够	☐不能完成	☐不配合
	舌根部上抬模式	☐正常	☐不足够	☐不能完成	☐不配合
	力度	☐强	☐中	☐弱	
	速度（他他他……）	☐正常	☐慢	☐不能完成	☐不配合
	速度（卡卡卡……）	☐正常	☐慢	☐不能完成	☐不配合
	速度(他卡他卡他卡……)	☐正常	☐慢	☐不能完成	☐不配合
	舌系带	☐正常	☐短		
下颌	自然状态时的形态结构及位置	☐正常	☐异常		
	咬肌肌力	☐强	☐中	☐弱	
	向上运动	☐正常	☐不足够	☐不能完成	☐不配合
	向下运动	☐正常	☐不足够	☐不能完成	☐不配合
	向左运动	☐正常	☐不足够	☐不能完成	☐不配合
	向右运动	☐正常	☐不足够	☐不能完成	☐不配合
	前伸运动	☐正常	☐不足够	☐不能完成	☐不配合
	上下连续运动	☐正常	☐不足够	☐不能完成	☐不配合
	左右连续运动	☐正常	☐不足够	☐不能完成	☐不配合

续表

牙齿	前面咬合	□没有缝隙　□有缝隙　□不配合
	旁边咬合	□没有缝隙　□有缝隙　□不配合
	缺牙齿	□没有　□有
腭	硬腭裂	□没有　□有　□已修　□未修
	小孔	□没有　□有
	软腭裂	□没有　□有　□已修　□未修
	悬雍垂裂	□没有　□有
	提升	□正常　□不足够　□未能完成

注：根据评估结果，在对应的"□"内打"√"。

六、训练原则

构音障碍治疗技术的训练原则如图 8-2 所示。

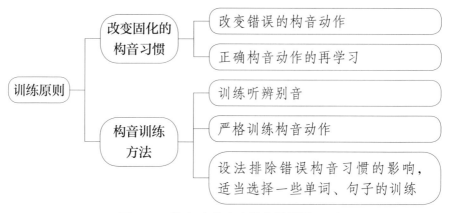

图 8-2　构音障碍治疗技术的训练原则

七、训练计划的制订

（一）训练方法的选择

构音障碍治疗技术的训练方法如图 8-3 所示。

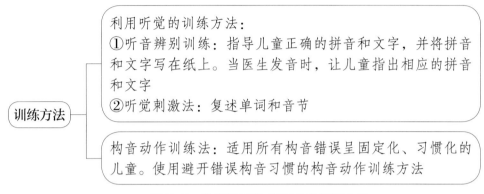

图 8-3 构音障碍治疗技术的训练方法

（二）构音训练的顺序

构音训练的顺序如图 8-4 所示。

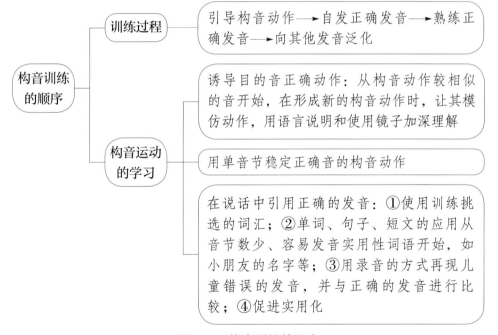

图 8-4 构音训练的顺序

（三）训练教材的选择

训练教材可以选择画片、图册等，根据不同情况选择不同的方法。

八、构音训练

（一）呼吸训练

呼吸气流的量和控制是正确发声的基础，呼吸是构音的动力，必须在声门下形成一定的压力才能产生理想的发声和构音，因此进行呼吸训练是改善发声的基础。呼吸训练如图 8-5 所示。

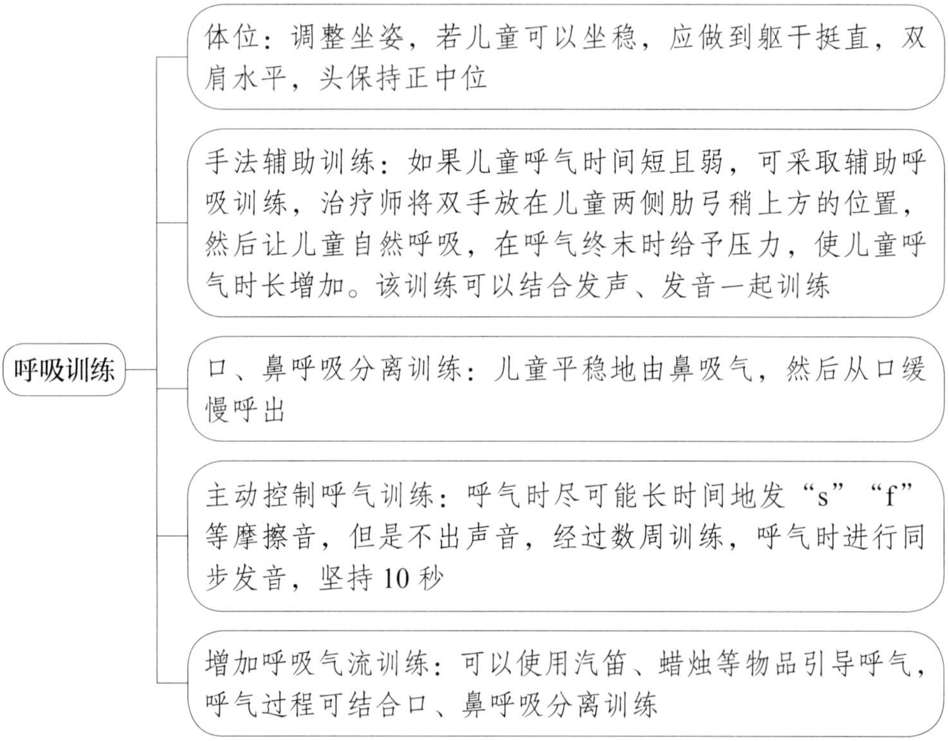

呼吸训练

体位：调整坐姿，若儿童可以坐稳，应做到躯干挺直，双肩水平，头保持正中位

手法辅助训练：如果儿童呼气时间短且弱，可采取辅助呼吸训练，治疗师将双手放在儿童两侧肋弓稍上方的位置，然后让儿童自然呼吸，在呼气终末时给予压力，使儿童呼气时长增加。该训练可以结合发声、发音一起训练

口、鼻呼吸分离训练：儿童平稳地由鼻吸气，然后从口缓慢呼出

主动控制呼气训练：呼气时尽可能长时间地发 "s" "f" 等摩擦音，但是不出声音，经过数周训练，呼气时进行同步发音，坚持 10 秒

增加呼吸气流训练：可以使用汽笛、蜡烛等物品引导呼气，呼气过程可结合口、鼻呼吸分离训练

图 8-5　呼吸训练

（二）构音运动训练

构音运动训练如图 8-6 所示。

构音运动训练
- 下颌的训练：下颌的下垂和偏移使口不能闭合时，可以用手拍打下颌中央部位和颞颌关节附近的皮肤，促进口的闭合及防止下颌的前伸；利用下颌反射的方法帮助下颌上抬
- 唇的训练：唇的展开、闭合、前突、后缩运动训练
- 舌的训练：舌的前伸、后缩、上举和侧方运动等训练

图 8-6 构音运动训练

（三）发音训练

发音训练如图 8-7 所示。

发音训练
- 双唇音（b、p）："b"为不送气塞音，"p"为送气塞音。发音时双唇紧闭，当气流到达双唇后，屏气（软腭上升）并保持压力，较强气流冲开双唇而形成
- 唇齿音（f）："f"为送气擦音，发音时上牙放于下唇上，并形成缝隙，使气流从唇齿间的摩擦而形成
- 舌尖中音（d、t）："d"为不送气塞音，"t"为送气塞音。舌尖抵上牙龈，屏气并保持压力，较强气流从阻塞的部位冲出而形成
- 舌根音（g、k）："g"为不送气塞音，"k"为送气塞音。舌根部隆起，抵住软腭，气流到达阻塞部位后积蓄，屏气并保持压力，较强气流冲出阻塞部位而形成
- 舌尖前音（z、c、s）："z"为不送气塞擦音，"c"为送气塞擦音，"s"为送气擦音。上下前牙对齐且闭合，舌尖和下前牙形成缝隙，气流在阻塞部位积蓄并经缝隙摩擦形成

舌尖后音（zh、ch、sh）："zh"为不送气塞擦音，"ch"为送气塞擦音，"sh"为送气擦音，三者发音部位基本相同，舌尖上举，抵住硬腭前部，但不可接触，中间留一条缝隙，放开时发出声音

舌面前音（j、q、x）："j"为不送气塞擦音，"q"为送气塞擦音，"x"为送气擦音，三者发音部位基本相同，舌面前部隆起，舌尖与硬腭前部留有缝隙，放开时发出声音

舌边音（l）："l"为舌边音，是由舌边与上齿龈或前硬腭接触协调声带振动。舌尖抵住上牙龈，放开时发出声音。气流从舌头两边逸出来

图 8-7　发音训练

九、操作流程

构音障碍治疗技术的操作流程如图 8-8 所示。

操作流程

患者就诊时，应对患者进行评估

制订治疗计划，计划应由易到难，计划的形式应具有趣味性

语音训练：
①口肌定位、语音觉识
②单音听说练习，如听说"b"
③单字听说练习，如听说"八"
④单词听说练习，如听说"爬山"
⑤句子听说练习，如听说"爸爸爬山"
⑥看图说话、对话和类化

图 8-8　构音障碍治疗技术的操作流程

（余礼梅　吕晓欣）

第二节 嗓音障碍治疗技术

一、概述

正常人的发音是由呼吸运动产生的吸气、呼气动作作为动力来源，由声带振动产生基本的声音，由声带以上的结构产生共鸣，以及由神经中枢系统对声音的韵律和音调进行控制调节，最后形成声音。声音是人说话和唱歌时的生理基础。人发出的声音称为嗓音。

嗓音障碍，又称发音障碍，是日常生活中常见的发音异常。根据其病变性质分为器质性嗓音障碍和功能性嗓音障碍。器质性嗓音障碍是指由各种疾病、外伤或先天发育异常导致的声带和与声带相关的肌肉组织出现形态及组织病理结构的改变，从而出现发音异常。常见的器质性嗓音障碍有声带水肿、声带小结、声带息肉、声带麻痹、喉癌等。功能性嗓音障碍是由声带和声道的任何部分在发音活动中应用不当或过度应用导致声音疲劳及声音嘶哑等。

二、嗓音障碍的病因

嗓音障碍的病因包括过度用声、炎症、声带结构异常、神经损伤及其他（如听力障碍、内分泌功能异常、心因性或精神创伤性）等。

三、康复治疗介入和方案制订

（一）治疗介入的时机

嗓音障碍治疗介入的时机如图 8-9 所示。

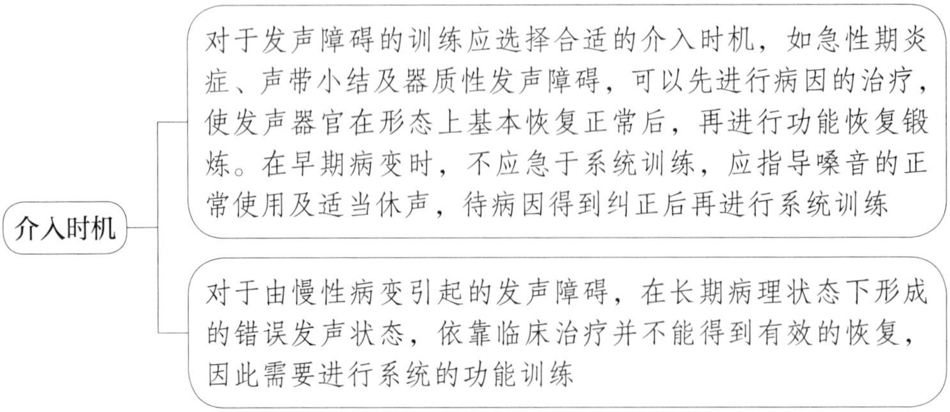

介入时机

对于发声障碍的训练应选择合适的介入时机，如急性期炎症、声带小结及器质性发声障碍，可以先进行病因的治疗，使发声器官在形态上基本恢复正常后，再进行功能恢复锻炼。在早期病变时，不应急于系统训练，应指导嗓音的正常使用及适当休声，待病因得到纠正后再进行系统训练

对于由慢性病变引起的发声障碍，在长期病理状态下形成的错误发声状态，依靠临床治疗并不能得到有效的恢复，因此需要进行系统的功能训练

图 8-9　嗓音障碍治疗介入的时机

（二）治疗方案的制订

嗓音障碍的治疗方案应个体化，治疗方案的制订如图 8-10 所示。

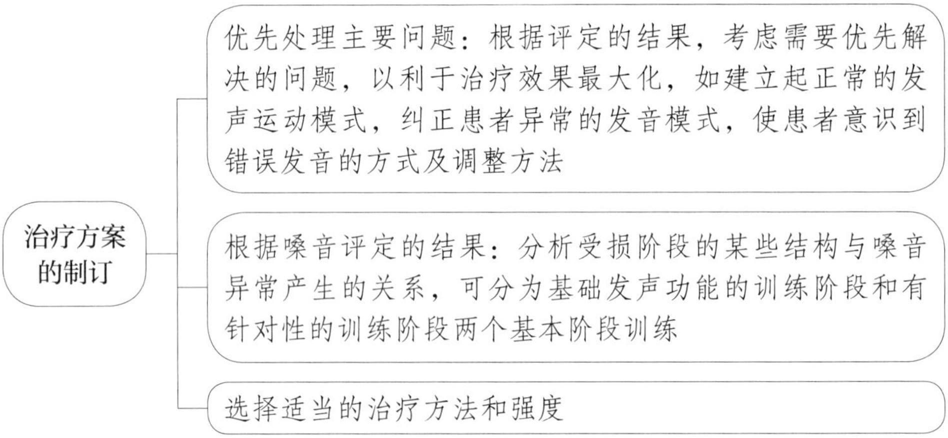

治疗方案的制订

优先处理主要问题：根据评定的结果，考虑需要优先解决的问题，以利于治疗效果最大化，如建立起正常的发声运动模式，纠正患者异常的发音模式，使患者意识到错误发音的方式及调整方法

根据嗓音评定的结果：分析受损阶段的某些结构与嗓音异常产生的关系，可分为基础发声功能的训练阶段和有针对性的训练阶段两个基本阶段训练

选择适当的治疗方法和强度

图 8-10　治疗方案的制订

四、嗓音障碍的评估

（一）嗓音障碍的评估

嗓音障碍指数量表见表 8-3。

表 8-3 嗓音障碍指数量表（VHI）

为评估发声问题对您生活的影响程度，请在认为符合自己情况的数字上画圈：0＝无，1＝很少，2＝有时，3＝经常，4＝总是。

第一部分　功能方面（functional）：

F1	由于我的嗓音问题，别人难以听见我说话的声音	0	1	2	3	4
F2	在嘈杂环境中别人难以听明白我说的话	0	1	2	3	4
F3	当我在房间另一头叫家人时，他们难以听见	0	1	2	3	4

由于嗓音问题：

F4	我打电话的次数比以往减少	0	1	2	3	4
F5	我会刻意避免在人多的地方与人交谈	0	1	2	3	4
F6	我减少与朋友、邻居或亲人说话的次数	0	1	2	3	4
F7	面对面交谈时，别人会要我重复我说过的话	0	1	2	3	4
F8	限制了我的个人及社交生活	0	1	2	3	4
F9	我感到在交谈中话跟不上	0	1	2	3	4
F10	我的收入受到影响	0	1	2	3	4

第二部分　生理方面（physical）：

P1	说话时我会感觉气短	0	1	2	3	4
P2	一天之中我的嗓音不稳定，会有变化	0	1	2	3	4
P3	人们会问我："你的声音出了什么问题？"	0	1	2	3	4
P4	我的声音听上去嘶哑、干涩	0	1	2	3	4
P5	我感到好像需要努力才能发出声音	0	1	2	3	4
P6	我声音的清晰度变化无常	0	1	2	3	4
P7	我会尝试改变我的声音，以便听起来有所不同	0	1	2	3	4

续表

P8	我说话时感到很吃力	0	1	2	3	4
P9	我的声音晚上会更差	0	1	2	3	4
P10	我说话时会出现失声的情况	0	1	2	3	4

第三部分 情感方面（emotional）：

E1	我的声音使我在与他人交谈时感到紧张	0	1	2	3	4
E2	别人听到我的声音会觉得难受	0	1	2	3	4
E3	我发现别人并不能理解我的声音问题	0	1	2	3	4

由于嗓音问题：

E4	我感到苦恼	0	1	2	3	4
E5	我变得不如以前外向	0	1	2	3	4
E6	我觉得自己身体有缺陷	0	1	2	3	4
E7	别人让我重复刚说过的话时，我感到烦恼	0	1	2	3	4
E8	别人让我重复刚说过的话时，我感到尴尬	0	1	2	3	4
E9	觉得自己能力不够（没有用）	0	1	2	3	4
E10	我感到羞愧	0	1	2	3	4

（二）结果评估

嗓音障碍的结果评估如图 8-11 所示。

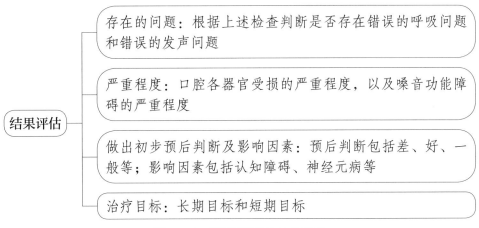

图 8-11 嗓音障碍的结果评估

（三）计划

根据评估结果列出详细的治疗计划，如图 8-12 所示。

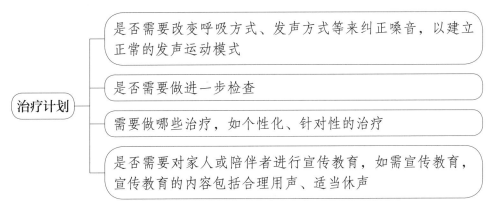

图 8-12 嗓音障碍的治疗计划

五、嗓音障碍的康复治疗

嗓音障碍治疗的目的是解决嗓音中的音调、音强、音色、呼吸与发声的调节及呼吸控制和调整问题。嗓音障碍的康复治疗主要包括基础发声功能的训练和有针对性的训练。

（一）基础发声功能的训练

基础发声功能的训练是针对发声障碍患者异常发音模式设计的一系列训练技术和方法，目的在于重新获得正常的呼吸和发声动作。目前，基础发声功能训练包括体位与呼吸功能的改善、放松训练、持续发声训练、发音的放松练习，如图 8-13 所示。

基础发声功能的训练

体位与呼吸功能的改善：患者首先建立正确的体位，以便进行呼吸运动。正确的体位是坐位挺胸，两肩下坠，收腹；站位时需要挺胸收腹，两肩放松；保证呼气通畅。呼吸运动应分别练习胸腹式呼吸，慢吸气、慢呼气，快吸气、慢呼气，慢吸气、屏气、慢呼气等不同形式的呼吸方法

放松训练：①患者需要进行颈部的放松训练，便于喉部肌群在发声前得到放松，以纠正喉肌张力过高的现象。训练时，患者进行低头、抬头，左右侧头及左右转头的动作，每个动作完成 10 次。运动时应平静呼吸，使颈部放松。②咀嚼动作，让患者使用夸张的方式进行咀嚼，强调口腔的张开和舌的持续运动。夸张的咀嚼动作可以使患者忽略喉部的紧张而无意中放松身体

持续发声训练：嘱患者深吸气后尽可能长地发出元音"a"和"u"，音量保持平稳，发声时治疗师可以利用手掌接触患者的腹部，使患者能注意到腹部肌群的持续用力。同时，治疗师给予患者参照声，使患者能参照发声

发音的放松练习：重点在于减弱患者在发音的启动、保持时的声带过度紧张的状态。发音的放松练习主要包括以下方面：①呼吸样发音。患者在平静呼吸的情况下，保持呼吸均匀，在呼气时发出轻声，类似于悄悄话，让患者忽略在发声中刻意强调音量，理解发声与呼吸之间的关联。②叹息样发声。主要训练患者在呼气时发声，轻松发声或叫软起声，从而减少喉部和嗓音的紧张感，减少声带接触的力量。③打呵欠与发声。指导患者练习打呵欠，打呵欠后用叹息音结束，让气体以一种放松的状态送出。目的是减少嗓音的误用和放松喉部肌肉，减少发声时喉部力量过强的现象，常用于痉挛性发声障碍患者的训练。④颤音。颤音是舌尖接触齿槽边缘并迅速颤动而产生的声音。颤音可以有效地改善声带的振动幅度，增加声带振动的幅度。⑤吟唱法。利用吟唱的方式对发音进行引导，可以促进气流的连续，并减少声带的连续碰撞动作，减轻声带和喉部肌肉组织的紧张状态

图 8-13　基础发声功能的训练

（二）有针对性地训练

有针对性地训练主要包括音量异常的训练、音调异常的训练、痉挛性发声的训练、音质异常的训练，如图 8-14 所示。

有针对性地训练

音量异常的训练：常见的音量异常有音量过弱、音量过强和单一音量。音量过弱的训练可要求患者先进行屏气、咳嗽等提高声门下压力的训练，然后进行呼吸力量的训练如吹气等，最后进行元音的发音练习，提高音量；音量过强的训练可以先使患者放松，减少喉部呼气流的强度，软起声，无声化，训练耳语发声，降低音量；单一音量的训练可以使患者先进行喉部气流的变化训练如吹气球、吹口琴等，使患者的音量从小声到大声地转换

音调异常的训练：主要针对音调单一和音调变化障碍进行的训练，训练的内容有叹气样发声训练、四声音调的辨别和发音训练。音调的变化训练可以进行哼唱训练，即利用一小段歌曲曲调，由患者参照音调变化进行哼唱。在音调的练习过程中，注意患者发音的连贯性及喉部放松。从单音的音调变化逐渐过渡到词和句子的音调变化

痉挛性发声的训练：主要针对放松训练、软起声训练等。有效的放松可以采用深呼吸及咀嚼活动引导完成，软起声训练包括叹息样发声、慢呼气起声和耳语声等方式，自发叹气时的出声是一种非常自然的软起声，要求患者以放松呼吸的方式发声，在呼气后发声，发声时注意通过声门区的气流不能断续，可以从发"h"音开始

音质异常的训练：主要针对共鸣异常的训练，包括纠正鼻漏气训练、纠正鼻音化训练等。纠正鼻漏气训练可以采用引导气流法，如吹、屏气、鼓腮的训练等。纠正鼻音化训练分为主动训练和被动训练，主动训练可以使患者通过发舌根音送气和非送气化来交替运动，如连续发"ka、ka、ka"及发"ka、ga、ka、ga"的音；被动训练可以进行抬举软腭发音法和捏鼻发音法等

图 8-14　有针对性地训练

六、对嗓音障碍的患者及其家属的健康教育及指导

对嗓音障碍的患者及其家属的健康教育及指导如图 8-15 所示。

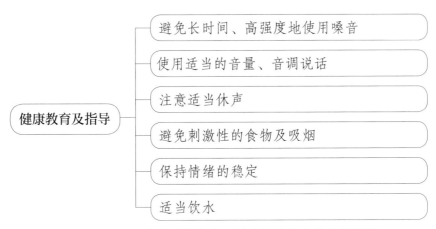

图 8-15　对嗓音障碍的患者及其家属的健康教育及指导

（余礼梅　梁洁倪）

第三节　听力障碍治疗技术

一、定义

听力障碍是指听觉系统中的传音、感音及对声音综合分析的各级神经中枢发生器质性或功能性异常，从而导致听力出现不同程度的减退。

二、适应证

听力障碍治疗技术的适应证如图 8-16 所示。

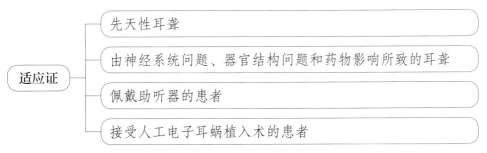

图 8-16　听力障碍治疗技术的适应证

三、禁忌证

听力障碍治疗技术的禁忌证如图 8-17 所示。

禁忌证
- 人工耳蜗植入术后出现耳蜗和听神经感染的患者
- 有严重感染性疾病的患者

图 8-17　听力障碍治疗技术的禁忌证

四、听力障碍儿童的语言异常表现

（一）发音异常

发音异常是指听力障碍儿童在发音的音量、音调、音色方面的异常。这是因为听力障碍儿童对声音的认识出现了异常。发音异常的表现如图 8-18 所示。

发音异常的表现
- 异常的音量：由于患儿在发声时喉头肌肉过于紧张，呼吸肌群用力过强，形成硬起声的现象，发音像爆破音，不能连续起来。此外，患儿不能根据周围环境、情景调节声音的音强，使发声时音量过大
- 异常的音调：由于某段频率的听力丧失，使患儿对该段频率声音的认知异常不能反馈调节，患儿在发声时声带张度发生异常，从而出现不正常的高调声音或低调声音
- 异常的音色：由于患儿长期不正常发声，使发声的器官组织废用，导致肌力、运动能力减退或丧失，患儿不能对声音进行正常的修饰，引起异常的共鸣如鼻音化异常、韵律节奏单一等

图 8-18　发音异常的表现

（二）构音异常

构音异常是指听力障碍儿童由于不能像正常儿童那样通过听来获取发音的方法，因此在言语学习过程中形成错误的发音方式，从而导致发音的错

误。构音异常的表现如图 8-19 所示。

构音异常的表现

音的替代：一个音被另一个音所替代，常见的有送气音与不送气音替代，如 "d" 与 "t"，舌根音与舌尖音的替代，如 "g" 与 "d"，而且这种替代并不局限于某一发音位置或某一个音

音的歪曲：所发的音不是正常存在的音，听力障碍儿童无法用听来反馈和调整，发音时力量不能有效控制，多见于塞擦音、摩擦音和边音，如 "s" 和 "sh"，"x" 和 "q"，"l" 和 "r" 等

音的省略：该发的音不能发出来，如尾辅音省略、非重音省略等

音的添加：在发出的音中添加一个原本没有的音。常常会在某些单韵母音节上发生，添加一个不必要的声母

图 8-19　构音异常的表现

（三）语言发育异常

听力障碍儿童对声音的认识缺陷将会影响儿童学习正常词汇的能力、组织句子的能力和会话能力。此类儿童语言出现较正常儿童晚，严重的甚至没有语言能力。由于通过听力所学的词汇有限，他们不能利用丰富的词汇进行表达；由于语言表达的贫乏，儿童对会话和交谈产生畏惧或抵制，严重影响了儿童参与社会生活的能力。

五、听力障碍儿童的评价方法

（一）听力检查方法

听力检查方法主要包括主观测听法（图 8-20）和客观测听法（图 8-21）。

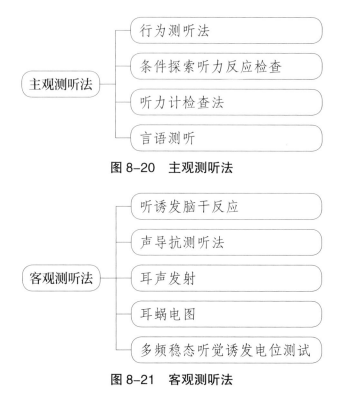

图 8-20　主观测听法

图 8-21　客观测听法

（二）语言能力评价

1. 言语清晰度

言语清晰度是对听力障碍儿童发音的可辨别程度做出评价指标。该方法为主观评价法，采用三级测试方法，即将测试人员分为 3 个级别：一级测试人员为直接接触人员，包括儿童家长和语言治疗师；二级测试人员为间接接触人员，包括儿童的亲属或本地残疾人工作干部；三级测试人员为无接触人员，包括正常儿童家长、其他医疗人员等与该儿童无直接关系的人员。

选择 5 名测试人员（一级测试人员 1 名，二级测试人员 1 名，三级测试人员 2 名，1 名主测试人员），测试图片为日常生活中常用的 25 张双音节高频词图片。主测试人员依次出示 25 张测试图片，让听力障碍儿童认读，每张图片读 2 遍。4 名测试人员根据听力障碍儿童的读音，将听到的内容按顺序记录下来，每个词正确记 1 分，词中单个字正确记 0.5 分，每名测试人员总分25分，最后将4名测试人员记录的正确数累加，即可获得儿童的言语清晰度。为避免方言的影响，测试人员必须是当地人。

2. 构音检查

构音检查主要分为共鸣能力检查、构音器官检查、语谱分析、词汇检查和句子检查，如图8-22所示。

共鸣能力检查：通过对鼻腔和口腔发出不同单音素时的气流变化，分析鼻腔共鸣参与构音运动的异常表现，可以定量和定性分析。临床上使用鼻流量计进行测定

构音器官检查：对参与构音运动的器官组织如舌、软腭、喉、呼吸肌群的形态和运动状态进行评价

构音检查的分类

语谱分析：通过对受试者发元音、辅音时声音的基频和共振峰的分析来确定错音类型及错误原因。临床上可以应用语谱分析计算机系统进行检查

词汇检查：用一组（50张）基本调音运动的测试词汇图片，记录听力障碍儿童的发音情况、具体错音来源与构音动作之间的关系

句子检查：用一首常见的儿歌评价听力障碍儿童在句子表达的错音来源及产生原因

图 8-22 构音检查的分类

3. 语言发育迟缓检查（S-S法）

通过对听力障碍儿童的语言发育阶段与正常儿童语言发育阶段进行对比，评价听力障碍儿童的语言发育年龄。临床上可以采用语言发育迟缓检查量表进行定性评价。

六、听力障碍训练的注意事项

听力障碍训练的注意事项如图8-23所示。

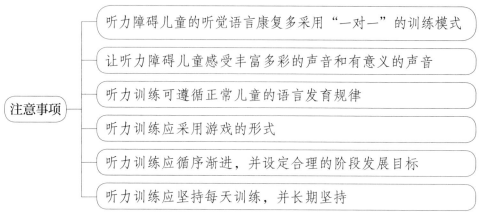

图 8-23　听力障碍训练的注意事项

七、听力障碍训练方法的分类

听力障碍训练方法的分类如图 8-24 所示。

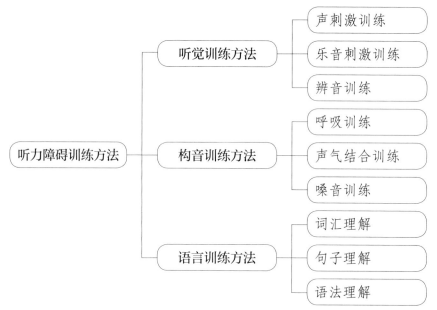

图 8-24　听力障碍训练方法的分类

（余礼梅　谭雅妮）

第四节　口吃治疗技术

一、概述

口吃，俗称"结巴"，是一种言语的流畅性障碍，言语节奏紊乱。口吃者因为不由自主的声音重复、延长或中断，无法清楚地表达自己想要表达的内容。

据统计，在中国大约有 1 000 万人口吃。口吃是一种重要的言语障碍。正常人偶尔也会出现以上情况或因想不起恰当的词汇而说话中断。由重复表述或自我修正等所致的非流畅性言语不属于口吃，大多数真正的口吃多表现为慢性状态。

二、口吃的原因

传统的观点认为，口吃是儿童语言发展过程中学习口吃者说话所致的，即口吃的习得理论。近年来，研究者开始从医学的角度寻找口吃的原因。一种研究是探索口吃的遗传起源。研究现象表明，遗传因素参与发展性口吃的发生：口吃集中于某些家庭中；口吃者一级亲属口吃的发生率是普通人群的 3 倍以上；单合子双胎比杂合子双胎易同时发生口吃；领养儿童口吃与其亲生父母口吃密切相关。另一种研究是探索口吃的神经学起源，研究口吃的脑功能影像。这种研究可以追溯到 20 世纪 30 年代，美国两位学者 Samuel Orton 和 L.E.Travis 提出了口吃的大脑优势理论。他们认为正常人的双侧半球在言语的产生中须互相协作，一侧半球起主导作用，一般是左半球，而口吃者缺乏这种大脑优势，造成激活言语肌肉的双侧神经冲动的不合拍。近年来，PET（阳离子发射断层摄影术）和 FMRI（功能性磁共振）两大重要技术被用来研究口吃者的脑功能在流利言语和不流利言语时是否存在差异，在从事一些言语或语言活动时口吃者的脑功能和正常人脑功能的差别。研究表明，口吃的确存在神经因素。

成人在以下场合容易出现口吃：必须给对方一个好的印象，听者的反应（事先预感），表达内容的重要程度，发觉自己口吃，全身紧张。

一般来说，儿童在下列情况时说话会欠流利：在他们非常激动时，急于表达或与他人抢话时，在严厉的束缚下说话，与不喜欢自己的人说话时，使用较难的词汇或尚不习惯的词句时，在吃惊、害羞、恐惧、窘迫、失望等情绪下谈话。

三、口吃的症状和类型

口吃是指说话困难或预感说话困难时所引起的一系列反应，从言语、运动、情绪方面来考虑，分别以言语症状、伴随症状、情绪性反应、努力性表现等亚项进行具体总结。

1. 言语症状

言语症状的分类如图 8-25 所示。

言语症状的分类

A 群：①音、音节的重复；②词的部分重复；③辅音延长；④元音延长；⑤在不自然的位置中出现重音或爆发式发音；⑥歪曲或紧张（努力发声，结果出现歪曲音，或由于器官的过度紧张而出现的紧张性发音）；⑦中断（构音运动停止）

B 群：①准备（在说话前构音器官的准备性运动）；②异常呼吸（在说话前的急速呼吸）

C 群：①词句的重复；②说错话（言语上的失误，包括朗读错误）；③自我修正（包括语法、句子成分等的修正、反复）；④插入（在整个句子中插入意义上不需要的语音、词、短句等）；⑤中止（在词、词组或句子未说完时停止）；⑥暂停（词句中不自然的停顿）

D 群：①速度变化（说话速度突然变化）；②声音大小、高低、音质的变化（由于紧张，在说话中突然变化）；③用残留的呼气来说话（用残留的呼气继续发音）

E 群：其他（A～D 群均不属于的症状）

图 8-25　言语症状的分类

2. 伴随症状

为了克服口吃而产生的身体某一部位或全身的紧张，以及不必要的运动。口吃的伴随症状见表8-4。

表8-4 口吃的伴随症状

部位	表现
构音器官、呼吸系统	喘气、嘴歪、张嘴、下颌开合、伸舌、弹舌
颜面部	鼓腮、张大眼睛、眨眼、闭眼、抽噎、张大鼻孔
头颈	颈部向前后、侧面等乱动
四肢	四肢僵硬，手舞足蹈，用手拍打脸或身体，用脚踢地，握拳
躯干	前屈、后仰、坐不稳

3. 情绪性反应

可预感口吃，口吃时或口吃后出现情绪性反应的表现，如图8-26所示。

情绪性反应

- 态度：故作镇静、虚张声势、攻击态度、怪相、害羞样、心神不定
- 表情：脸红、紧张、为难
- 视线：视线转移、视线不定、偷看对方、睁大眼睛、盯着对方
- 说话方式：开始很急、语量急剧变化、语言单调、声音变小、欲言又止
- 行为：羞涩地笑、手脚乱动、焦躁、假咳嗽、抽动样

图8-26 情绪性反应的表现

4. 努力性表现

努力地避免口吃或从口吃状态中解脱出来。口吃者常见的努力性表现如图 8-27 所示。

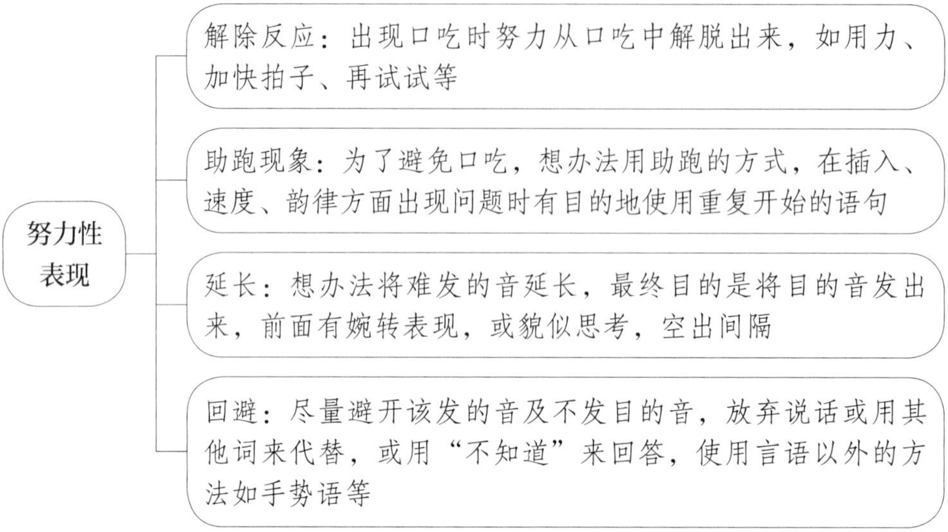

```
         ┌─ 解除反应：出现口吃时努力从口吃中解脱出来，如用力、
         │  加快拍子、再试试等
         │
         ├─ 助跑现象：为了避免口吃，想办法用助跑的方式，在插入、
努力性    │  速度、韵律方面出现问题时有目的地使用重复开始的语句
 表现     │
         ├─ 延长：想办法将难发的音延长，最终目的是将目的音发出
         │  来，前面有婉转表现，或貌似思考，空出间隔
         │
         └─ 回避：尽量避开该发的音及不发目的音，放弃说话或用其
            他词来代替，或用"不知道"来回答，使用言语以外的方
            法如手势语等
```

图 8-27　口吃者常见的努力性表现

5. 波动

口吃初期，流畅期与非流畅期常常交替出现，称为波动。多种原因都有可能造成口吃的波动，尤其在儿童生活明显不规律，如假期、环境明显改变后、生病时等情况下会出现口吃的波动，但随着年龄的增长及口吃的进展，其流畅期越来越短。

6. 适应性、一致性

适应性是指在反复朗读同一篇文章时，口吃频率降低，口吃越严重，适应性就越低。一致性是指在反复朗读同一篇文章时，在同一位置、同一音节中出现口吃的表现，这种表现在谈话中也常见到，重度口吃患者一致性都很高。

四、口吃的评价

由于每个口吃者对容易引起口吃的语音不同，因此在设定课堂检测时，应考虑语言学方面的要素。这些要素包括语音的种类、词类、词汇的使用频率、抽象度、音的组合、词句的长度及语法复杂程度等。此外，还应评价口吃者所伴随的表现。

1. 问诊

要了解口吃的发展过程，必须详细了解患者的居住环境、家族史、语言环境、家庭环境及其变迁情况。随着口吃的进展，可能会出现心理方面的问题，比如自己在觉察到有口吃的情况下及遇到由口吃所造成的问题和不愉快时，自己如何看待。此外，还须了解患者如何自我评价。

2. 无阅读能力儿童口吃的评价

在口吃的评价方法中，将阅读能力低于小学三年级的儿童视为没有阅读能力。以下方式适合对无阅读能力儿童进行口吃的评价：

（1）向口吃儿童的父母询问。适用于年龄较小的儿童或不配合检查的儿童，需要询问怀疑孩子口吃而又非常担心孩子到医院来心理会受到影响的家长。

（2）会话。检查者和儿童进行会话，也可观察口吃儿童与其父母的会话。目的是了解口吃儿童在实际生活中的说话情况，以及口吃儿童是否有回避现象。选择能让儿童多说话的话题来交谈。

（3）对图片、单词命名。根据儿童的年龄选用 10～20 张名词和动词的图片，可以在儿童对图片命名及对动作描述中了解在词头音出现口吃的情况和特征。

（4）句子描述。选用简单和复杂的情景画图片给儿童来描述，可以了解儿童在不同句子长度及不同句型中口吃的状况。在儿童描述的过程中，须给儿童一定的时间来反应，必要时利用简短的引导语诱导儿童。

3. 有阅读能力儿童和成人期口吃的评价

有阅读能力儿童和成人期口吃的评价与无阅读能力儿童有所不同，一是难度增加，二是朗读的内容增加。以下方式适合有阅读能力儿童和成人期口吃的评价：

（1）自由会话。以了解日常生活中说话状态，并根据语音的种类了解口吃的特点。

（2）单词命名和句子描述。用名词、动词和情景画图片了解不同层级语句中口吃的表现和数量。

（3）单词朗读。朗读单词字卡，了解单词朗读时词头音不同，口吃表现的差别。检查结果与口语命名结果相比较。

（4）句子朗读。朗读句子卡片，了解口吃的状态、口吃在句子内的位置及不同语法难度对口吃的影响，还可以了解口吃一致性和适应性效果。

（5）回答提问。了解回答问题时说话的状态及口吃的状态。

4.口吃检查和评定记录表

通过口吃检查和评价后，应将口吃者的评价结果进行整理和记录。

检查单位：

检查日期：　　年　　月　　日

检查时患者的基本状况：

1.基本情况：

姓名：　　　　　　　　　性别：

出生日期：　　年　　月　　日　年龄：

职业或学校：

幼儿园：

住址：

家庭成员：

近亲中是否有类似情况：

2.主诉：

3.口吃以外的障碍：

（1）发病年龄：

（2）发病年龄：

（3）发病年龄：

（4）发病年龄：

4. 生长史、口吃史、现病史等：

（1）生长史（包括发育、既往史、环境等方面）：

（2）口吃史：

（3）现在口吃状态及对口吃的态度：

（4）相关专科检查结果：

（5）检查及观察小结：

①交流态度：

②言语行为：

③非语言行为（游戏、非语言行为中的智力发育情况、日常生活动作和其他）：

④运动发育（身体发育、粗大运动发育、精细运动发育和其他）：

⑤发音说话器官的形态及功能（发声、呼气保持、舌运动和其他）：

⑥口吃症状的评定及小结：

⑦口吃特征：

a. 言语症状：

b. 伴随症状：

c. 努力性表现：

d. 情绪性反应：

⑧引起口吃的场面：

⑨是否有可变性：

a. 一贯性：

b. 适应性：

⑩预感口吃发生的自我判断：

⑪促进口吃的原因：

a. 本人方面的条件：

b. 环境方面的条件：

5.口吃程度的分级

口吃程度的分级量表见表8-5。

表8-5 口吃程度的分级量表

分级	表现
0级	无口吃
1级	极轻，每100个单词中出现口吃少于1%，无相关的紧张，口吃非流畅期持续少于1秒，非流畅模式简单，没有出现身体、手臂、大腿和头的联合运动
2级	轻度，每100个单词中出现口吃1%～2%，几乎无相关的紧张，口吃非流畅期持续1秒，非流畅模式简单，没有明显的身体、手臂、大腿或头的联合运动
3级	轻度至中度，每100个单词中出现口吃2%～5%，偶尔出现注意力分散和紧张，大多数口吃非流畅期持续不超过1秒，非流畅模式通常简单，没有注意力分散的联合运动
4级	中度，每100个单词中出现口吃5%～8%，出现注意力分散和紧张，口吃非流畅期平均持续1秒，非流畅模式特征为偶然出现复杂的声音，偶然出现注意力分散的联合运动
5级	中度至重度，每100个单词中出现口吃8%～12%，经常出现明显的紧张，口吃非流畅期平均每次持续2秒，出现注意力分散的声音及一些注意力分散的联合运动
6级	重度，每100个单词中出现口吃12%～25%，出现明显的紧张，口吃非流畅期平均每次持续3～4秒，出现明显的注意力分散的声音及明显的注意力分散的联合运动
7级	极重度，每100个单词中出现口吃多于25%，出现非常明显的紧张，口吃非流畅期持续4秒以上，出现非常明显的注意力分散的声音和联合活动

五、口吃治疗技术的临床应用

（一）适应证

言语节奏紊乱的儿童及成人。

（二）禁忌证

情绪不稳定。

六、口吃治疗技术的操作说明

口吃治疗技术的目的主要是解决和改善言语的流畅性障碍。以下为口吃治疗技术的操作说明：

1. 呼吸和呼吸气流的控制

设计一种让儿童可以放松呼吸，回到正常呼吸模式的训练。医生示范，父母和儿童模仿。以"微风"的方式发"ooo""uuu"音，每次呼气时发一个单词，随后每次呼气发短语和短句，保持气流和发音的连续性。训练目的是使所有声音轻柔、缓慢地说出来，仅拉长起始音或元音是不正确的。

2. 速度

设计一种缓慢说单词或短语的训练。要求儿童缓慢地说出 15～25 个单词，杜绝儿童"波浪式"（时快时慢）的语言，减慢语速可减少单词重复的次数，使起始音更容易发出。

3. 音量

设计一种说话柔和的训练。有时儿童能说某些特别的短语或句子，但说话声音不柔和，要求儿童轻轻地说话时，许多时候他们只会说悄悄话（声带不震动而用呼吸声说话）。不建议出现大声低语的效应，因为这样会增加肌肉的紧张度而出现喉部和膈肌紧张的现象。

4. 语音

口吃儿童说元音、浊辅音、清辅音时会对口吃产生影响，应关注词的起始音与终止音对喉功能的影响，许多儿童在遇到起始音为元音或双元音的词语时，口吃更加严重，有时发起始词困难，出现停顿的现象。当起始词为浊辅音时，儿童言语更加流畅。

5.努力性和肌肉紧张

有时儿童说话似乎在挤出某个单词，胸腹部僵硬紧张。医生可一边轻轻按摩其腹部，一边用语言对其引导，对某些儿童比较奏效。

6.节律

用一些词或音节唱歌时，可以用拍手或木勺敲击塑料碗的方式，获得节律效应。节拍手段应多样化，利用敲鼓来训练节律。

7.态度

在适当的情况下，学会与儿童交谈，增进与儿童的沟通和了解，使用适合的语速，尽可能说他们喜欢、感兴趣的话题等。在谈话时，父母或医生与儿童口语交流尽量不使用评价性单词，应让儿童感到说话轻松。

（施冬柳　谢薇薇）

第五节　认知言语治疗技术

一、概述

认知言语治疗是指通过对不同认知域和认知加工过程的训练来提升认知功能，增加认知储备。认知言语训练可以针对记忆、注意和执行加工过程等一个或多个认知域开展训练，可以采用纸笔式或计算机化的形式进行训练。随着计算机化训练方法的应用，认知言语训练可以针对被训练者的认知水平选择训练难度，根据训练表现进行动态调整，从而实现适应性的训练效果。

二、影响因素和表现

认知言语治疗技术的影响因素和表现如图8-28、8-29所示。

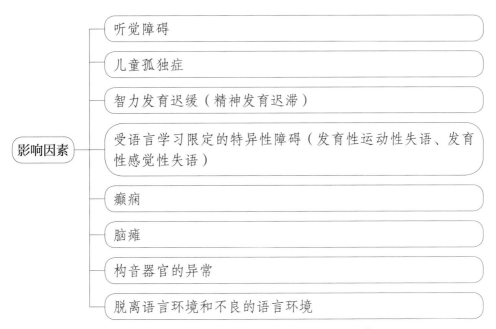

图 8-28　认知言语治疗技术的影响因素

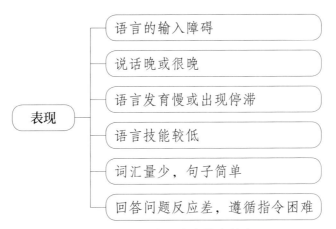

图 8-29　认知言语治疗技术的表现

三、适应证

由各种因素引起的语言认知发育落后。

四、禁忌证

生命体征不稳定，禁止使用认知言语治疗技术。

五、制订方案

认知言语治疗的方案制订如图 8-30 所示。

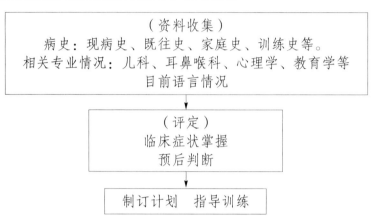

图 8-30　认知言语治疗的方案制订

六、评估

认知言语治疗采用语言发育迟缓评价法（Sign-Significate relations，简称"S-S 法"），如图 8-31 所示。

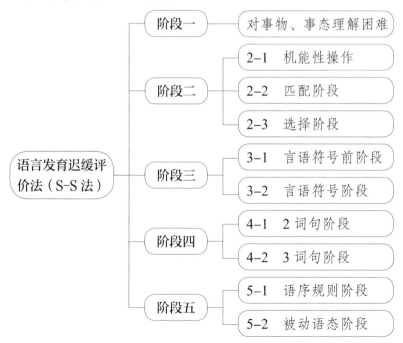

图 8-31　语言发育迟缓评价法

符号形式－指示内容的关系及年龄可通过阶段见表8-6。

表8-6 符号形式－指示内容的关系及年龄可通过阶段

年龄	1.5 岁～	2.0 岁～	2.5 岁～	3.5 岁～	5～6.5 岁
阶段	3-2	4-1	4-2	5-1	5-2
	言语符号	主谓＋动宾	主谓宾	语序规则	被动语态

注：该表摘自国家卫生和计划生育委员会"十三五"规划教材《语言治疗学》（第3版），由人民出版社出版。

七、操作说明

认知言语康复训练主要是针对语言理解和语言表达的治疗，最佳目标是使患儿语言发育达到正常水平。常见的认知言语康复训练如图8-32所示。

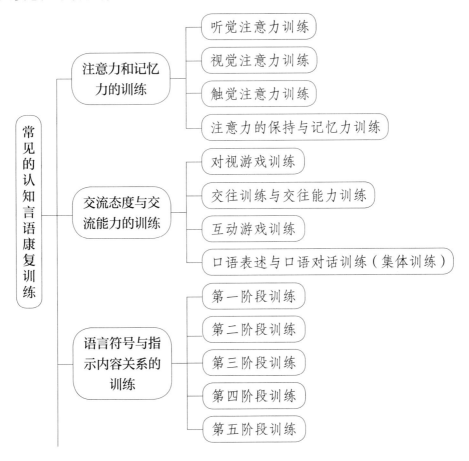

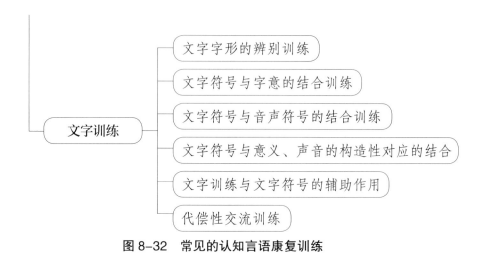

文字训练
- 文字字形的辨别训练
- 文字符号与字意的结合训练
- 文字符号与音声符号的结合训练
- 文字符号与意义、声音的构造性对应的结合
- 文字训练与文字符号的辅助作用
- 代偿性交流训练

图 8-32　常见的认知言语康复训练

（蒋荣荣　施冬柳）

第六节　吞咽障碍治疗技术

一、概述

吞咽是指人体从外界经口摄入食物，并经食管传输到胃的过程。根据食物通过的部位一般可将进食过程分为口腔期、咽期、食管期，口腔期又分为口腔准备期和口腔推送期。吞咽障碍是一个总体的症状名称，指口腔、咽、食管等吞咽器官发生病变时,患者的饮食出现障碍或饮食不便而引起的症状。

二、吞咽障碍的病因、临床表现和并发症

（一）病因

吞咽障碍的病因如图 8-33 所示。

器质性吞咽障碍：口腔、咽、喉部的恶性肿瘤手术后，由解剖构造异常引起的吞咽障碍

神经性吞咽障碍：由中枢神经系统及末梢神经系统障碍、肌病引起，在解剖构造上没有问题，为运动异常引起的吞咽相关肌肉无力或运动不协调引起的吞咽障碍

病因

功能性吞咽障碍：解剖结构及神经系统均无异常，吞咽生理机制正常，而患者害怕吞咽，对吞咽表现出一种癔症性反应，或拒绝进食

图 8-33　吞咽障碍的病因

（二）临床表现

吞咽障碍的临床表现如图 8-34 所示。

先行期：意识和脑的高级功能障碍，导致患者无法辨认食物，影响食欲

口腔准备期和口腔期：口腔器官感觉运动障碍，唇、舌、下颌、软腭的感觉和运动障碍，导致张口、闭唇困难，食物从口中洒落，下颌咀嚼和舌搅拌、运送食物障碍

临床表现

咽期：舌、喉复合体运动幅度不足，导致噎食、咽部不适感、残留感、声音变化、痰量增加，食物无法进入食管，甚至喉部渗漏、误吸

食管期：胸口憋闷，吞入的食物出现逆流

图 8-34　吞咽障碍的临床表现

（三）并发症

吞咽障碍的并发症如图 8-35 所示。

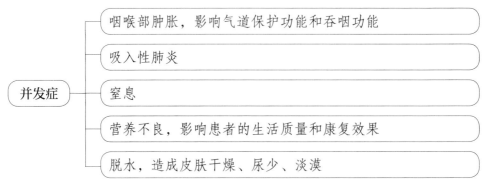

图 8-35　吞咽障碍的并发症

三、康复治疗的介入时机和治疗方案的制订

（一）康复治疗的介入时机

康复治疗的介入时机如图 8-36 所示。

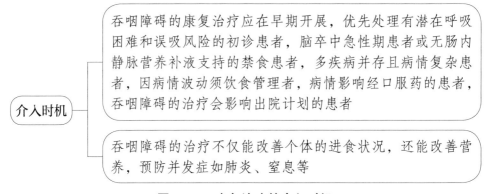

图 8-36　康复治疗的介入时机

（二）治疗方案的制订

吞咽障碍患者的治疗方案须个体化，其方案制订可根据图 8-37 进行设计。

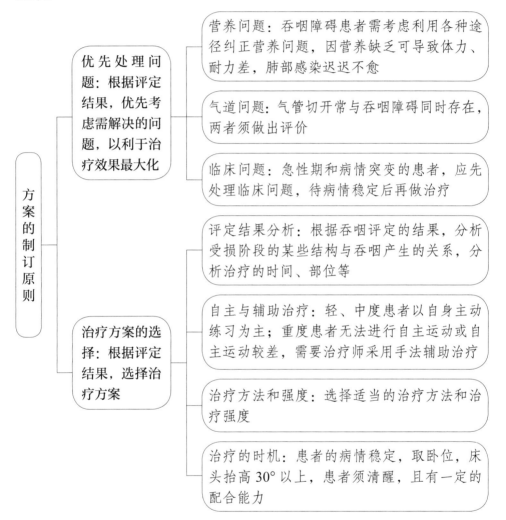

图 8-37 吞咽障碍患者治疗方案的制订

四、吞咽功能评估

（一）筛查与实验

1. 进食评估问卷调查工具

进食评估问卷调查工具（EAT-10）见表 8-7。

表 8-7　进食评估问卷调查工具（EAT-10）

问题	0分	1分	2分	3分	4分
1. 我的吞咽问题已经使我的体重减轻					
2. 我的吞咽问题影响到我在外就餐					
3. 吞咽液体食物费力					
4. 吞咽固体食物费力					
5. 吞咽药片（丸）费力					
6. 吞咽时有疼痛					
7. 我的吞咽问题影响我享用食物时的感觉					
8. 我吞咽时有食物卡在喉咙的感觉					
9. 我吃东西时会咳嗽					
10. 我吞咽时感到紧张					

注：每个问题分为5个等级，即没有（0分）、轻度（1分）、中度（2分）、重度（3分）、严重（4分），总分≥3分为异常。

2. 洼田饮水试验和反复唾液吞咽试验

（1）洼田饮水试验如图 8-38 所示。洼田饮水试验分级及判断标准见表 8-8。

洼田饮水试验

操作条件：患者意识清楚，能在支持下维持坐位，头颈部姿势控制良好；需要确定患者无严重呼吸困难，痰量少，可以通过咳嗽排出且吞咽反射存在的情况下才能进行洼田饮水试验

操作方法：先让患者喝 30 mL 的水，然后观察和记录患者饮水的时间、有无呛咳、饮水状况等，并对其进行分级及判断

图 8-38 洼田饮水试验

表 8-8 洼田饮水试验的分级及判断标准

等级	判断标准
Ⅰ级	可一次咽下，无噎呛
Ⅱ级	分两次以上咽下，无噎呛
Ⅲ级	能一次咽下，但有噎呛
Ⅳ级	分两次以上咽下，且有噎呛
Ⅴ级	常常呛住，难以全部咽下

注：

正常：Ⅰ级，5 秒内完成。可疑：Ⅰ级，5 秒以上完成；Ⅱ级。异常：Ⅲ级、Ⅳ级、Ⅴ级。

（2）反复唾液吞咽试验如图 8-39 所示。

操作方法：患者取坐位，卧床患者则采取放松体位。检查者将手指放在患者的喉结及舌骨处，让其快速反复吞咽，喉结和舌骨随着吞咽运动越过手指，向前上方移动后再复位，确认这种上下运动，下降时刻即为吞咽完成时刻。观察患者在 30 秒内吞咽的次数和喉部的活动情况。健康成人在 30 秒内完成 5～8 次吞咽，若少于 3 次吞咽，则提示需要做进一步检查。如果患者口腔干燥且无法吞咽时，可在舌面注入约 1 mL 水后再让其吞咽。65 岁以上的患者在 30 秒内完成 3 次吞咽即可

反复唾液吞咽试验

注意事项：对于怀疑有吞咽问题的患者或老年人，应进行吞咽障碍的筛查。筛查并不能用于量化吞咽障碍的严重程度或指导吞咽障碍的管理，应强调筛查不能代替临床功能评估和仪器检查

图 8-39　反复唾液吞咽试验

（二）临床评估

临床评估，又称床旁评估，是进一步临床决策的基础。临床评估包括主观评估、客观评估、摄食评估、结果评估和治疗计划。

1. 主观评估

吞咽功能的主观评估如图 8-40 所示。

主观评估

了解与吞咽相关的临床情况：对患者的主诉、病史、服药史等一般情况进行评估

营养状况评估：患者的体重变化、食物的摄入量、营养方式如经口、管饲或其他

口服药物评估：观察吞咽障碍患者是否可安全吞咽口服药物，有无直接导致误吸或窒息的风险，是否可以正常服药。某些缓释药物并不适合切分或嚼碎服用，应观察患者可否直接吞下服用，药物是否可引起或加重吞咽障碍

图 8-40　吞咽功能的主观评估

2. 客观评估

吞咽功能的客观评估如图 8-41 所示。

客观评估

口颜面功能评估：主要包括唇、下颌、软腭、舌等与吞咽有关的肌肉运动、咀嚼力、舌肌强度及感觉检查

吞咽相关反射功能评估：包括吞咽反射、呕吐反射、咳嗽反射等检查

喉功能评估：包括音质或音量的变化、发音控制或范围、主动咳嗽或喉部的清理、吞唾液时喉部的处理、喉上抬能力等五大方面

一般运动功能评估：头颈部关节活动度、肘关节活动度和手功能的评估，以及与吞咽相关的姿势保持和平衡能力、吞咽食物时相关的上肢功能、耐力等方面的评估

呼吸功能评估：气道通畅性，呼吸方式，是否有插管、气管套管，以及呼吸机的使用等

高级脑功能评估：认知障碍对口腔期影响最大。严格来说，高级脑功能在非摄食状态和进食时均需要涉及。重点在于评估患者有无吞咽失用，有无半侧空间忽略症，能否集中注意进食，能否听懂指令并执行指令

图 8-41　吞咽功能的客观评估

3. 摄食评估

在患者进食时通过观察、测量，直接评估患者吞咽功能。以下几个方面应重点评估，如图 8-42 所示。

摄食评估

进食姿势：正常的姿势是进食的前提条件，观察患者采取何种姿势，是否能保持坐位，进食时躯干是否能保持平衡，姿势的调整是否会对进食产生影响

对食物的认知及食欲：又称先行期的评估，主要观察患者对食物的认知情况，是否有意识地进食

放入口的位置：观察患者是否能将食物正常送入口中，张口是否正常，食物入口的顺畅性，是否有食物漏出等

一口量：评估患者一次安全进食和吞咽的食物量，建议从2～4 mL 的食物量开始进食

进食和吞咽的时间：包括一次吞咽的时间和一餐的进食时间

呼吸情况：正常吞咽时需要瞬间暂停呼吸（喉入口关闭0.3～0.5 秒），使食物顺利通过咽部。咀嚼时，用鼻呼吸。如果患者在进食过程中呼吸急促，咀嚼时用口呼吸或吞咽时瞬间呼吸，容易引起误吸，应避免此类情况的发生

颈部听诊：把听诊器放在颈部听诊吞咽食物过程中的咽喉部，通过吞咽声音的音调、持续长短以及呼吸音的音调、产生的时间来判断是否为吞咽障碍。该方法是判断有无误吸、残留等非侵入性的检查手段，可在床边检查，简单易行。该方法与洼田饮水试验等筛查共同使用可以得到更准确的判断

染料测试：对于气管切开的患者，可以利用蓝色或绿色食用染料测试，这是筛查有无误吸的一种方法

食物的性状：食物的黏稠度、松散性等在一定程度上决定了吞咽的难易程度。对于吞咽困难的患者，应评估其合适何种食物，或者在进食何种食物时出现呛咳等问题

分泌物的情况：分泌物主要包括唾液和痰液。观察唾液分泌量是否正常，是否与食物充分搅匀后形成食团。进食后痰液是否增多，咳出的痰液是否有食物。及时清理口腔及咽的唾液和痰液（有时含有食物），可以减少吸入性肺炎的发生

饮食能力：包括摄食过程中食物的抓取、食物在口腔中的咀嚼和控制、唾液分泌、食团的吞咽能力等

图 8-42 吞咽功能的摄食评估

4. 结果评估

吞咽功能的结果评估如图 8-43 所示。

结果评估

存在的问题：根据上述检查，判断是否存在口腔、咽、食管等运动及感觉问题，影响进食的食物性状、质地、种类等

严重程度：口腔各器官受损的严重程度及吞咽功能的严重程度

预后判断及影响因素：预后判断包括差、好、一般等，影响因素包括认知障碍、神经元病等

治疗目标：包括长期目标、短期目标

图 8-43 吞咽功能的结果评估

5. 治疗计划

根据评估结果，列出详细的治疗计划，如图 8-44 所示。

是否改变摄取营养的方式：采用留置鼻胃管、胃造瘘或间歇插管等方式摄取营养

是否做进一步检查：喉镜和吞咽造影检查

治疗计划

需要做何种治疗：个性化、针对性的治疗方法

是否对家人或陪伴者宣传教育：宣传教育的内容包括严格按进食要求进食，进食后的体位和活动，患者不能自行进食，等等

图 8-44　治疗计划

（三）实验室评估

仪器检查可以更直观、准确地评估口腔期、咽期和食管期的吞咽情况，了解吞咽气道保护功能的完整情况，对于诊断、干预手段的选择和咽期吞咽障碍的管理意义较大，同时可以评估治疗和代偿策略对吞咽功能的改善作用。实验室评估主要采用吞咽造影检查（VFSE）和喉内镜吞咽功能评估（FEES）两种方法。

1. 吞咽造影检查（VFSE）

吞咽造影检查如图 8-45 所示。

吞咽造影检查

概述：在 X 线透视下实际进食，针对口、咽、喉、食管的吞咽运动进行的造影检查。VFSE 是检查吞咽功能最常用的方法，被认为是吞咽障碍检查和诊断的"金标准"。该方法适用于有可疑吞咽障碍的患者，在判断隐性误吸方面，VFSE 具有至关重要的作用

评估功能：可对整个吞咽过程进行详细的评估和分析，通过观察侧位和正位成像可对吞咽的不同阶段（包括口腔准备期、口腔推送期、咽期、食管期）进行评估，也可对舌、软腭、咽部和喉部的解剖结构及食团的运送过程进行观察

指导与治疗：在检查过程中，可指导患者在不同姿势下（如改变头部的位置）进食，以观察何种进食姿势安全，如发现吞咽障碍，则采用针对性的干预措施，并观察其干预效果

不适合吞咽造影检查的情况：无吞咽动作、不能经口进食以及无法被搬运到放射科的患者不适合做此项检查；再次做吞咽造影检查也不能发现新的或有用的信息时，不必重复检查

缺点：转送患者到放射科费时、费力，患者被迫接受X射线的辐射；需要患者密切配合；不能定量分析咽肌收缩力和食团内压；不能反映咽部的感觉功能

注意事项：需充分向患者说明目的、方法和风险，让患者签署知情同意书；X射线对人体产生多种不良影响，检查时在获取足够诊断或治疗信息的前提下，应尽量设法减少患者的辐射裸露时间

图 8-45　吞咽造影检查

2. 喉内镜吞咽功能评估（FEES）

喉内镜吞咽功能评估如图 8-46 所示。

喉内镜吞咽功能评估

概述：吞咽功能检查的另一种常用方法，可在电视屏幕直视下观察平静呼吸、用力呼吸、咳嗽、说话及吞咽过程中鼻、咽部、喉部各结构如会厌、杓状软骨和声带等功能状况。了解进食时食物积聚的位置和量，判断是否存在渗漏或误吸。带有送气通道的电视内窥镜能够发放气体脉冲，可用于量化评估吞咽功能障碍患者咽部的感觉功能

优点：①设备携带方便、使用率高，在多种情况下都方便患者使用；FEES 无 X 射线辐射，可反复进行检查，不存在 X 射线辐射对人体的损害，因此使用率较高；FEES 能精确地反映构会厌襞的感觉功能或功能不全，同时反映口咽对食团的感知程度。②FEES 较 VFSE 更能反映咽喉部解剖结构和分泌物积聚情况，适用于脑神经病变、手术后或外伤及解剖结构异常所造成的吞咽功能障碍，也适用于分泌物误吸等各种吞咽障碍患者

缺点：FEES 并不能反映食团运送的全过程，仅能通过进入咽部食团的间接信息来判断吞咽的情况，不能直接观察误吸和环咽肌打开的情况，因此 FEES 对吞咽器官之间的协调性不能做出直观评价。此外，当吞咽的量达到最大或食物遮盖内窥镜一端时，内窥镜将不能成像，而 VFSE 则不受此种限制

图 8-46　喉内镜吞咽功能评估

五、吞咽障碍的康复治疗

吞咽障碍治疗的目的是使吞咽器官重新获得运动功能，促进患者吞咽功能的最大恢复。吞咽障碍的康复治疗主要包括口腔感觉刺激治疗、口腔运动治疗、呼吸训练、导管球囊扩张术、低频电刺激、表面肌电生物反馈训练、非侵入性脑电刺激治疗、代偿方法等。

1. 口腔感觉刺激治疗

口腔感觉刺激治疗如图 8-47 所示。

冷刺激：用冰棉棒刺激腭咽弓，同时发"啊"音，通过刺激，给予脑皮质和脑干警戒性的感知刺激，提高对进食吞咽的注意力。此法适用于口腔感觉较差的患者

嗅觉刺激：通过芳香物质中的小分子物质（芳香小分子）刺激嗅觉来调节嗅觉和促进嗅觉信息传递，包括黑胡椒、薄荷脑等的刺激

口腔感觉刺激治疗

味觉刺激：舌的味觉是一种特殊的化学性感觉刺激，通常舌尖对甜味敏感，舌根部可感受苦味，舌体对咸味与痛觉敏感，舌两侧易感受酸味刺激。将不同味道的食物放置舌部相应味蕾敏感区域，可以增强外周感觉的传入，从而兴奋吞咽皮质，改善吞咽功能

口面部振动刺激：用改良的振动棒刷擦口腔内颊部、面部或舌部，给予上述部位深浅不同的感觉刺激，提高口面部的运动、协调能力。振动频率和强度可随时调节，适用于不同年龄段的吞咽障碍患者

气脉冲感觉刺激：通过气流冲击来刺激口咽腔黏膜，从而诱发吞咽反射，提高口咽腔黏膜的敏感性，加快吞咽启动。此法适用于因严重认知障碍而不能配合其他治疗的成人和儿童患者

冰酸刺激：在吞咽前对腭舌弓进行冰酸刺激，可以提高口咽对食团知觉的敏感度，减少口腔过多的唾液分泌。通过刺激脑干的激活系统，提高对食物的感知和对进食吞咽的注意力。此法适用于味觉感觉差、口腔温度觉差的患者

K点刺激：K点位于磨牙后三角的高度，在舌腭弓和翼突下颌帆的凹陷处。通过K点开口、K点吞咽刺激启动、K勺喂食等，促进张口和诱发吞咽反射，主要用于上运动神经元损伤后张口困难的患者，对于认知障碍和理解力下降的患者也可使用

深层咽肌神经刺激：深层咽肌神经刺激（DPNS）是利用一系列的冰冻柠檬棒刺激咽喉的反射功能，着重强调软腭、舌根部、上咽与中咽缩肌3个反射区，达到强化口腔肌肉功能与咽喉反射，改善吞咽功能的作用

改良振动棒深感觉训练：利用改良振动棒为口腔提供口腔振动感觉刺激，通过振动刺激深感觉的传入，反射性强化运动传出，改善口腔颜面运动功能。此法适合患者居家练习

图 8-47　口腔感觉刺激治疗

2. 口腔运动治疗

口腔运动治疗如图 8-48 所示。

口腔运动治疗

- 口腔器官运动体操：一种徒手或借助简单小工具做唇、舌的运动练习，借以加强唇、舌、上下颌的运动控制、力量、稳定性及协调，增强进食咀嚼的功能，从而改善吞咽功能的训练方法

- 舌压抗阻反馈训练：一种应用舌压抗阻反馈训练仪改善舌流体静压，提高舌活动能力的训练方法，可以直接客观地将患者的舌上抬，抗阻能力通过压力值显示

- 舌肌主被动康复训练：利用舌肌训练器进行康复训练。舌肌康复训练器，又称吸舌器，不仅用于牵拉舌，还可在唇、舌和面颊部等肌肉运动感觉训练中使用

- Masako 训练：吞咽时，通过对舌的制动，使咽后壁向前突运动，与舌根部贴近，增加咽腔的压力，加快食团推进。Masako 训练可达到增加舌根的力量，延长舌根与咽后壁的接触时间，促进咽后壁肌群代偿性向前运动的作用

- Shaker 锻炼：又称抬头训练，目的在于增加食管上段括约肌开放的时间和宽度，促进吞咽后因食管上段括约肌开放不全而引起的咽部残留食物的清除

图 8-48 口腔运动治疗

3. 呼吸训练

呼吸训练如图 8-49 所示。

呼吸训练

- 目的：呼吸支持不足和呼吸协调障碍将影响呼吸功能，从而导致声门关闭不足、声带闭合等功能下降，发生误吸。强化呼吸功能是预防误吸的一项重要措施

方法:

(1)咳嗽训练:腹式呼吸维持5~10秒,做一次咳嗽。按循序渐进的原则,视患者的体力和动作的领悟能力来确定练习的总次数

(2)倒置呼气训练:将呼吸训练器倒置,让患者的鼻子深吸气,然后用嘴含训练器口,用力、持续呼气,使球升起并固定在最高处

(3)正置吸气训练:将呼吸训练器正置,让患者用嘴含训练器口,用力、持续吸气,使球升起并固定在最高处

图 8-49　呼吸训练

4. 导管球囊扩张术

导管球囊扩张术如图 8-50 所示。

导管球囊扩张术

操作方法:用适宜的球囊导管经鼻孔或口腔插入食管,确定进入食管并完全穿过环咽肌后,再用分级注水的方式向球囊内注水,持续扩张环咽肌,提高食管环咽肌的功能

适应证:此项技术适用于神经性吞咽障碍患者,用其扩张食管上括约肌的环咽肌,治疗环咽肌功能障碍

图 8-50　导管球囊扩张术

5. 低频电刺激

低频电刺激主要包括神经肌肉电刺激和经皮神经电刺激,如图 8-51 所示。

低频电刺激

神经肌肉电刺激（NMES）：一种通过刺激完整的外周运动神经来活化所支配肌肉的电刺激以及直接激活去神经支配的肌肉纤维的电刺激。NMES 的治疗目的在于强化无力肌肉的运动和进行感觉刺激，帮助恢复喉上抬运动控制、延缓肌肉萎缩、改善局部血流。电极的贴敷位置相当重要，如果 NMES 采用表面电极，只有单独将电极放置在舌骨上面，才能够起到舌骨喉复合体上抬的作用。如果将电极放在舌骨下面，则会导致舌骨喉复合体下降。下列两种情况电极可放置在舌骨下喉部区域：在电刺激的同时进行用力吞咽，创造一种抗阻训练模式；只进行感觉神经电刺激，不进行运动神经电刺激

经皮神经电刺激（TENS）：将便携式刺激器应用于体表，刺激感觉神经，用于吞咽障碍患者的治疗，可以改善吞咽的功能和安全性

图 8-51　低频电刺激

6.表面肌电生物反馈训练

吞咽动作是口腔、咽部和喉部许多小肌肉复杂的协调运动过程，直接观察这些复杂的肌肉运动比较困难。通过表面电极监测肌肉活动，可为患者提供肌肉收缩力量大小和时序的视觉提示，并通过肌电声音、波形反馈和语言提示，训练患者加强吞咽肌群的力量和协调性。表面肌电生物反馈配合用力吞咽或门德尔森吞咽法效果更好。

7.非侵入性脑电刺激治疗

经颅磁刺激（rTMS）、经颅直流电刺激（tDCS）通过改变脑的兴奋性，诱导脑的可塑性改变，结合吞咽训练，对吞咽功能的恢复具有一定的疗效。目前，非侵入性脑电刺激治疗正处于临床研究与初步应用阶段。

8.代偿方法

代偿方法旨在利用一定方式代偿口咽功能，改善食团摄入方式，不会改变潜在的吞咽生理的治疗技术。代偿方法包括食物调整（图 8-52）、全

身姿势调整（图 8-53）、进食工具调整和气道保护手法。

食物调整

液体稠度调整：根据吞咽造影检查结果，针对单纯饮水呛咳的患者，可以加舒食素（此类产品种类繁多，名称不一，但性质大同小异）等，将液体调稠，减少呛咳和误吸的风险

食物质地调整：根据评估来选择食物质地。食物质地的密度均匀、黏性适当、不易松散、通过咽和食管时易变形且很少在黏膜上残留，如爽滑的浓流质、稀流质、软食、切碎的食物

一口量调整：调整每口进入口腔的食物的量，目的是利于口腔期食团形成、食团向咽腔推送，以及食团顺利进入食管。推荐的进食一口量以 5～20 mL 为宜。建议行 V-VST 检测或在吞咽造影检查后选择合适的一口量

图 8-52　食物调整

全身姿势调整

方法：让患者的头部或身体改变某种姿态即可缓解吞咽障碍的症状，改善或消除吞咽时的误吸症状。如在吞咽时通过头、颈等部位的姿势调整，使吞咽腔径的大小、通道的走向和某些吞咽器官的组成结构（如喉、舌、杓状软骨）的位置改变，避免残留和误吸，消除症状

适应证：此法能保持患者的正常生理功能，不需要患者在吞咽时进行特别的努力。此法适用于神经系统疾病、头颈部肿瘤术后等情况

时机的选择：临床实践最好在吞咽造影检查下，先观察有效的吞咽姿势，然后再选取有效姿势开展训练。吞咽姿势调整的方法一般仅做暂时性使用，逐步过渡到符合正常吞咽姿势进食后停用

图 8-53　全身姿势调整

进食工具调整是根据评估结果来选择餐具。餐具应采用边缘顿厚、匙柄较长、容量为 5～10 mL 的匙羹为宜，便于准确放置食物和控制每匙食物的量。

气道保护手法是一组旨在增加患者口、舌、咽等结构本身运动范围，增强运动力度及患者对感觉和运动协调性的自主控制能力，避免误吸，保护气道的徒手操作训练方法。气道保护手法的分类如图 8-54 所示。

气道保护手法的分类

- 门德尔森吞咽法：该手法通过被动抬升喉部，增加环咽肌开放的时间与宽度，从而起到避免误吸、改善整体吞咽协调性的作用
- 声门上吞咽法：在吞咽前和吞咽时通过气道关闭，防止食物及液体误吸，吞咽后立即咳嗽，清除残留在声带处食物的一项气道保护技术。该手法需在患者清醒且放松的状态下进行操作，且患者须遵从简单的指令
- 超声门上吞咽法：让患者在吞咽前或吞咽时，将杓状软骨向前倾至会厌软骨底部，并让假声带紧密闭合，使呼吸道入口主动关闭。该手法适用于呼吸道入口闭合不足的患者，特别适用于做过喉声门上切除术的患者
- 用力吞咽法：在咽期吞咽时，增加舌根向后的运动。多次干吞，使少量剩余在咽喉的食物被清除干净，并借此改善会厌软骨清除食团的能力

图 8-54 气道保护手法的分类

六、对吞咽障碍患者及其家属的健康教育和指导

对吞咽障碍患者及其家属的健康教育及指导如图 8-55 所示。

健康教育及指导

- 在患者进行吞咽治疗过程中给予患者支持和鼓励
- 为患者提供治疗师要求的性状食物和液体
- 鼓励患者小口进食

允许患者有足够的进食时间

在进食更多食物时应确定患者前一口食物已经吞完

如果患者出现窒息，应立即停止喂食

患者进食后一般坐位休息 20～30 分钟

图 8-55　对吞咽障碍患者及其家属的健康教育及指导

七、吞咽障碍康复治疗预后的影响因素

吞咽障碍康复治疗预后的影响因素如图 8-56 所示。

吞咽障碍康复治疗预后的影响因素

年龄因素：高龄老人由于慢性疾病、身体功能的减退等影响康复治疗效果，治疗师应根据实际情况进行判断，合理调整治疗和进食的方式

意识状态：患者处于意识障碍时，其实际吞咽功能状态会变得更加复杂，因为吞咽过程中对于食物的辨别和气道的主动保护是需要警醒能力的存在才可以实现，而意识不清的患者由于意识障碍而丧失了辨别进食的能力，使喉部主动保护能力下降，这就为误吸和窒息创造了机会，因此针对意识障碍患者进行的吞咽康复需要评估患者的警醒状态并进行综合判断

认知障碍：认知障碍的患者对于进食的定向障碍会造成拒绝进食行为的发生

原发病：原发病的性质会影响治疗效果

合并症：合并呼吸功能障碍、心肺功能障碍以及消化系统疾病的患者，对于康复治疗预后会有消极影响，使康复治疗时间延长、治疗被迫中断和治疗效果不佳等

图 8-56　吞咽障碍康复治疗预后的影响因素

（杜灿荣　梁天佳）

第七节　容积-黏度吞咽测试

一、概述

容积 - 黏度吞咽测试（V-VST）是临床用于评估吞咽困难患者吞咽能力的重要方法。通过指导患者吞咽 3 种不同黏度、不同容积的食物，帮助护理人员识别患者吞咽困难的程度，从而帮助患者采取合适的进食方式及康复训练。

二、适应证

容积 - 黏度吞咽测试的适应证如图 8-57 所示。

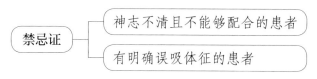

图 8-57　容积 – 黏度吞咽测试的适应证

三、禁忌证

容积 - 黏度吞咽测试的禁忌证如图 8-58 所示。

禁忌证
神志不清且不能够配合的患者
有明确误吸体征的患者

图 8-58　容积 – 黏度吞咽测试的禁忌证

四、操作前的准备

容积 - 黏度吞咽测试应准备水、舒食素（3 袋中性增稠剂）、50 mL 注食注射器、3 个杯子（用来盛装 3 种不同稠度的液体）、脉搏血氧仪（以无创性方法测量血氧饱和度）、吞咽障碍容积 - 黏度（V-VST）评估量表。在 300 mL 的水中加入舒食素 3 g（1 袋）溶解，形成液体 – 水样；在 150 mL 的水中加入舒食素 3 g（1 袋）溶解，搅拌均匀，形成糖浆稠度液体，糖浆稠度液体通过吸管吸入，倾倒时呈细流状；在 100 mL 的水中加入舒食素 3 g（1 袋）溶解，搅拌均匀，形成布丁状稠度半固体，布丁状稠度半固体无法在吸管的帮助下吸入，倾倒时呈块状。

五、操作说明

容积 – 黏度吞咽测试的操作说明见表 8-9。

表 8-9　容积 – 黏度吞咽测试的操作说明

序号	操作说明
1	评估患者的病情，患者的病情须稳定，意识清楚
2	患者取坐位或半坐卧位，可借助靠垫使其尽可能坐直
3	按中等稠度、高等稠度、微等稠度进行测试，同时按 5 mL、10 mL、20 mL 体积进行测试
4	监测患者的血氧饱和度
5	通过让患者说出自己的名字或其他短语，以此作为音调和音色的参考
6	观察患者吞咽的过程
7	评估患者吞咽的安全性和有效性，在吞咽障碍容积 – 黏度（V–VST）评估量表中记录观察结果
8	指导结束后进行效果评价
9	指导进食性质，向患者说明注意事项
10	整理用物，洗手

六、操作流程

容积 – 黏度吞咽测试的操作流程如图 8–59 所示。吞咽障碍容积 – 黏度（V–VST）评估量表见表 8–10。

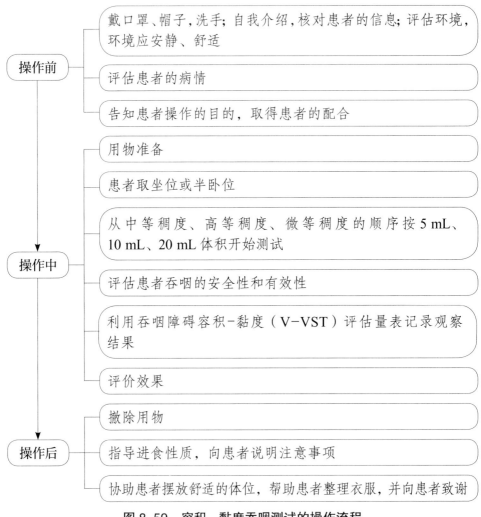

图 8–59 容积–黏度吞咽测试的操作流程

表 8–10 吞咽障碍容积 – 黏度（V–VST）评估量表

相关指标		中稠（2%）糖浆样			高稠（3%）布丁样			微稠（1%）液体 – 水样		
		5 mL	10 mL	20 mL	5 mL	10 mL	20 mL	5 mL	10 mL	20 mL
安全性指标	咳嗽									
	音质改变									
	血氧饱和度下降									
有效性指标	食物外溢									
	口腔残留									
	分次吞咽									
	启动延迟									
受试者主观指标	顺滑性									
	吞咽力									
	适口性									
	喜食度									

注：伴有相应指标表现，标"+"；不伴有相应指标表现，标"–"；未进行该项检测，则标"/"。

评估结果：

（1）安全性方面临床征象提示患者可能存在误吸的标志，吸入导致呼吸系统并发症、肺炎的相关风险。

①咳嗽。吞咽时出现咳嗽，提示部分食团已通过声带到达呼吸道，误吸已经发生。

②音质改变。吞咽后声音变得湿润或微弱，提示已经发生渗漏或误吸。

③血氧饱和度下降。基础血氧饱和度下降5%，提示发生误吸。

（2）有效性方面临床征象提示患者未摄取足够热量、营养和水分的标志，导致影响营养不良和脱水的相关风险。

①食物外溢。唇部闭合不完全，可能导致部分食团的漏出。

②口腔残留。吞咽后口腔残留物存在，提示舌部推进力度受损，导致低效吞咽。

③分次吞咽。无法在单次吞咽动作吞下食团会降低摄取有效性。

④启动延迟。吞咽后咽部残留物的存在，启动延迟，提示咽部食团清除能力受损。

七、注意事项

容积－黏度吞咽测试的注意事项如图8-60所示。

严格遵循测试步骤，确保患者不发生误吸。吞咽安全性问题征象的检出是影响该方法测试顺序的主要因素

需要遵循的准则为稠度越小，食团体积越大，吞咽障碍患者发生吸入的风险越高。因此，患者出现安全问题时，禁止使用稠度较低或体积较大的食团

注意事项

容积－黏度吞咽测试方法通过给予患者稠度及体积递增的食团来评估吞咽的安全性和有效性

从中等稠度、高等稠度、微等稠度，以5 mL、10 mL、20 mL体积开始测试，全程监测血氧饱和度，观察有无隐性误吸

图8-60　容积－黏度吞咽测试的注意事项

（廖明珍　兰柳华）

第九章　其他治疗技术

第一节　肉毒毒素注射治疗术

一、概述

肉毒毒素注射治疗术是指通过徒手定位，或徒手定位联合肌电、电刺激，或超声引导下定位，将肉毒毒素注射至肢体肌肉，以缓解临床症状的治疗技术。临床上，肉毒毒素注射治疗术常用于治疗各种神经源性、非神经源性疾病。在康复治疗方面，肉毒毒素大多应用于治疗痉挛肌张力障碍、疼痛及流涎等。

二、适应证

肉毒毒素注射治疗术的适应证如图 9-1 所示。

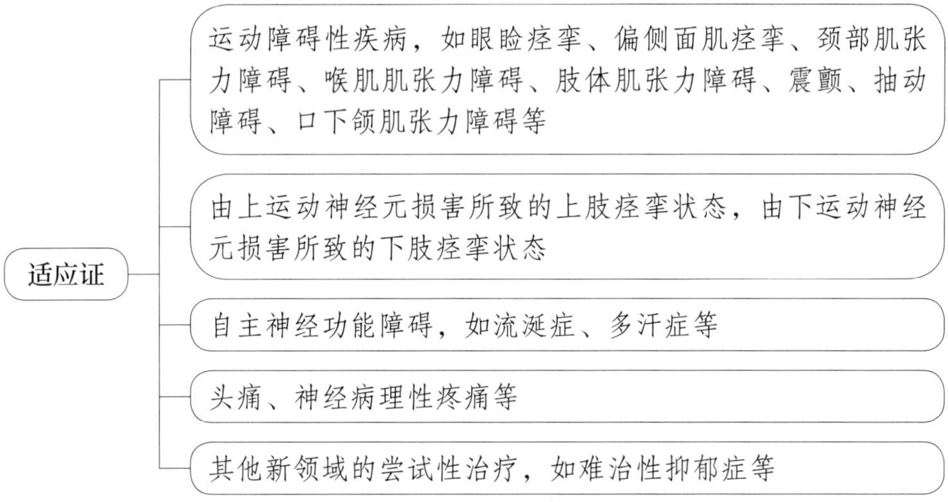

运动障碍性疾病，如眼睑痉挛、偏侧面肌痉挛、颈部肌张力障碍、喉肌肌张力障碍、肢体肌张力障碍、震颤、抽动障碍、口下颌肌张力障碍等

由上运动神经元损害所致的上肢痉挛状态，由下运动神经元损害所致的下肢痉挛状态

适应证

自主神经功能障碍，如流涎症、多汗症等

头痛、神经病理性疼痛等

其他新领域的尝试性治疗，如难治性抑郁症等

图 9-1　肉毒毒素注射治疗术的适应证

三、禁忌证

肉毒毒素注射治疗术的禁忌证如图 9-2 所示。

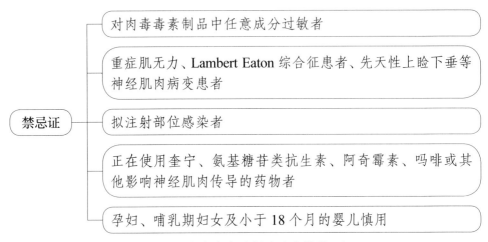

禁忌证
- 对肉毒毒素制品中任意成分过敏者
- 重症肌无力、Lambert Eaton 综合征患者、先天性上睑下垂等神经肌肉病变患者
- 拟注射部位感染者
- 正在使用奎宁、氨基糖苷类抗生素、阿奇霉素、吗啡或其他影响神经肌肉传导的药物者
- 孕妇、哺乳期妇女及小于 18 个月的婴儿慎用

图 9-2　肉毒毒素注射治疗术的禁忌证

四、操作前的准备

医生应向患者说明治疗的过程、治疗的效果、可能存在的不良反应及相关风险，并让患者签署知情同意书。使用注射用生理盐水稀释，极轻摇晃、震荡，配置后 4 小时内使用；若不能及时使用，配药后应保存在 2～8 ℃ 的冰箱中，最长可保存 24 小时。

五、操作说明

肉毒毒素注射治疗术的操作说明见表 9-1。

表 9-1　肉毒毒素注射治疗术的操作说明

序号	操作说明
1	戴口罩、帽子；自我介绍，核对患者的信息；评估环境，环境应安静、舒适
2	告知患者治疗的目的，取得患者的配合，并让患者签署知情同意书
3	患者取卧位或坐位，裸露注射部位

续表

序号	操作说明
4	对靶肌进行体表定位，可采取徒手定位、肌电引导定位、电刺激引导定位、超声引导定位
5	对拟注射部位进行消毒时应佩戴无菌手套
6	对靶肌进行数个部位注射，注射过程中注意观察患者的反应，询问患者的感受
7	注射完毕后，对注射部位再次进行消毒
8	治疗结束后应告知患者注射后的注意事项

六、肉毒毒素注射部位及剂量

肉毒毒素注射部位及剂量见表 9-2。

表 9-2 肉毒毒素注射部位及剂量

肌肉	起点	止点	作用	神经支配	剂量（保妥适）	注射点及数量
髋外展肌						
臀中肌	髂棘下方骶骨的大部分区域	大转子后上角	髋外展	臀上神经	100 U	髂棘中点正下方约 2.5 cm 处，注射 1～2 个点
膝伸肌						
股直肌	髂前下棘和髂骨	经股四头肌和髌韧带止于胫骨结节	屈髋和伸膝	股神经	100～150 U	大腿前方，髌骨和髂前上棘连线注射，注射 4 个点

续表

肌肉	起点	止点	作用	神经支配	剂量（保妥适）	注射点及数量
股外侧肌、股中间肌及股内侧肌	股骨前面	经股四头肌和髌韧带止于胫骨结节	伸膝	股神经	100～150 U	在大腿外侧注射2个点，在大腿下半部分的中间位置深部注射1个点，在大腿内侧注射1～2个点
股内收肌和膝屈肌						
耻骨肌	耻骨上支	股骨背面，小转子下面	使髋内收，帮助屈髋	股神经	50～100 U	耻骨结节外1指，腹股沟韧带下方，股静脉内侧，注射1个点
大收肌	坐骨结节	股骨后2/3，股骨内侧髁内收肌结节下方	内收及伸髋，主要在坐位时发挥作用	闭孔神经	100～200 U	股骨内侧髁和耻骨结节的连线中点处进针，注射2个点
长收肌	耻骨体、耻骨嵴和耻骨联合的下方	股骨中段背面，止于股骨嵴	使大腿内收，主要在立位时发挥作用	闭孔神经	50～100 U	触摸起自耻骨结节的长收肌肌腱，在结节远端4指处进针，注射2个点
短收肌	耻骨上支，耻骨嵴下方	股骨上段背面，小转子与股骨嵴之间	使髋内收、外旋	闭孔神经	50～100 U	触及起自耻骨结节的长收肌肌腱，在结节远端4指宽处进针，穿过长收肌，进针深度大约5 cm，注射1～2个点

续表

肌肉	起点	止点	作用	神经支配	剂量（保妥适）	注射点及数量
股薄肌	耻骨下支	胫骨内侧髁背面的鹅足	髋内收和伸膝，屈膝时可使髋内旋	闭孔神经	80～120 U	耻骨结节和股骨内侧髁的中点处进针不超过1.2 cm，注射3～4个点
半膜肌	坐骨结节	胫骨内侧髁背面的鹅足	屈膝，屈腿时可使腿内旋，伸髋	坐骨神经	100～150 U	半腱肌肌腱的外侧，半腱肌肌腱与股二头肌形成"V"字形的顶端，注射1～2个点
半腱肌	与股二头肌长头起点相同	胫骨内侧髁背面的鹅足	与半膜肌相同	坐骨神经	100～150 U	股骨内侧髁与坐骨结节连线的中点，注射2～3个点
股二头肌长头	长头：坐骨结节	腓骨头	屈膝，使腿外旋，伸髋	坐骨神经	100～150 U	腓骨小头和坐骨结节连线的中点，注射3个点
腘肌	前面外上髁的腘肌沟	向后穿过关节囊，胫骨上段内侧面	屈膝，开始屈膝时使小腿内旋	坐骨神经	30 U	胫骨内侧髁背面深部，向下进针达腘窝的骨内侧面，然后退出一点注射，注射1个点
小腿前外侧肌群						
胫骨前肌	胫骨外侧面上半段和骨间膜	内侧楔骨	使足背屈和内翻	腓神经	75～120 U	胫骨结节远端5指、胫骨外侧1指宽处进针，注射1～2个点

续表

肌肉	起点	止点	作用	神经支配	剂量（保妥适）	注射点及数量
趾长伸肌	腓骨前面上 3/4	止于第二趾和第五趾的中节及末节趾骨	使足背屈	腓神经	50～80 U	胫骨粗隆下4指，胫骨脊外侧缘2指处，注射1～2个点
拇趾长伸肌	腓骨中2/3 和骨间膜	拇趾远节趾骨底	伸拇趾	腓深神经	50～60 U	内外侧踝连线的上方3指，胫前肌肌腱外侧进针，针朝向深部及内侧进入，注射1个点
腓骨长肌	腓骨外侧面上2/3	经第五跖骨底下面和骰骨沟止于内侧楔骨及第一跖骨底	使足外翻和跖屈	腓浅神经	50～80 U	腓骨小头下3指，腓骨外侧处进针，注射1～2个点
腓骨短肌	腓骨干下 2/3	第五跖骨底	使足外翻	腓浅神经	30～40 U	腓骨长肌腱前面，外踝近端5指处，注射1～2个点
小腿后肌群						
腓肠肌-内侧头	股骨内侧髁背面	经跟腱止于跟骨	使足跖屈和屈膝	胫神经	100 U	小腿后面内侧的浅层肌肉隆起处，注射1～3个点
腓肠肌-外侧头	股骨外侧髁背面	经跟腱止于跟骨	使足跖屈和屈膝	胫神经	100 U	小腿后面外侧的浅层肌肉隆起处，注射1～3个点

续表

肌肉	起点	止点	作用	神经支配	剂量（保妥适）	注射点及数量
比目鱼肌	腓骨干背面和胫骨内侧缘	经跟腱止于跟骨	使足跖屈	胫神经	100 U	在腓肠肌肌腹的远端，跟腱的内前方进针，注射1～3个点
拇趾长屈肌	腓骨背面，比目鱼肌下面	经距骨背面的沟止于拇趾远节趾骨	使拇趾屈曲，保持纵向足弓	胫神经	50 U	跟骨结节上方内侧5指处，在跟腱前方、向腓骨方向斜插进针，注射1个点
趾长屈肌	胫骨背面	第二趾和第五趾的远节趾骨	使第二至第八趾屈曲，保持纵向足弓	胫神经	50 U	在胫骨平台和胫骨内踝的中点水平，胫骨的下方1指处进针，注射1个点
胫骨后肌	骨间膜，以及胫骨和腓骨背面的邻近部位	舟骨粗隆和内侧楔骨	使足跖屈和内翻	胫神经	50～80 U	胫骨结节远端5指、胫骨内侧1指宽处进针，斜穿比目鱼肌和趾长屈肌，紧贴于胫骨后方，也可在胫骨前方进针，在小腿中下1/3处胫骨和腓骨之间进针，穿过胫前肌或趾长伸肌，通过前方的骨间膜时有突破感，然后可直接进入胫骨后肌，注射1～3个点

续表

肌肉	起点	止点	作用	神经支配	剂量（保妥适）	注射点及数量
拇趾展肌	跟骨内侧和屈肌支持带	拇趾近节趾骨底内侧	使拇趾外展、跖屈	足底内侧神经	10～20 U	足底内侧，第一跖骨下方1指处，注射1个点
拇趾短屈肌	骰骨和胫骨肌腱	两块肌腹各止于第一趾近节趾骨底的一侧	使第一跖趾关节屈曲	足底内侧神经	10～20 U	在第一跖趾关节近端、拇长屈肌肌腱内侧进针，注射1个点
趾短屈肌	跟骨内侧和肌间隔筋膜	第二至第五趾中节趾骨	使拇趾趾间关节及其外侧的4个跖趾关节弯曲	足底内侧神经	10～20 U	跟骨和第三跖趾关节连线的中点处进针，触及跖骨时稍退出后注射，注射1个点
臂肌						
肱二头肌	短头：肩胛骨喙突 长头：肩胛骨盂上结节	肱二头肌腱膜	旋后和屈肘	肌皮神经	75～100 U	上臂中段，肌腹隆起处，内外侧肌束分别注射，注射2～4个点
肱三头肌	肩胛骨和肱骨	尺骨鹰嘴	伸肘	桡神经	75～100 U	外侧头：肱骨三角肌粗隆稍后方。长头：腋窝后缘远端4指处。内侧头：肱骨内上近端3指处。各注射1个点

续表

肌肉	起点	止点	作用	神经支配	剂量（保妥适）	注射点及数量
喙肱肌	肩胛骨喙突	肱骨中部内侧缘	使上臂屈曲、内收	肌皮神经	40 U	沿肱骨上部的内侧，在喙突远端4指处，肱骨和神经血管束之间，注射1个点
肱肌	肱骨远端1/2的前面	尺骨冠突	屈肘	肌皮神经	50 U	位于上臂中下1/3部位：肘窝皱褶线近端2指，肱二头肌肌腱及肌腹的外侧，注射1~2个点
前臂屈肌						
旋前圆肌	肱头：肱骨内上髁 尺头：尺骨冠突内侧缘	桡骨外侧面中部	使前臂旋前，屈肘	正中神经	30~40 U	肱骨内侧髁与肱二头肌肌腱之间连线的中点远端2指，注射1~2个点
桡侧腕屈肌	肱骨内上髁	第二掌骨底	屈腕、屈肘	正中神经	30~40 U	肱骨内上髁与肱二头肌肌腱连线的中点远端4指处，注射1~2个点
尺侧腕屈肌	肱头：肱骨内上髁 尺头：鹰嘴及其后缘上2/3	腕部的豌豆骨	使手在腕部屈曲和内收	尺神经	30~40 U	前臂中上1/3交界处，尺骨桡侧2指处，注射1~2个点

续表

肌肉	起点	止点	作用	神经支配	剂量（保妥适）	注射点及数量
指浅屈肌	肱尺头：肱骨内上髁和尺骨冠突　桡头：桡骨前缘上半部	内侧4指的中节指骨	近端指间关节屈肌和掌指关节屈肌	正中神经	25～30 U	操作者的手掌握住患者手腕掌侧面，食指指向肱二头肌肌腱，在食指尖的尺侧进针，进针后穿过掌长肌，注射1～2个点
指深屈肌	尺骨近端2/3	手指末节指骨	使所有手指关节屈曲	正中神经、尺神经	30～40 U	小指置于尺骨鹰嘴，环指、中指及食指沿尺骨骨干排列，在食指尖的尺骨尺侧缘进针注射，注射1～2个点
拇长屈肌	桡骨前面上2/3	拇指末节指骨	使拇指的所有关节屈曲	正中神经	20～30 U	于前臂腹侧的中点，紧贴桡骨骨面，穿过桡侧腕屈肌及指浅屈肌，注射1～2个点
旋前方肌	尺骨前面（远端）	桡骨远端前面	使前臂旋前	正中神经	20～30 U	桡骨茎突和尺骨茎突之间连线中点近端3指处，从桡骨和尺骨的骨间筋膜进针，注射1～2个点

七、注意事项

肉毒毒素注射治疗术的注意事项如图 9-3 所示。

注意事项

- 根据患者的病情及医疗设备的具体情况，选择最合适、安全的注射方式
- 根据痉挛情况选择靶肌，临床上常注射的肌群为上肢屈肌、下肢伸肌及内收肌
- 对于肌纤维横向平行排列的肌肉，建议进行肌腹横向的数个部位注射；对于肌纤维纵向排列的肌肉，建议沿纵向在数个部位注射
- 理想的注射点数尚无统一观点，当前公认注射用 A 型肉毒毒素（保妥适），单点注射的最大剂量为 50 U
- 肉毒毒素一般在 12 小时内被神经肌肉接头接收，一般注射后 3～14 天起效，作用时间为 3～6 个月
- 注射结束后，告知患者注射部位需保持 24 小时干燥，注意观察有无头痛、恶心，注射部位有无水肿、瘀斑、疼痛、刺激等不良反应

图 9-3 肉毒毒素注射治疗术的注意事项

（黄雅琳 黄荷）

第二节 神经源性膀胱训练

一、概述

神经源性膀胱训练是针对由神经系统损伤或疾病导致神经功能异常，从而引起膀胱的储存和排空机制发生障碍的恢复性康复治疗措施。其目的是促进膀胱排空，避免感染，保护肾功能，提高患者的生活质量。

二、适应证

神经源性膀胱训练的适应证如图 9-4 所示。

```
         ┌─ 神经功能异常合并膀胱控制障碍，包括脊髓损伤、脑卒中、
         │   周围神经损伤、脑外伤、糖尿病等
适应证 ──┼─ 患者能够主动配合，手功能良好者可以独立完成
         │
         └─ 家属配合训练，以维持排尿功能
```

图 9-4　神经源性膀胱训练的适应证

三、禁忌证

神经源性膀胱训练的禁忌证如图 9-5 所示。

```
         ┌─ 神志不清或无法配合治疗的患者
         │
         ├─ 膀胱或尿路严重感染的患者
         │
         ├─ 前列腺严重肥大或肿瘤患者
         │
禁忌证 ──┼─ ①逼尿肌收缩不良；②激发非协调性排尿，膀胱内压力＞
         │   40 cmH₂O；③膀胱-输尿管反流；④膀胱容量过小，复发
         │   性尿路感染连续出现，禁行反射性排尿训练
         │
         └─ ①括约肌反射亢进；②逼尿肌括约肌失协调；③膀胱出口
             梗阻；④膀胱输尿管-肾反流；⑤颅内高压；⑥尿道异常；
             ⑦有心功能不全或心律失常不合适行屏气动作者，禁止代
             偿性排尿训练
```

图 9-5　神经源性膀胱训练的禁忌证

四、操作前的准备

神经源性膀胱训练需要准备排尿日记本、垫巾、尿盆等。

五、操作说明

神经源性膀胱训练的操作说明见表 9-3。

表 9-3　神经源性膀胱训练的操作说明

序号	操作说明
1	评估患者的意识状态、生命体征、合作程度
2	评估患者的排尿功能、膀胱功能和分型，制订训练计划
3	环境准备，患者取舒适的体位
4	定时排尿：①在规定的时间间隔内进行排尿，养成定时排尿的习惯，应按制定的时间进行训练，如餐前 30 分钟、晨起或睡前，鼓励患者入厕排尿；②一般情况下，白天每 2 小时排尿 1 次，夜间每 4 小时排尿 1 次，每次尿量小于 350 mL
5	延时排尿：白天开始每 1～2 小时排尿 1 次，之后逐渐增加到每 3～4 小时排尿 1 次，夜间排尿 2 次
6	意念排尿：每次排尿前或间歇性导尿前 5 分钟，指导患者全身放松，想象自己在一个安静、宽敞的卫生间，听流水声，准备排尿，并尝试自己排尿，然后由陪护协助接尿或放尿，利用全部感觉想象排尿的过程，促进排尿
7	扳机点排尿：通过叩击耻骨上膀胱区、牵拉阴毛、挤压阴茎、摩擦大腿内侧、刺激肛内等方式，诱发逼尿肌收缩和尿道括约肌松弛，促进排尿。扳机点排尿并不是一种安全的排尿模式，仅适用于在尿流动力安全状态指导下进行排尿，以确保上尿路安全
8	盆底肌训练：指导患者尝试做排尿动作，先慢慢收缩肛门，然后收缩尿道，出现有盆底肌上提的感觉，在肛门、尿道收缩时，保持腹部和大腿肌肉处放松，每次收缩维持 5～10 秒，重复做 10～20 次，每天 5～10 次，以不感觉疲乏为宜。坚持训练，3～6 个月才会有效果，长期训练效果更佳

六、操作流程

神经源性膀胱训练的操作流程如图 9-6 所示。

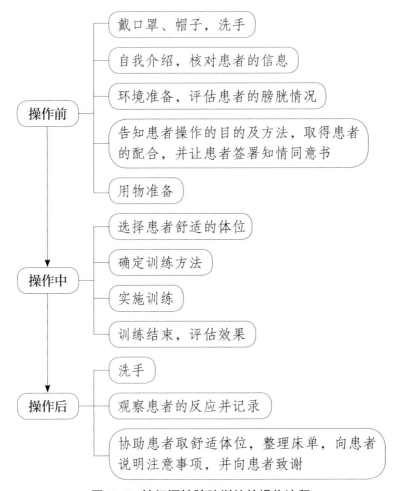

图 9-6 神经源性膀胱训练的操作流程

七、注意事项

神经源性膀胱训练的注意事项如图 9-7 所示。

注意事项

如果 24 小时内尿失禁超过 2 次,将排尿时间减少 0.5 小时;如果 24 小时内尿失禁不超过 2 次,保持排尿间隔时间不变;如果 48 小时内都没有出现尿失禁,则将排尿间隔时间增加 0.5 小时,直至 4 小时排尿 1 次的理想状态

水量应均匀摄入,避免在短时间内饮用大量水,防止膀胱过度充盈

告知患者及家属盆底肌训练的目的,消除患者的紧张和焦虑情绪,提高患者配合的积极性,以患者不疲劳的训练为主

牵张肛门,使盆底肌放松,再采用屏气法排空膀胱

图 9-7 神经源性膀胱训练的注意事项

（廖明珍 磨艳芳）

第三节 神经源性肠功能训练

一、概述

神经源性肠功能训练是针对由神经系统损伤或疾病导致神经功能异常,从而引起直肠排便机制发生障碍的恢复性康复治疗措施。其目的是降低患者便秘或大便失禁的发生率,以及对药物的依赖性,建立肠道功能反射,培养良好的排便模式,减少并发症。

二、适应证

神经源性肠功能训练的适应证如图 9-8 所示。

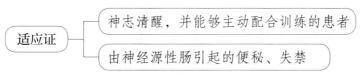

适应证

神志清醒,并能够主动配合训练的患者

由神经源性肠引起的便秘、失禁

图 9-8 神经源性肠功能训练的适应证

三、禁忌证

神经源性肠功能训练的禁忌证如图9-9所示。

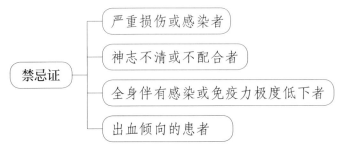

禁忌证
- 严重损伤或感染者
- 神志不清或不配合者
- 全身伴有感染或免疫力极度低下者
- 出血倾向的患者

图9-9　神经源性肠功能训练的禁忌证

四、操作前的准备

神经源性肠功能训练应准备手套、润滑剂、便盆。

五、操作说明

神经源性肠功能训练的操作说明见表9-4。

表9-4　神经源性肠功能训练的操作说明

序号	操作说明
1	评估患者的病情、意识状态，了解患者的进食时间及小便情况
2	模拟排便法：患者取坐位，治疗师指导患者每天饭后（早餐或晚餐后）1小时内进行排便，以饭后30～45分钟排便最佳，持续15分钟左右，保持在每天同一时间进行排便，便于建立良好的排便习惯
3	腹部按摩术：治疗师双手或单手以结肠走行方向按摩，以升结肠—横结肠—降结肠（右下腹—上腹部—左下腹）的顺序进行腹部按摩，每次5～10分钟，使结肠的内容物缓慢向下移动，可增加腹压，促进排便
4	盆底肌力训练术：治疗师协助患者平卧，双下肢并拢，双膝屈曲稍分开，让患者尽可能缩肛、提肛，保持腹部、臀部、大腿内侧不收缩，每次收缩维持5～10秒，每次10～20分钟，每天练习4～6次，以促进盆底肌肉功能恢复。坚持3～6个月会有效果，长期训练效果更佳

续表

序号	操作说明
5	低桥式运动：患者取仰卧位，双腿屈曲，双臂平放于身体两侧（体弱无力的患者可将双手抓住床沿），以脚掌及肩部为支撑，依靠腹肌及盆腔肌的力量，将臀部及腰腹部抬离床面，维持5秒左右后还原，重复10~20次。每天上午、下午各运动1次，也可酌情增加
6	肛门牵张技术：患者取左侧卧位，治疗师的食指或中指戴指套，涂抹润滑剂，缓慢插入患者肛门2~3 cm，用指腹面沿直肠壁以3点、6点、9点、12点方向顺时针缓慢牵张，可解除肛门括约肌痉挛，促进粪团排除。一般每次刺激时间持续1分钟，间隔2分钟后可再次进行操作，每天定时操作1~2次，可有效刺激肛门括约肌运动，促进肠蠕动，并建立规律的反射性排便

六、操作流程

神经源性肠功能训练的操作流程如图9-10所示。

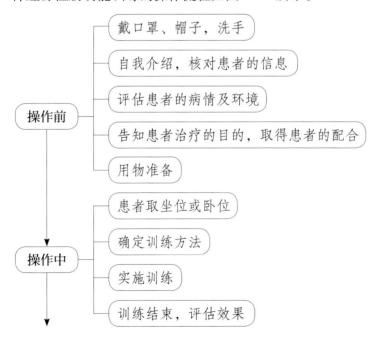

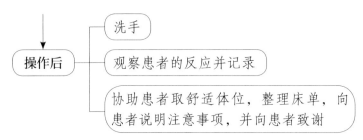

图 9-10　神经源性肠功能训练的操作流程

七、注意事项

神经源性肠功能训练的注意事项如图 9-11 所示。

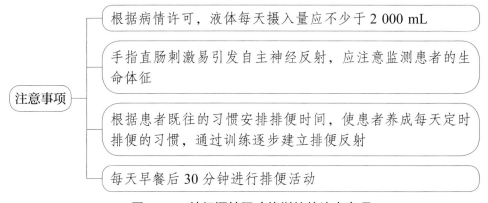

图 9-11　神经源性肠功能训练的注意事项

（廖明珍　磨艳芳）

第四节　膀胱残余尿量测定

一、定义

膀胱残余尿量测定是指排尿结束后检查测定膀胱内残余的尿液容量。

二、适应证

膀胱残余尿量测定的适应证为神经源性膀胱功能障碍的患者。

三、禁忌证

膀胱残余尿量测定的禁忌证主要为不配合或腹部有伤口的患者。

四、操作前的准备

在操作前应准备膀胱扫描仪、超声耦合剂。

五、操作说明

膀胱残余尿量测定的操作说明见表9-5。

表9-5 膀胱残余尿量测定的操作说明

序号	操作说明
1	打开测定仪，选择适宜的模式。测定仪的模式主要包括男性模式、女性模式、儿童模式（膀胱残余量为100以内的选择儿童模式）
2	患者取平卧位，在扫描过程中，患者尽量保持体位不变，平缓呼吸，禁止说话及做任何腹部运动
3	将超声耦合剂涂在探头上，探头笑脸朝人体头部方向，按"SCAN"键进行预扫描，保持探头与患者的腹部紧密接触，缓慢地移动探头，微调角度，寻找膀胱液性暗区的最大面积，同时使膀胱液性暗区在扇形的中心区域
4	确定位置按"SCAN"键，保持探头不动，12秒后扫描结束，生成图像，即可查看测试结果

六、操作流程

膀胱残余尿量测定的操作流程如图9-12所示。

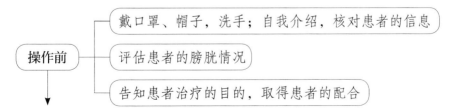

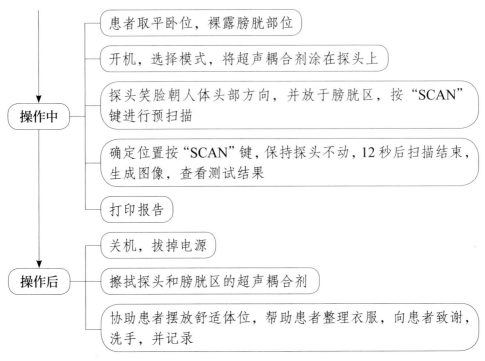

图 9-12　膀胱残余尿量测定的操作流程

七、注意事项

膀胱残余尿量测定的注意事项如图 9-13 所示。

操作中
- 患者取平卧位，裸露膀胱部位
- 开机，选择模式，将超声耦合剂涂在探头上
- 探头笑脸朝人体头部方向，并放于膀胱区，按 "SCAN" 键进行预扫描
- 确定位置按 "SCAN" 键，保持探头不动，12 秒后扫描结束，生成图像，查看测试结果
- 打印报告

操作后
- 关机，拔掉电源
- 擦拭探头和膀胱区的超声耦合剂
- 协助患者摆放舒适体位，帮助患者整理衣服，向患者致谢，洗手，并记录

注意事项
- 把握探头的力度，寻找最大液性暗区，清晰显示膀胱轮廓
- 扫描结束后，保持探头不动 12 秒，待结果出来方可松手
- 对于肥胖患者，探头向患者头部方向倾斜角度需减小，必要时向患者的脚部方向倾斜
- 对于前列腺肥大、增生的患者，将探头放置在人体腹部耻骨联合上方 3～4 cm 处，避开前列腺区
- 对于膀胱位置偏移的患者，应在患者耻骨联合上方较大范围内上、下、左、右查找

残余尿量测试时，应将探头放置在患者腹部耻骨联合上方，探头稍向患者头部方向倾斜10°～30°

对于膀胱收缩困难的患者，应按摩或用温水袋热敷膀胱处数分钟后再进行测试

对于500 mL以上大容量膀胱患者，应将探头放置在患者腹部耻骨联合上方3～4 cm处，探头稍向患者头部方向倾斜10°～30°

图9-13 膀胱残余尿量测定的注意事项

（廖明珍 林青青）

第五节 膀胱容量压力测定

一、概述

膀胱容量压力测定是指检查膀胱内压力与膀胱容积的测定。膀胱容量压力测定可反映膀胱的顺应性、逼尿肌收缩情况、膀胱容量及膀胱感觉等功能。

二、适应证

膀胱容量压力测定的适应证为神经源性膀胱功能障碍的患者。

三、禁忌证

膀胱容量压力测定的禁忌证如图9-14所示。

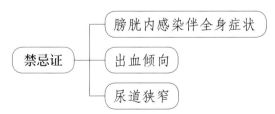

禁忌证 ── 膀胱内感染伴全身症状
　　　── 出血倾向
　　　── 尿道狭窄

图9-14 膀胱容量压力测定的禁忌证

四、操作前的准备

操作前，应准备膀胱尿压测定仪、1 瓶 0.9% 氯化钠溶液 500 mL（温度在 30 ℃ 左右）、一次性灌注专用连接管、1 个无菌导尿包、一次性使用无球囊导尿管。

五、操作说明

膀胱容量压力测定的操作说明见表 9-6。

表 9-6　膀胱容量压力测定的操作说明

序号	操作说明
1	患者的病情须稳定，让患者签署《膀胱容量压力测定同意书》
2	嘱患者测定前 2 小时内尽量不喝水，并取仰卧位
3	插入导尿管（用胶布固定尿管，防止尿管滑出），排空膀胱
4	打开一次性灌注专用连接管，将三通阀旋塞旋转至相应位置，三通阀的各个接口须旋紧，将流量调节器拖至滴斗的位置再关闭，将测压接口止水夹拖至远离测压接口位置再关闭
5	将一次性灌注专用连接管与生理盐水连接并进行排气，准确连接膀胱容量压力测定仪测压接口，三通阀接口应与尿管、尿袋接口相对应，将尿袋放于屏杆上，检查是否连接正确
6	打开电源开关，检查急停开关是否处于关闭状态，若急停开关未关闭应打开按钮复位
7	电脑启动后，填写患者住院信息及病情，检查 4 个参数设置，即最大灌注量为 500 mL，流量系数需与随机提供的参数设置表中的数值相同，压力报警值为 40 cmH_2O，根据患者情况调节灌入速度，一般为每分钟 10～30 mL
8	确定参数设置后，嘱患者尽量放松，不使用腹压，勿翻身移动等。打开止水夹和流量调节器，点击压力校零，然后点击确定，再点击开始进行灌注

续表

序号	操作说明
9	观察仪器运转是否正常，嘱患者咳嗽，看膀胱压是否有波幅，如果有波幅，说明运转正常
10	当患者咳嗽、体位变换、有尿感时应给予参数标注
11	灌注量达到 500 mL，压力仍小于 40 cmH$_2$O，应停止灌注
12	灌注停止时，打开三通阀尿管与尿袋通路，点击"排尿"按钮进行排尿，直至尿液排完
13	拔出尿管，关闭测压装置

六、操作流程

膀胱容量压力测定的操作流程如图 9–15 所示。

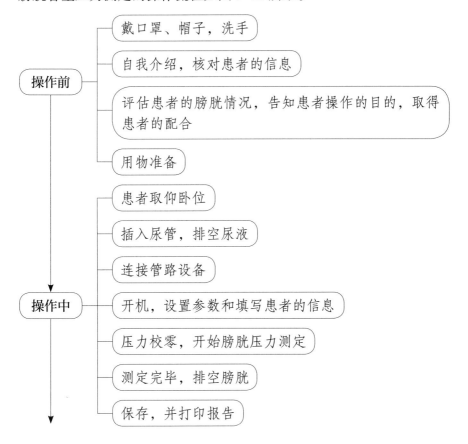

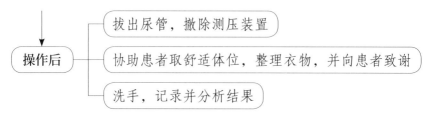

图 9-15 膀胱容量压力测定的操作流程

七、注意事项

膀胱容量压力测定的注意事项如图 9-16 所示。

```
注意事项
    ├─ 使用气囊导尿管，无须向气囊内注水，以免影响测压结果
    │
    ├─ 灌注速度对测定结果有影响，以均匀的速度滴入膀胱。一
    │  般采用每分钟 20 ～ 30 mL 为常规灌注速度，但膀胱过度
    │  活跃时可减慢速度，每分钟小于 10 mL。如果水柱上升速
    │  度较快，可先减慢灌注速度
    │
    ├─ 评估患者是否服用镇静药和影响膀胱功能的药物
    │
    ├─ 膀胱尿压测定的全过程应给予患者测量血压，观察病情
    │
    ├─ 询问患者的感觉，包括首次膀胱充盈感、首次排尿感、强
    │  烈排尿感和疼痛等，标注对应坐标，并记录相应膀胱容量。
    │  注意患者在灌注过程是否有漏尿，如有漏尿，应记录漏尿
    │  点的膀胱压力和灌入量
    │
    ├─ 在测定前、中、后嘱咐患者咳嗽，以测试各管道是否通畅，
    │  压力波动是否灵敏
    │
    └─ 尿常规显示白细胞 "++" 以上并有红细胞时须慎用该测定，
       伴有全身症状时禁用该测定
```

出现以下情况，应停止测量：
①漏尿
②膀胱压力上升，持续大于 40 cmH$_2$O，观察排除外力作用仍未下降
③自主神经反射，膀胱痉挛
④灌入 500 mL 水，压力仍小于 40 cmH$_2$O

图 9-16　膀胱容量压力测定的注意事项

（廖明珍　兰柳华）

第六节　清洁间歇性导尿术

一、概述

　　清洁间歇性导尿术是指在清洁条件下，将导尿管经尿道定时插入膀胱，规律排空尿液的方法。清洁的定义是所用的导尿物品应保持清洁干净，会阴部及尿道口用清水清洗干净，无须消毒，插管前使用肥皂或洗手液洗净双手即可。清洁间歇性导尿可使膀胱规律性充盈与排空接近生理状态，防止膀胱过度充盈；规律排出残余尿量，减少泌尿系统和生殖系统感染；使膀胱间歇性扩张，有利于保持膀胱容量和恢复膀胱的收缩功能。

二、适应证

　　清洁间歇性导尿术的适应证如图 9-17 所示。

　　适应证
- 神经系统功能障碍，如由脊髓损伤、脊柱肿瘤、多发性硬化等导致的排尿问题
- 非神经源性膀胱功能障碍，如由产后尿潴留、前列腺增生等导致的排尿问题
- 由膀胱内梗阻导致排尿不完全
- 留取尿液检测的标本，精确测量尿量，用于经阴道或腹部的盆腔超声检查前充盈膀胱，有助于尿流动力学检测

图 9-17　清洁间歇性导尿术的适应证

三、禁忌证

清洁间歇性导尿术的禁忌证如图 9-18 所示。

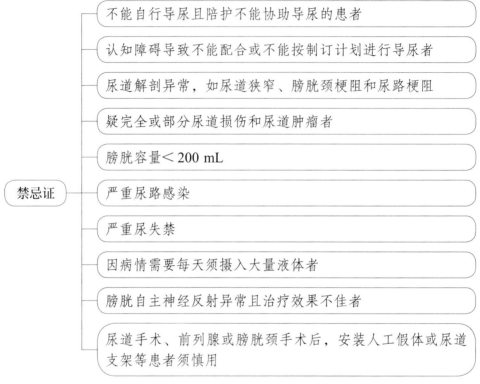

禁忌证

- 不能自行导尿且陪护不能协助导尿的患者
- 认知障碍导致不能配合或不能按制订计划进行导尿者
- 尿道解剖异常，如尿道狭窄、膀胱颈梗阻和尿路梗阻
- 疑完全或部分尿道损伤和尿道肿瘤者
- 膀胱容量＜200 mL
- 严重尿路感染
- 严重尿失禁
- 因病情需要每天须摄入大量液体者
- 膀胱自主神经反射异常且治疗效果不佳者
- 尿道手术、前列腺或膀胱颈手术后，安装人工假体或尿道支架等患者须慎用

图 9-18　清洁间歇性导尿术的禁忌证

四、操作前的准备

操作前，应准备亲水性涂层间歇导尿管（成人 10～12 号）、手套、0.9% 生理盐水、大头棉签 / 湿纸巾、尿壶（带刻度）、垫巾、速干手消毒液。

五、操作说明

清洁间歇性导尿术的操作说明见表 9-7。

表 9-7　清洁间歇性导尿术的操作说明

序号	操作说明
1	评估患者的意识状态、生命体征、生活自理能力、合作程度、膀胱充盈度及会阴部皮肤黏膜情况，了解患者的心理反应
2	室内环境的温度、光线应适宜
3	洗手，准备用物，拉上床帘，保护患者的隐私
4	协助患者取半卧位或坐位，脱裤子，分开双腿，脱去对侧裤腿盖在近侧腿上，臀下垫一次性垫巾，放尿壶于两腿之间
5	裸露尿道口，用棉签或消毒湿巾清洗尿道口、会阴及周围皮肤
6	打开导尿管，采用零接触方式插入导尿管，持导尿管外包装或使用无菌手套将导尿管插入尿道
7	左手固定、裸露尿道口，男性尿道深度为 18～22 cm，应将阴茎向上提起，与腹部呈 45°角，轻轻把导尿管插入尿道口，直至尿液流出再插入 2～3 cm；女性尿道深度为 4～6 cm，一手持续分开小阴唇，露出尿道口，另一手将导尿管缓慢插入尿道口，直至尿液流出再插入 1～2 cm，确定尿管已完全进入膀胱
8	当尿液呈滴状流出时，将导尿管缓慢向外拔出 1～2 cm，待尿液停止流出后，反折出口端，缓慢水平拔出导尿管，并将导尿管放入医疗废弃污物袋内
9	清洁尿道口，男性还纳包皮
10	观察导出的尿量及尿色，告知患者操作结束

六、操作流程

清洁间歇性导尿术的操作流程如图 9-19 所示。

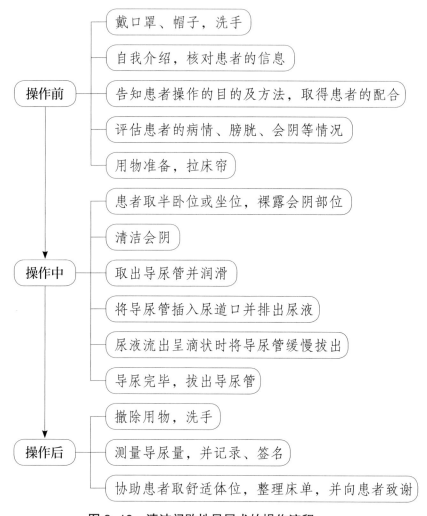

操作前
- 戴口罩、帽子，洗手
- 自我介绍，核对患者的信息
- 告知患者操作的目的及方法，取得患者的配合
- 评估患者的病情、膀胱、会阴等情况
- 用物准备，拉床帘

操作中
- 患者取半卧位或坐位，裸露会阴部位
- 清洁会阴
- 取出导尿管并润滑
- 将导尿管插入尿道口并排出尿液
- 尿液流出呈滴状时将导尿管缓慢拔出
- 导尿完毕，拔出导尿管

操作后
- 撤除用物，洗手
- 测量导尿量，并记录、签名
- 协助患者取舒适体位，整理床单，并向患者致谢

图 9-19 清洁间歇性导尿术的操作流程

七、注意事项

清洁间歇性导尿术的注意事项如图 9-20 所示。

切忌待患者膀胱过度充盈时才进行导尿

如在导尿过程中遇到障碍，应先暂停 5～10 秒，并将导尿管拔出 2～3 cm，然后缓慢插入

在拔出导尿管时若遇到阻力，可能由尿道痉挛所致，应等待 5～10 分钟再拔出导尿管

插导尿管的动作应轻柔，特别对男性患者，当导尿管通过尿道外口狭窄部、耻骨联合前下方、下方的弯曲部和尿道内口时，指导患者缓慢深呼吸，再插入导尿管，避免用力过快、过猛导致尿道黏膜损伤

出现血尿，导尿管插入或拔出失败，或插入导尿管时患者出现痛苦加重并难以忍受，泌尿道感染，尿痛，尿液混浊、有沉淀物、有异味，下腹或背部疼痛、有烧灼感等应及时报告医务人员进行处理

每次导尿情况须记录在专用的排尿记录表上

膀胱内压应低于 40 cmH$_2$O，在导尿前 1～2 天，为患者制订饮水计划，24 小时内均衡地摄入水分，每天饮水量应控制在 1 500～2 000 mL，睡前 2～3 小时应减少饮水，如需饮水应少量湿润口腔即可，避免引起夜尿增多，从而影响睡眠

注意事项

图 9-20　清洁间歇性导尿术的注意事项

（廖明珍　磨艳芳）

第七节　抗痉挛体位摆放技术

一、概述

抗痉挛体位摆放技术是根据治疗、护理及康复的需要所采取并能保持身体姿势和位置，为防止或对抗痉挛姿势的出现，保护肩关节及早期诱发分离运动而设计的一种治疗体位，能抑制上肢屈肌、下肢伸肌的典型痉挛模式，有利于患者恢复正常的运动模式。其目的是预防或减少痉挛和畸形，保持躯干和肢体功能状态，预防并发症及继发性损害的发生。

二、适应证

抗痉挛体位摆放技术的适应证如图 9-21 所示。

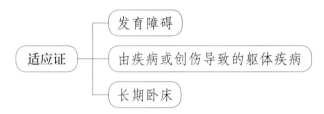

图 9-21　抗痉挛体位摆放技术的适应证

三、禁忌证

抗痉挛体位摆放技术的禁忌证如图 9-22 所示。

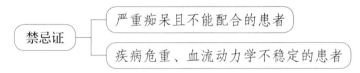

图 9-22　抗痉挛体位摆放技术的禁忌证

四、操作前的准备

操作前应准备多个枕头，2 个长薄枕，1 个翻身枕。

五、操作说明

（一）操作要求

（1）戴口罩、帽子；自我介绍，核对患者的信息；评估环境，环境的温、湿度应适宜。

（2）告知患者操作的目的，取得患者的配合。

（3）评估患者的病情、意识状态、肌力、上下肢关节活动度、管路、皮肤情况、心理状况、知识水平、配合程度等。

（4）操作后再次核对患者的信息，并签字确认；评估患者的情况，告知患者注意事项。

（5）整理床单，洗手，记录翻身时间及皮肤情况。

（二）具体操作

1.偏瘫患者抗痉挛体位

（1）仰卧位。患者头部垫薄枕，患侧肩胛和上肢下垫1个长薄枕，上臂旋后、外展（与躯干约呈30°），肘与腕均伸直，掌心朝上，手指伸展位，整个上肢平放于枕上；患侧髋下、臀部、大腿外侧放垫枕，防止下肢外展、外旋位；膝下稍垫起，保持伸展微曲，足保持中立位。

（2）患侧卧位。患侧在下，健侧在上，头部及背后垫枕，使躯干稍后靠侧卧，患臂外展前伸旋后，患肩向前伸展，轻托患肩，避免受压和后缩，前臂旋后，肘与腕均伸直，掌心向上；患侧下肢髋部稍后伸，膝关节轻度屈曲位放于床上，足背呈90°；健侧下肢伸展，屈髋、屈膝并向前伸，放于长枕上；健侧上肢放松，并放在垫枕或躯干上。

（3）健侧卧位。健侧在下，患侧在上，头部垫枕，患侧上肢伸展位置于枕上，使患侧肩胛骨向前、向外伸展，上肢肩关节前屈不超过90°，前臂旋前，手指伸展，掌心向下；患侧下肢轻度屈曲位，放于长枕上，患侧踝关节不能内翻悬在枕头边缘，防止足内翻下垂，踝保持中立位。

2.脊髓损伤（四肢瘫）患者抗痉挛体位

（1）仰卧位。头部垫枕，将头的两侧固定；肩胛下垫枕，使肩上抬前挺；

肘关节伸直，前臂旋后，腕背伸，手指微曲；髋、膝、踝下垫枕，足保持中立位。

（2）侧卧位。头部垫枕，上侧上肢保持伸展位，下肢屈曲位；将下侧的肩关节拉出，避免受压和后缩，臂前伸，前臂旋后；肢体下均垫长枕，背后用长枕靠住，以保持侧卧位。

六、操作流程

抗痉挛体位摆放技术的操作流程如图 9-23 所示。

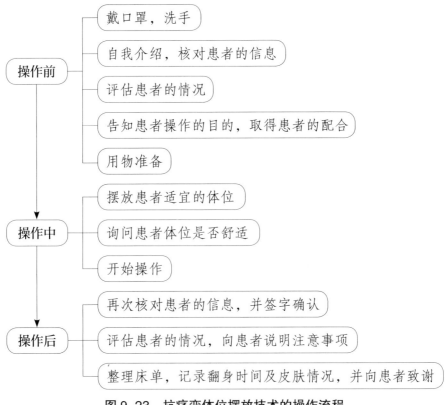

图 9-23　抗痉挛体位摆放技术的操作流程

七、注意事项

抗痉挛体位摆放技术的注意事项如图 9-24 所示。

注意事项

操作时动作应轻柔，避免拖、拉、拽等动作，防止关节拉伤，注意保护患者的安全，可用床挡保护患者

患者取仰卧位时，保持足处于中立位，避免足下垂，在床尾放支被架支撑被子，避免被子压至足上；或穿矫形器，预防足下垂

偏瘫患者取患侧卧位时，患肩轻轻向前托出，避免受压和后缩。患侧腕及手指充分打开并放松，不建议在手中抓握物品

充分保护患侧手及踝足，避免处于悬空位，使之处于非抗重力位

偏瘫患者抗痉挛体位中，患侧卧位是所有体位中最重要的体位，可以增加患侧的感觉刺激，促进本体感觉输入，对抗患侧肢体痉挛，利于健侧手的活动。应尽可能少用仰卧位，以免引起异常反射活动。避免采用半卧位，它能强化痉挛模式

对于脊髓损伤（四肢瘫），仰卧位时头部垫枕，将头的两侧固定，同时防止肩膀后缩，肩胛下垫枕，将肩上抬。侧卧位时采取轴线翻身护理技术，3 人同步轴线翻身，尽量使头部和脊椎保持正常对线，背后用长枕支撑，保持侧卧位，避免脊柱扭曲

患者抗痉挛体位摆放训练时，室内温度应适宜，温度太低可使肌张力增高。每 1～2 小时应变换 1 次体位，以维持良好的血液循环

图 9-24 抗痉挛体位摆放技术的注意事项

（廖明珍 林青青）

第八节　间歇性经口胃管进食术

一、定义

间歇性经口胃管进食术是指不将导管留置于胃内，仅在需要补充营养时，将导管经口或鼻插入食管或胃内，进食后拔出导管的方法。

二、适应证

间歇性经口胃管进食术的适应证如图 9-25 所示。

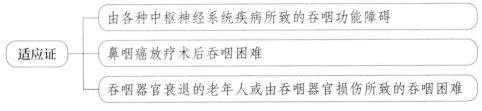

图 9-25　间歇性经口胃管进食术的适应证

三、禁忌证

间歇性经口胃管进食术的禁忌证如图 9-26 所示。

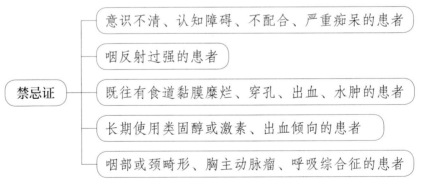

图 9-26　间歇性经口胃管进食术的禁忌证

四、操作前的准备

操作前应准备一次性胃管、温水、甘油注射器、听诊器、手套、胶布、鼻饲液和药物等。

五、操作说明

间歇性经口胃管进食术的操作说明见表9-8。

表9-8 间歇性经口胃管进食术的操作说明

序号	操作说明
1	评估患者的情况，根据患者的病情取坐位或半坐卧位
2	检查胃管是否通畅，用温水湿润胃管前段，测量胃管插入的长度（前额发际至剑突或由鼻尖经耳垂至剑突的距离，成人为45～55 cm）
3	告知患者操作过程中可能出现的不适及患者配合方法，将胃管从口腔轻轻插入咽喉部（深度14～15 cm）时，指导患者做深呼吸及吞咽动作，随后迅速将胃管插入
4	证实胃管在胃内的3种方法：①胃管接注射器抽吸，有胃液抽出；②置听诊器于胃部，胃管末端连接注射器，并注入20 mL空气，听到气过水声；③当患者呼气时将胃管末端置入水中，无气泡逸出
5	固定胃管，检查鼻饲液的温度，先注入温水20～30 mL，再根据病情注入温度适宜的鼻饲液200～500 mL，鼻饲结束后再次注入温水20～30 mL
6	除去固定胶布，嘱患者深吸一口气后屏住呼吸，操作者反折胃管，将胃管缓慢拔至咽喉部时再快速拔出，然后观察胃管的完整性，并用纸巾擦拭患者的口、鼻部

六、操作流程

间歇性经口胃管进食术的操作流程如图 9-27 所示。

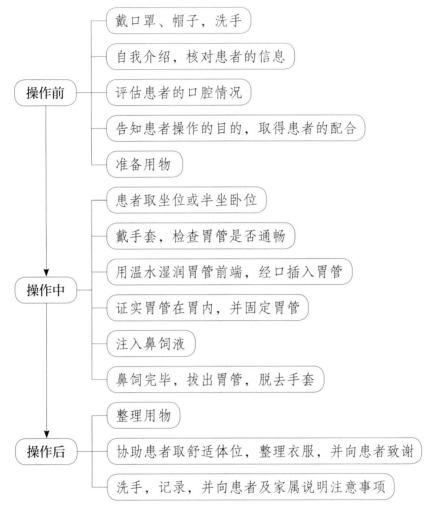

图 9-27　间歇性经口胃管进食术的操作流程

七、注意事项

间歇性经口胃管进食术的注意事项如图 9-28 所示。

注意事项

插管的动作应轻、稳，通过食管狭窄处时应特别注意，避免损伤食管黏膜

每天插管 3～6 次，根据患者的病情，每次灌注量为 300～500 mL，鼻饲液温度为 38～40 ℃

在插管过程中，若患者反应过大，应暂停插管

注食后必须保持原来体位 30 分钟以上，睡前 2～3 小时尽量不再喂食

图 9-28　间歇性经口胃管进食术的注意事项

（廖明珍　兰柳华）

第九节　染料试验

一、定义

染料试验是对气管切开或有误吸风险的患者给予进食一定量的染料（果绿）食物，筛查有无误吸的一种方法。

二、适应证

染料试验的适应证如图 9-29 所示。

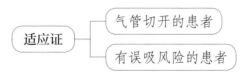

适应证

气管切开的患者

有误吸风险的患者

图 9-29　染料试验的适应证

三、禁忌证

染料试验的禁忌证如图 9-30 所示。

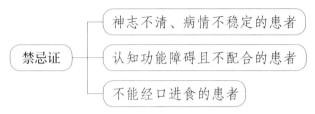

图 9-30　染料试验的禁忌证

四、操作前的准备

操作前应先准备可食用色素（果绿色）、增稠剂、温水 50 mL、米糊、夹心饼干、4 个杯子、10 mL 和 20 mL 注射器各 1 个、灌注器、指脉氧、听诊器、吸痰装置、吸痰管、0.9% 氯化钠溶液 500 mL。然后准备染色食物，包括稀流质，如水与果绿（1 号食物）；浓流质，如加入增稠剂的水与果绿（2 号食物）；糊状食物，如米糊与果绿（3 号食物）；固体食物，如用饼干加入染色的糊状食物制作"夹心饼干"（4 号食物）。

五、操作说明

染料试验的操作说明见表 9-9。

表 9-9　染料试验的操作说明

序号	操作说明
1	评估患者的意识、生命体征、血氧饱和度、吞咽功能
2	在病情允许的情况下，将床头抬高 30° 以上
3	患者在进食前应先给予吸痰，清洁口腔，并戴指脉氧监测血氧饱和度及心率
4	由 1 名护士和 1 名治疗师配合，按照 3 号食物、2 号食物、1 号食物、4 号食物的顺序依次给予患者经口进食
5	观察患者是否有绿色染料食物咳出或用吸痰器吸出，伴有血氧饱和度下降，证明有误吸风险
6	评估后，让患者用力咳出或用吸痰器吸出气道内残留食物，直到吸出痰液内不再有绿色物质，清理口腔残留染色食物、气管套管处，保持管道、口腔卫生；若患者血氧饱和度过低，可适当给予氧气吸入

六、操作流程

染料试验的操作流程如图 9-31 所示。

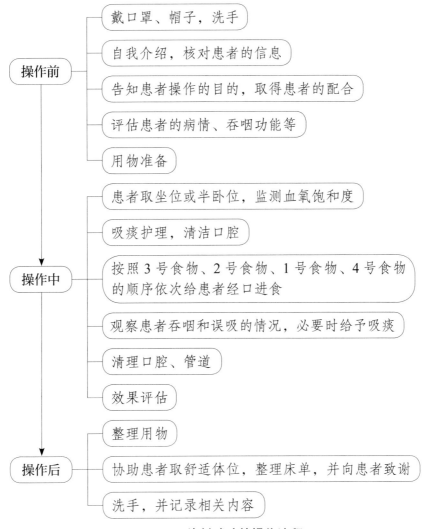

操作前
- 戴口罩、帽子，洗手
- 自我介绍，核对患者的信息
- 告知患者操作的目的，取得患者的配合
- 评估患者的病情、吞咽功能等
- 用物准备

操作中
- 患者取坐位或半卧位，监测血氧饱和度
- 吸痰护理，清洁口腔
- 按照 3 号食物、2 号食物、1 号食物、4 号食物的顺序依次给患者经口进食
- 观察患者吞咽和误吸的情况，必要时给予吸痰
- 清理口腔、管道
- 效果评估

操作后
- 整理用物
- 协助患者取舒适体位，整理床单，并向患者致谢
- 洗手，并记录相关内容

图 9-31 染料试验的操作流程

七、注意事项

染料试验的注意事项如图 9-32 所示。

注意事项

- 胃出血及胃食管反流患者，建议进行唾液试验

- 患者餐后不宜立即进行测试

- 测试前，先回抽胃内容物，如患者无胃内容物，建议注射温水 50 mL，以便观察。测试前，先被动刺激患者吞咽，观察是否产生吞咽动作，若无吞咽动作，可采用染料观察

- 测试前，先清除患者的口腔、咽部、气管内的分泌物，确保测试的准确性

- 注射食物时，避免直接注射到咽后部，防止由于操作不当引起误判

- 染料试验时，应严密观察患者是否有以下情况：
①24 小时内有无咳出或吸出带有染料的痰液
②测试过程中观察患者基础血氧饱和度是否下降 5%
③颈部听诊吞咽过程是否有明显呼吸音的变化

图 9-32 染料试验的注意事项

（廖明珍 兰柳华）

第十节 镜像疗法

一、定义

镜像疗法是指利用平面镜成像原理，将健侧活动的画面反馈到患侧，让患者想象患侧运动，通过视错觉、视觉反馈及虚拟现实，结合康复训练项目而形成的治疗手段，以达到调控并重塑中枢神经系统，促进感觉运动功能恢复的现代康复方法。

二、神经机制

镜像疗法的神经机制如图 9-33 所示。

神经机制

- 视觉反馈与刺激：对中枢神经系统具有调控和重塑的作用，可以提高患侧运动皮质的兴奋性，促进功能恢复，强化患者对患侧肢体的注意和感知，减少习得性失用

- 基于镜像神经元的理论：患者通过体验健侧肢体的运动感觉，减少动作和感觉系统的不协调性，从而减少患侧肢体的疼痛

- 运动神经通路易化——双侧运动：镜像疗法中患者独立或在辅助下进行双侧运动训练，双侧肢体进行对称动作时，运动皮质区得到广泛激活，从而促进肢体运动功能的恢复

图 9-33　镜像疗法的神经机制

三、操作流程

镜像疗法的操作流程如图 9-34 所示。

操作前

- 向患者解释治疗的背景、作用机制及治疗目标

- 在治疗过程中患者应有针对性地参与视觉想象，但是须了解这并不是其运动可能性的真实写照

- 向患者解释治疗过程中可能会出现情绪和植物神经的症状，如出汗

- 选择安静的房间，房间的背景单一，避免在镜子背后出现声音的刺激

- 镜子两侧手的姿势应相同，镜子居中，患侧在镜子的后面，没有光的折射，健侧除去戒指、手表等装饰物

- 结合运动训练

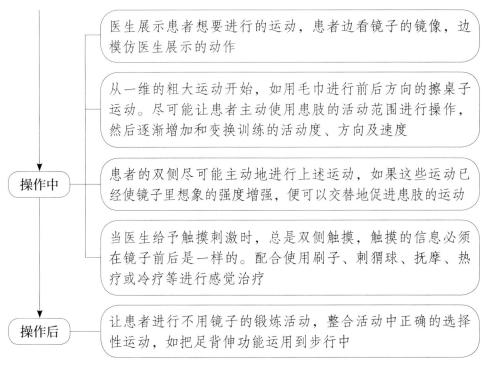

图 9-34　镜像疗法的操作流程

四、临床应用

镜像疗法的临床应用如图 9-35 所示。

脑卒中后认知功能障碍：脑卒中患者常见单侧忽略，属于认知功能障碍的一种。通过视觉刺激及镜像视错觉能增强患者对患侧肢体的感知和注意，提高对忽略侧的感知水平

复杂性区域性疼痛综合征：脑卒中后常见的并发症之一，表现为慢性神经病理性疼痛。通过健侧肢体运动的视觉输入，恢复感觉和运动的正常关系，从而起到缓解症状的作用

脑瘫：促进视知觉能力的提高，改善脑瘫患儿的神经肌肉活动

肢体水肿：通过将MT结合透镜，将肢体形态大小发生改变后反馈到患侧，有助于改善运动诱发的上肢（前臂及手部）水肿。放大的影像会增加水肿程度，而缩小的影像会减轻水肿程度

图 9-35 镜像疗法的临床应用

五、注意事项

镜像疗法的注意事项如图 9-36 所示。

注意事项

患者应该具备充分的认知能力去理解和应用指示。例如，失用症的患者须具备应用运动指示的能力

在安静的房间内操作，房间背景单一，避免在镜子背后出现声音的刺激

训练前应充分向患者解释治疗的背景、作用机制及治疗目标；训练时应由易到难，根据患者情况选择合适的训练难度

图 9-36 镜像疗法的注意事项

（龙耀翔 黄雅琳）

第十一节　引导式教育

一、定义

引导式教育是通过教育的方式引导功能障碍者进行功能训练，应用引导式教育体系的方法学习各种功能，达到功能改善或功能恢复正常的目的。

二、适应证

引导式教育的适应证如图 9-37 所示。

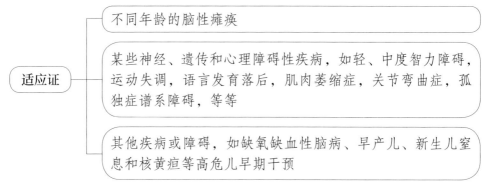

图 9-37　引导式教育的适应证

三、治疗原则

引导式教育的治疗原则如图 9-38 所示。

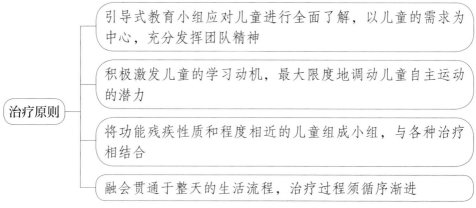

图 9-38　引导式教育的治疗原则

四、操作前的准备

（一）引导员的准备

引导员应具有多种技能，可同时担任老师、护士、物理引导员、语言引导员，甚至心理学家等各种身份。引导员应掌握沟通技巧，有爱心和奉献精神，拥有丰富的幼儿心理学基础。

（二）引导式教育的环境

引导式教育的环境应安静、舒适、明亮，可布置壁画，或播放背景音乐，为儿童营造一个宽松、愉快的环境。如有场地，还可设置实景训练场所。

（三）引导式教育的工具

最常用的训练工具有木条台、梯背椅/架、木棍、塑胶圈、拐杖、木条凳、楼梯、地梯、平衡架、木箱凳、方垫、平行杠、步行器和特制自行车等。常用的辅助工具有轮椅、扶手、镜子、各种肢体矫形带/扎/套、矫形鞋、电脑、电视和教学工具等。

五、操作说明

引导式教育的操作说明见表9–10。

表9–10 引导式教育的操作说明

序号	操作说明
1	根据患儿的年龄、障碍类型及障碍程度，按粗大动作、精细动作、语言和智力等各方面的功能对患儿进行评定、分组
2	根据正常儿童的基本模式，详细策划特殊需求儿童学习的内容及所要达到的目标，制订日计划、月计划及年度计划
3	根据计划实施，在实施过程中，引导员起到楷模作用，应用节律性意向、引导式诱发等技巧，完成教与学的互动，并善于观察
4	每天对患儿的表现进行记录，并形成每周小结、每月总结。每半年进行一次测试，了解进步情况和修改训练方式

六、日课设计注意事项

引导式教育的日课设计注意事项如图 9-39 所示。

注意事项

婴幼儿以日常生活最需要的运动和语言功能训练为主

学龄期儿童应增加文化课，如体育、人文社会、德育、语文、数学、科学及科技、美育和创作

根据儿童的能力和需求，对学习要素、重点、深度和时间分配做出适当的调整

图 9-39　引导式教育的日课设计注意事项

（黄幸　罗水明）

第十二节　康复机器人治疗

一、概述

康复机器人是将计算机技术、虚拟技术、传感技术、控制、信息传递、生物力学、机械工程学、运动生物力学、康复医学等诸多学科融合在一起，面向相应功能障碍患者，在康复治疗领域应用的新型机器人。康复机器人治疗是功能障碍患者康复治疗的一种手段，根据神经发育疗法和现代循证医学等理论，在康复机器人的协助下，能取代肢体功能障碍者的部分肢体，以协助完成人体的某些功能，从而帮助患者恢复肢体功能，实现生活自理，回归社会。

二、作用原理

康复机器人治疗的作用原理如图 9-40 所示。

促进脑功能重组：康复机器人治疗具有连续性、精确性、程序性等优点，患者进行多次、重复训练，促进大脑皮质建立稳固、有效的联系和条件反射，提高神经活动的兴奋性、反应性和灵敏性

改善神经传导：当肢体功能受损时，其神经传导速度会受到不同程度的影响。康复机器人的辅助训练能在改善运动功能的基础上，加快瘫痪肢体的神经传导速度

作用原理

对上肢运动功能的作用：研究者认为，在脑卒中患者中，其上肢运动功能减退与受支配的神经元缺乏、功能运动单元减少和残留运动单元性质改变等因素相关。通过上肢康复机器人的介入训练，能有效改善脑卒中患者上肢的各种功能障碍

对单侧空间忽略的作用：上肢康复机器人通过被动、主动运动训练上肢运动功能，让患者逐步了解忽略侧机体状况的运动过程。通过运动再学习、视觉反馈和力反馈，刺激患者对患侧肢体的重新认识，提高患者对空间忽略侧的认知水平

图 9-40　康复机器人治疗的作用原理

三、临床应用

（一）上肢康复机器人

上肢康复机器人在临床上应用广泛，能针对患者各种不同的上肢功能障碍进行评估和治疗。其主要应用于脑卒中后上肢功能的康复，脑卒中后大约有 85% 的患者存在不同程度的上肢瘫痪，其中发病半年后仍有上肢瘫痪的患者占 30%～60%，发病 5 年后仍有近四分之一的患者上肢瘫痪严重。国内外研究证明，上肢康复机器人在脑卒中不同时期对上肢运动功能都有明显的促进作用。国外有很多研究者将上肢康复机器人应用于其他如痉挛性脑瘫、不完全性颈段脊髓损伤、帕金森病、多发性硬化等神经肌肉性疾患，并取得了明显的康复治疗效果。

（二）下肢康复机器人

下肢康复机器人使用的目的是辅助患者进行功能康复训练，最终帮助患者改善运动功能，提高日常生活能力，恢复正常的日常生活活动。因此，这类设备一般由医院购买，用于患者的康复训练，帮助患者出院时功能提高，日常生活能力有所进步。

下肢康复机器人还能替代患者已经丧失的运动功能。这在临床实践上主要是指各种不同损伤平面的完全性脊髓损伤患者和少部分较严重的不完全性脊髓损伤患者。对于单侧肢体损伤的脑损伤患者，下肢康复机器人的临床意义较小。

四、注意事项

康复机器人治疗的注意事项如图 9-41 所示。

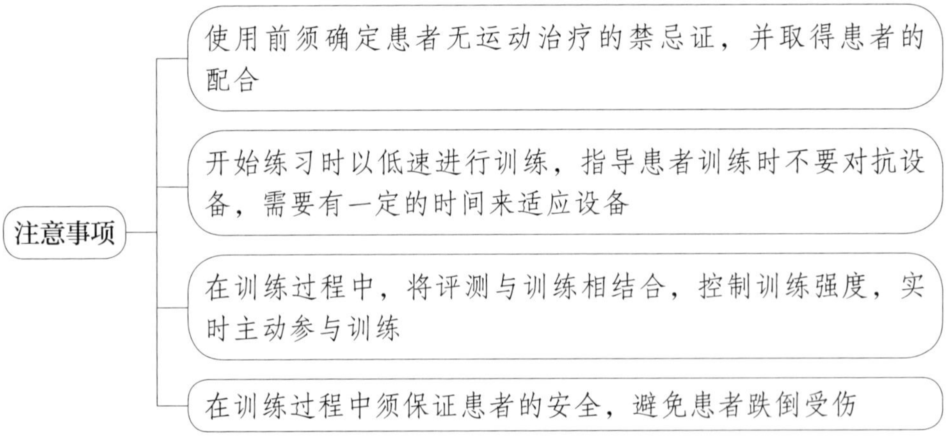

```
              ┌──────────────────────────────────────────┐
              │ 使用前须确定患者无运动治疗的禁忌证，并取得患者的 │
              │ 配合                                        │
              └──────────────────────────────────────────┘
              ┌──────────────────────────────────────────┐
              │ 开始练习时以低速进行训练，指导患者训练时不要对抗设 │
  ┌──────┐    │ 备，需要有一定的时间来适应设备                │
  │注意事项│    └──────────────────────────────────────────┘
  └──────┘    ┌──────────────────────────────────────────┐
              │ 在训练过程中，将评测与训练相结合，控制训练强度，实 │
              │ 时主动参与训练                              │
              └──────────────────────────────────────────┘
              ┌──────────────────────────────────────────┐
              │ 在训练过程中须保证患者的安全，避免患者跌倒受伤    │
              └──────────────────────────────────────────┘
```

图 9-41　康复机器人治疗的注意事项

（邬映超　黄雅琳）

第十章 康复辅助器具

一、定义

康复辅助器具，以下简称"辅具"，指能预防、补偿、监护、减轻或抵消损伤、活动受限和参与局限性的任何产品，包括器具、设备、工具、技术和软件。

二、种类

根据 2011 年 ISO 颁布的第五版国际标准（ISO 9999: 2011）《辅助器具 – 分类、术语》，将辅助器具分为 12 大类 135 个次类 741 个支类，以及上万个品种款式，包括个人医疗辅助器具、技能训练辅助器具、矫形器和假肢、个人生活自理和防护辅具、个人移动辅助器具、家务辅助器具、家庭和其他场所的家具及其适配件、交流和信息辅助器具、处理物品和仪器的辅助器具、环境改善和评估的辅助器具、就业和职业培训辅助器具、休闲娱乐辅助器具等。

三、治疗作用与选配原则

（一）治疗作用

辅具的治疗作用见表 10-1。

表 10-1 辅具的治疗作用

序号	作用
1	为肢体提供保护和支持
2	代替和补偿患者丧失的功能
3	防止或减少并发症
4	提高患者的生活自理能力，即提高患者生活的独立性
5	提高患者的学习和交流能力

续表

序号	作用
6	节省体能，减少体能消耗
7	提高患者的生活质量
8	改善患者的心理状态
9	提高患者的就业能力

（二）选配原则

选配辅具的基本原则见表 10-2。

表 10-2　选配辅具的基本原则

序号	基本原则
1	了解辅具的性能、用途，辅具应符合功能需要
2	患者有能力使用辅具
3	辅具须美观、轻便、舒适、耐用、易操作、安全
4	辅具的价格或制作成本适中、合理
5	明确在何种情况下停止使用辅具

四、临床应用

（一）脑卒中辅具的临床应用

脑卒中辅具的临床应用见表 10-3。

表 10-3 脑卒中辅具的临床应用

序号	分类	临床应用
1	个人医疗辅助器具	个人医疗辅助器具可用于呼吸辅助，循环治疗辅助，促进血液循环、运动、肌力和平衡训练等，也可用于治病、挽救生命，提供康复训练等
2	技能训练辅助器具	技能训练辅助器具可用于技能训练的辅助，包括交流治疗和训练的辅助、替代与增强交流的训练、二便失禁的训练、认知技能的训练、基本技能的训练、社交技能的训练、日常生活活动的训练等
3	矫形器和假肢	矫形器和假肢可用于假肢、脊柱和颅的矫形，腹部的矫形，上肢的矫形，下肢的矫形，踝足的矫形，等等，具有代偿失去的肢体功能
4	个人生活自理和防护辅具	个人生活自理和防护辅具可用于个人生活自理及防护，包括穿脱衣服、如厕、气管造口护理的辅助，也可作为排尿的装置、大小便收集器，还可以作为清洗、盆浴和沐浴、修剪指甲的辅助等，防止并发症
5	个人移动辅助器具	个人移动辅助器具可用于个人移动的辅助，包括单臂、双臂的操作助行，转移和翻身的辅助，帮助升降人体、移动导向的辅助等，可以提高患者的生活自理能力
6	家务辅助器具	家务辅助器具可用于预备食物和饮料的辅助、清洗餐具辅助、室内清洁辅助等
7	家庭和其他场所的家具及其适配件	家庭和其他场所的家具及其适配件可用于家庭与其他公共场所，包括调整家具高度的辅助，作为家庭及其他场所的安全设施等，提高患者的生活质量
8	交流和信息辅助器具	交流和信息辅助器具可用于交流与信息辅助，包括听觉辅助，发生辅助，绘画和书写辅助，面对面交流辅助，计算机输入设备、报警、指示、提醒和讯号辅助等，具有补偿减弱的功能

（二）颅脑损伤辅具的临床应用

颅脑损伤辅具的临床应用见表10-4。

表10-4 颅脑损伤辅具的临床应用

序号	分类	临床应用
1	个人生活自理和防护辅具	由于颅脑损伤和脑卒中患者的症状表现及功能障碍基本一致，可以参照脑卒中个人生活自理和防护辅具的临床应用
2	防压疮辅具	由于颅脑损伤患者早期有意识障碍，可能需要长期卧床，对压疮的预防和翻身护理的需求很大，因此各种具有翻身功能的护理床、防压疮的气垫护理床垫、具有站立功能的护理床对颅脑损伤患者非常适合
3	矫形器	颅脑损伤患者与脑卒中患者一样，容易出现肌张力异常，为了防止挛缩、粘连、关节畸形、代偿功能等，患者需要矫形器的辅助
4	头部保护装置	由于颅脑损伤患者大多有头皮损伤、颅骨骨折、开放性颅骨缺损、去骨瓣减压手术等颅骨完整性的问题，在日常护理和康复训练过程中有必要佩戴头部保护装置如头盔，防止意外碰撞或活动导致脑部软组织的二次损伤

（三）脊髓损伤辅具的临床应用

1. 生活自助辅具

脊髓损伤患者多数存在不同程度的功能活动障碍，在日常生活、工作中存在生活自理部分依赖，甚至有些患者最基本的日常动作都无法完成。在为患者选择日常生活自助辅具时，应评估患者的实际情况，综合考虑各方面因素，选择最合适患者的生活自助辅具。

2. 助行器和步行训练

（1）助行器。使用助行器训练主要分为以下 3 个步骤：①提起助行器放在前方，上肢伸出一臂长，重心向前、向下压；②向前迈一步，重心落在助行器两后足连线水平附近，并维持平衡站姿；③通过提髋提起对侧腿，迈另一侧下肢，维持平衡站姿，左右交替向前，重复上述动作。

（2）拐杖。拐杖分为腋杖、肘杖和前臂杖 3 种。腋杖是上肢与躯干外侧腋下共同承受负荷，以替代或减轻躯干及下肢的负荷，通过腋杖维持身体的平衡性和稳定性。其特点是移动性较好，但稳定性较差，易导致腋神经损伤。肘杖是由上肢承受负荷。前臂杖是由前臂和手共同承受负荷。其特点是轻便、美观，对腕关节具有保护作用，但稳定性较差，对躯干力量有较高要求。拐杖可根据患者的身高调节高度及负荷受力点。常用的 5 种拐杖步行训练方法：

①摆至步。先将双侧拐杖同时放置身体的前方，然后将躯干前倾，由双侧拐杖支撑并维持稳定，通过躯干向前摆动，使双下肢同时拖地并向前迈出一小步，到达拐杖落地点附近，最后保持稳定。该方法的特点是步行稳定，具有实用性，但速度较慢。

②摆过步。先将双侧拐杖同时放置身体的前方，然后将躯干前倾，由双侧拐杖支撑并维持稳定，双下肢同时拖地并向前迈出一大步，双下肢在拐杖落地点前方位置着地，最后再将双侧拐杖向前伸出，保持稳定。该方法的特点是步幅较大、速度较快、姿势较美观，适用于路面宽阔、行人较少的场合，一般在患者恢复后期使用。

③四点步行。保持躯干稳定，先向前伸出一侧拐杖，通过躯干迈出对侧下肢，然后前伸另一侧拐杖，最后迈出另一对侧下肢。该方法的特点是步行速度较慢，但稳定性较好，步态与正常步行相似，训练难度小，适用于患者恢复早期，是躯干稳定的双下肢运动功能障碍患者经常采用的步行方式之一。

④三点步行。先将双侧拐杖同时伸出，躯干前倾并保持稳定，然后迈出患侧或不能负重的下肢，最后伸出对侧足或健侧下肢，保持稳定。该方法适用于一侧下肢瘫痪的患者。

⑤两点步行。保持躯干稳定，一侧拐杖和对侧足同时伸出作为第一着地点，维持稳定，重心向前，另一侧拐杖和另一侧足再向前伸出作为第二着地点，最后保持稳定，如此反复进行。该方法的特点是稳定性不如四点步行，但步行速度比四点步行快，步行环境与摆过步相同。

（3）手杖。

①三点步行。先将患侧下肢和手杖同时向前伸出，然后迈出患侧下肢，再迈出健侧下肢，并向前步行，最后保持稳定。该方法除下肢运动障碍患者常采用外，也适合一侧下肢障碍只能部分负重或完全不能负重的患者使用。此种步行方式因迈出健侧下肢时有手杖和患侧两点作为支撑，步行速度较快，稳定性较好。

②两点步行。先向前伸出手杖及迈出患侧下肢并支撑体重，然后迈出健侧；手杖与患侧作为一个支点，健侧下肢作为一个支点；左右交替支撑体重，维持向前步行的稳定。这种方法步行速度较快，具有较好的使用价值。双下肢肌力不足、平衡功能较好的患者及恢复后期的患者均可应用此种步行方式。

③单只手杖和楼梯扶手并用上下楼梯。上楼梯的方法：将手杖放置患侧的同一级楼梯，健手先向前、向上移动，并扶稳楼梯扶手，然后健侧下肢向前迈上一级楼梯，并将手杖上移至同一级楼梯，最后通过躯干代偿迈上患侧下肢。下楼梯的方法：将手杖放置患侧同一级楼梯，健手先向前、向下移动，并扶稳楼梯扶手，然后将手杖下移至同一级楼梯，并做好支撑及稳定，最后将患侧下肢、健侧下肢分别下移。该方法适用于上肢及手抓握足够有力的患者。

3. 轮椅

轮椅是带有轮子的座椅，主要用于功能障碍者或行走困难者代步。脊髓损伤患者无论是四肢瘫还是截瘫均须配备相应的轮椅，根据患者现存的功能表现，选择标准轮椅、电动轮椅或具有特殊功能的轮椅。电动轮椅的分类见表10-5。

表 10-5　电动轮椅的分类

序号	分类	操作说明
1	传统式电动轮椅	该轮椅是指使用电力驱动的轮椅，在原有普通轮椅的基础上增加了动力驱动装置，结构简单，运行十分灵活，性能稳定。该轮椅旋转活动半径小，便于在房间或狭小面积内活动。结构简单的传统式电动轮椅可折叠。该轮椅适用于不能自己驱动轮椅或者虽能驱动，但驱动时间有限的患者
2	滑行式电动轮椅	该轮椅的样式与普通轮椅相似，但重量大约是标准轮椅的2/3，根据需要有各种形状的三轮电动轮椅或四轮电动轮椅。该轮椅十分轻便，适用于体力较弱的患者，不仅适合患者在室内使用，也适合在室外中距离移动
3	模块电动基座轮椅	该轮椅适合常常在户外活动的患者，多为道路型电动轮椅车。该轮椅机动性能好，功率大，行驶速度快，但车身较重，可作为常规代步工具，也可作为交通工具和运载工具，需要针对性驾驶学习才能使用，使用时须注意安全。该轮椅可与多数座椅系统和控制系统相匹配
4	特殊控制装置电动轮椅	该轮椅适用于有严重功能缺失或肢体障碍较严重的残疾人使用，使用时需要在轮椅上增加相应的控制装置或智能模块来操纵轮椅。该轮椅还配置智能处理系统。操纵模块可躯体控制、气动控制、声音控制和肌电控制等
5	爬楼梯电动轮椅	该轮椅除具有普通电动轮椅的性能外，还具有上台阶、爬楼梯的功能。当行驶到楼梯最低一级阶梯时，患者背向楼梯，启动程序，待登上最后一级阶梯后，轮椅再向后退行，调整行进方向。反之完成下楼梯动作
6	站立电动轮椅	该轮椅主要是为躯干稳定性差、完全不能站立而又需要站立工作的脊髓损伤患者或需要练习站立的患者而设计的。当患者需要站立时，通过控制装置控制轮椅上的液压伸降装置和机械运动，将轮椅与患者身体同步竖立起来并锁定在合适的倾斜度，使患者顺利地进行专业技能活动。当患者需要恢复到坐位时，通过控制开关使轮椅缓慢恢复到常态状。该轮椅能使患者站立或坐下，适合患者坐、站体位的转换

4. 矫形器

矫形器适用于脊髓损伤后导致正常的运动、感觉和自主功能改变的患者。患者佩戴矫形器的主要目的是保持肢体的稳定性，稳定脊柱，促进脊柱、脊髓病变修复；维持正常的体位，保持肌体的功能位，防止肢体新的损伤；保持肢体充分的关节活动度，防止关节挛缩；预防并发症的产生；减轻肌张力，缓解肌痉挛；辅助抓握能力，促进日常生活活动能力；代偿站立、行走功能，帮助患者进行社区活动。矫形器各时期的应用见表10-6。

表10-6 矫形器各时期的应用

序号	时期	操作说明
1	早期应用	矫形器具有稳定脊柱的作用，可以作为治疗急性期脊柱失稳的基本措施或脊柱稳定后的使用，早期可预防患者因脊柱失稳延长卧床治疗时间而产生并发症的问题。根据不同的脊柱损伤节段，可相应采用不同脊柱矫形器，如颈椎矫形器、颈胸矫形器、颈胸腰矫形器等。截瘫患者为了保持站立，往往通过骨盆前倾使躯干对线来锁住腰椎和髋关节，可能超出患者支撑稳定面安全姿态。患者这种站立体位不但十分痛苦，而且耗能很大，因此在站立位训练时，首先须抗腰部前凸，佩戴软性腰围给予帮助，同时腹部支撑作用的力量也能辅助腹肌增加腹内压，稳定腰部
2	恢复期应用	抑制异常模式、保持充分的ROM对增加截瘫患者手的功能极其重要。常规使用的腕手功能位矫形器能维持关节功能位或辅助肌无力的手进行增强抓握能力的训练。穿戴这类矫形器还可以让患者进行功能活动训练
3	功能代偿期应用	在功能代偿期，通过矫形器帮助患者"恢复"站立行走功能；提高患者的日常生活能力；加强躯体运动及心肺功能，防止并发症；改善患者心理状态。同类型的辅助性行走装置可以代偿性建立患者的站立与行走功能，在行走中从治疗性步行逐步向功能性步行发展，患者的日常生活能力得到不同程度的改善。因此，装配截瘫行走器对患者的积极意义不仅限于站立、行走功能提高，还能使患者的生活自理能力得到加强。通常使用交替式迈步矫形器、互动式步行器、膝踝足矫形器

（四）周围神经损伤辅具的临床应用

1. 生活自助辅具

周围神经损伤类型多种多样，其功能障碍也不尽相同。生活自助辅具的种类对应其需求也是各色各样的。

2. 助行器和步行训练

下肢周围神经损伤的患者，如胫、腓神经损伤较重或有足下垂的老年患者，可以使用手杖及拐杖支撑和保护身体。手杖适用于中重度胫神经、腓神经损伤患者或严重足下垂的患者，为患者提供站立、步行的稳定及平衡。拐杖适用于严重的坐骨神经损伤或根性腰椎间盘突出等患者，给予患侧较多支撑及保护，提高步行安全性。少数老年患者可用步行架。

3. 轮椅

极少数周围神经损伤的患者需要使用轮椅，年老体弱的患者难于使用其他辅具时，可使用轮椅，避免意外摔倒。

4. 矫形器

根据不同阶段康复治疗的需求，针对不同的周围神经损伤，选择适宜的矫形器。

（1）臂丛神经损伤。臂丛神经损伤的主要原因是外伤，头肩部对撞性损伤，损伤上干或全臂丛占第一位，其次为皮带机牵拉常损伤下干或全臂丛。臂丛神经损伤可选择肩外展矫形器。佩戴肩外展矫形器时，患侧肩部保持外展 70° ～ 90° 位、屈肘 90° 位、伸腕 10° ～ 30° 位。肩外展矫形器可以保护感觉消失的肢体，防止患肢碰伤、烫伤等二次伤害；改变患侧肢体的无力下垂体位，促进血液回流，减轻肿胀；防止因肌肉无力、重力作用等造成的肩关节半脱位。此外，借助肩外展矫形器可控制肌肉 – 骨骼活动阶段的固定，代偿因神经损伤而失去的部分肢体功能，矫正神经损伤后肢体的继发畸形，以及功能重建术后的固定。

（2）桡神经损伤。周围神经中桡神经较其他神经更容易受到损伤，损伤位于肱骨中、下段的桡神经可造成手指和手掌无力、手腕乏力，最终形成垂指、垂拇畸形、垂腕，以及手背感觉功能障碍。桡神经损伤早期可采用腕手功能位矫形器，以预防关节及掌指关节的屈肌痉挛。此外，为了支持麻痹肌的运动，还可以使用腕关节伸展位矫形器或张志关节伸展矫形器。当患肢出现主动运动时可换用动态腕手矫形器。动态腕手矫形器增加了弹簧圈、橡皮圈、拉杆等动力辅助装置和零部件，可利用外力帮助神经麻痹引起的肌无力、肌萎缩的手指运动，提高关节伸展、屈曲能力，预防或矫正关节挛缩等。

（3）正中神经损伤。正中神经的损伤出现在肘部或肘部以上部位时，导致手的感觉障碍、拇指对掌、指功能受限，拇指、食指屈曲受限，前臂不能旋前或受限，大鱼际肌群、前臂屈面肌群萎缩等。此时，可采用动态掌指关节屈曲辅助矫形器以辅助腕关节、掌指关节、指间关节的屈曲，恢复手的抓握及对捏功能等。

（4）尺神经损伤。尺神经损伤多指损伤发生在腕部和肘部的尺神经，导致整个手的功能受到影响。主要表现为手指间夹力减弱或消失，严重者可以出现小指不能与无名指并拢；尺侧腕屈曲减弱或消失，拇指与手指屈曲减弱，对精细活动的影响比较明显。如果长时间尺神经损伤可发生支配区域内的肌肉萎缩，以手掌背面的肌肉萎缩最明显，手掌尺侧的小鱼际肌肉萎缩可以使小鱼际变得平坦。如尺神经损伤在肘部，除了出现上述症状外，还可以有手腕弯曲力量的减弱，损伤时间过长可能出现前臂小指侧肌肉萎缩。尺神经损伤常用静态尺神经麻痹矫形器，使第四、第五掌指关节处于屈曲位，而指间关节处于伸展位，预防或矫正手部的畸形和促进手的运动训练，还可以采用带有弹性装置的动态屈曲辅助矫形器和小指对掌矫形器等。

（5）腓神经损伤。腓神经损伤多表现为足下垂内翻，即无法勾脚趾，大脚趾和小脚趾出现下垂等表现。早期可配置踝足矫形器，维持踝足于功能位，防止跟腱挛缩。站立及行走时，使用动态踝足矫形器，辅助站立及步行。若神经不完全恢复，需持续性使用矫形器；反之，功能恢复正常，可不使用矫形器。

（6）胫神经损伤。胫神经损伤早期可穿戴静态踝足矫形器，使踝关节保持功能位。行走时可采用踝部有屈伸功能的动态踝足矫形器，以改善步态。

（7）不同的受损神经可选择相应的矫形器，见表10-7。

表 10-7 不同的受损神经可选择相应的矫形器

矫形器名称	适用受损神经
肩外展矫形器	适用于臂丛神经、腋神经、肌皮神经损伤
腕手功能位矫形器、背侧腕伸展矫形器、掌侧腕伸展矫形器、尺神经麻痹矫形器、指伸展矫形器、动态式腕伸展矫形器、动态式腕屈曲矫形器	腕手功能位矫形器、背侧腕伸展矫形器、掌侧腕伸展矫形器均适用于桡、正中神经损伤，尺神经麻痹矫形器适用于尺神经损伤，指伸展矫形器适用于桡神经损伤，动态式腕伸展矫形器适用于桡、正中神经损伤，动态式腕屈曲矫形器适用于正中神经损伤
静态踝足矫形器、动态踝足矫形器	适用于腓神经、胫神经损伤

五、注意事项

辅具的注意事项如图 10-1 所示。

注意事项

- 在患者不同的恢复时期，针对治疗目的需求选择适合的辅具，做到个性化治疗
- 在患者使用辅具初期，须反复、详细地指导患者及家属学习辅具的穿戴方法、注意事项及保养方法
- 在患者使用辅具的过程中须考虑患者的心理、社会问题
- 了解辅具的基本知识和性能、可能出现的安全问题及应对方法，注意使用的安全性
- 定期随访，了解患者的家庭情况及功能状况，再次评估和测试辅具的有效性

图 10-1 辅具的注意事项

（覃方巍 黄林鹏 陆丽燕）